中国康复医学会"康复医学指南"丛书

水治疗康复指南

主 编 王 俊
副主编 张 保 张 强 金 龙 常有军
　　　 曾祥龙

人民卫生出版社
·北 京·

版权所有，侵权必究！

图书在版编目（CIP）数据

水治疗康复指南 / 王俊主编 . —北京：人民卫生
出版社，2023.8
　ISBN 978-7-117-35149-2

　Ⅰ.①水… Ⅱ.①王… Ⅲ.①水疗法 – 指南　Ⅳ.
①R454.5-62

中国国家版本馆 CIP 数据核字（2023）第 147610 号

人卫智网	www.ipmph.com	医学教育、学术、考试、健康， 购书智慧智能综合服务平台
人卫官网	www.pmph.com	人卫官方资讯发布平台

水治疗康复指南
Shuizhiliao Kangfu Zhinan

主　　编：王　俊
出版发行：人民卫生出版社（中继线 010-59780011）
地　　址：北京市朝阳区潘家园南里 19 号
邮　　编：100021
E - mail：pmph @ pmph.com
购书热线：010-59787592　010-59787584　010-65264830
印　　刷：天津画中画印刷有限公司
经　　销：新华书店
开　　本：787 × 1092　1/16　印张：13
字　　数：324 千字
版　　次：2023 年 8 月第 1 版
印　　次：2023 年 10 月第 1 次印刷
标准书号：ISBN 978-7-117-35149-2
定　　价：72.00 元

打击盗版举报电话：010-59787491　E-mail：WQ @ pmph.com
质量问题联系电话：010-59787234　E-mail：zhiliang @ pmph.com
数字融合服务电话：4001118166　E-mail：zengzhi @ pmph.com

编委（以姓氏笔画为序）

马启寿（福建中医药大学附属康复医院）

王　凯（聊城鲁西康复医院）

王　俊（上海市长宁区仙霞街道社区卫生服务中心）

王金艳（上海市第二康复医院）

王建强（海南省老年病医院）

王轶钊（天津市环湖医院）

方　杰（厦门弘爱康复医院）

邓家丰（北京和睦家医院）

石罗毅（十堰市太和医院）

吉佳佳（西安工会医院）

曲　铭（苏州京东方医院）

朱　童（绍兴市人民医院）

刘东鹏（宁夏残疾人康复中心）

刘梦君（十堰市太和医院）

许　清（大冶市人民医院）

杜科涛（深圳大学附属华南医院）

李　岩（嘉兴市第二医院）

杨振辉（广东省工伤康复医院）

时旺然（上海市第一康复医院）

张　保（十堰市太和医院）

张　强（广东省工伤康复医院）

张静泼（周口惠济康复医院）

陈　颖（首都医科大学附属北京康复医院）

苑杰华（四川省八一康复中心）

范春亮（北京小汤山医院）

金　龙（中国康复研究中心）

段周瑛（上海市第一人民医院）

姜　韬（北京和睦家医院）

黄　犇（苏州倍磅康复医院）

常有军（四川省八一康复中心）

崔　尧（中国康复研究中心）

梁　虎（中国医科大学附属盛京医院）

董　奎（广西壮族自治区江滨医院）

曾祥龙（海南省老年病医院）

廖　婷（武汉体育学院）

廖麟荣（广东医科大学附属东莞第一医院）

檀志宗（上海体育科学研究所）

秘　书

时旺然（兼）　刘梦君（兼）

中国康复医学会"康复医学指南"丛书

序言

　　受国家卫生健康委员会委托,中国康复医学会组织编写了"康复医学指南"丛书(以下简称"指南")。

　　康复医学是卫生健康工作的重要组成部分,在维护人民群众健康工作中发挥着重要作用。康复医学以改善患者功能、提高生活质量、重塑生命尊严、覆盖生命全周期健康服务、体现社会公平为核心宗旨,康复医学水平直接体现了一个国家的民生事业发展水平和社会文明发达程度。国家高度重视康复医学工作,近年来相继制定出台了一系列政策文件,大大推动了我国康复医学工作发展,目前我国康复医学工作呈现出一派欣欣向荣的局面。康复医学快速发展迫切需要出台一套与工作相适应的"指南",为康复行业发展提供工作规范,为专业人员提供技术指导,为人民群众提供健康康复参考。

　　"指南"编写原则为,遵循大健康大康复理念,以服务人民群众健康为目的,以满足广大康复医学工作者需求为指向,以康复医学科技创新为主线,以康复医学技术方法为重点,以康复医学服务规范为准则,以康复循证医学为依据,坚持中西结合并重,既体现当今现代康复医学发展水平,又体现中国传统技术特色,是一套适合中国康复医学工作国情的"康复医学指南"丛书。

　　"指南"具有如下特点:一是科学性,以循证医学为依据,推荐内容均为公认的国内外最权威发展成果;二是先进性,全面系统检索文献,书中内容力求展现国内外最新研究进展;三是指导性,书中内容既有基础理论,又有技术方法,更有各位作者多年的实践经验和辩证思考;四是中西结合,推荐国外先进成果的同时,大量介绍国内开展且证明有效的治疗技术和方案,并吸纳中医传统康复技术和方法;五是涵盖全面,丛书内容涵盖康复医学各专科、各领域,首批计划推出 66 部指南,后续将继续推出,全面覆盖康复医学各方面工作。

　　"指南"丛书编写工作举学会全体之力。中国康复医学会设总编写委员会负总责,各专业委员会设专科编写委员会,各专业委员会主任委员为各专科指南主编,全面负责本专科指南编写工作。参与编写的作者均为我国当今康复医学领域的高水平专家、学者,作者数量达千余人之多。"指南"是全体参与编写的各位同仁辛勤劳动的成果。

　　"指南"的编写和出版是中国康复医学会各位同仁为广大康复界同道、

为人民群众健康奉献出的一份厚礼,我们真诚希望本书能够为大家提供工作中的实用指导和有益参考。由于"指南"涉及面广,信息量大,加之编撰时间较紧,书中的疏漏和不当之处在所难免,期望各位同仁积极参与探讨,敬请广大读者批评指正,以便再版时修正完善。

衷心感谢国家卫生健康委员会对中国康复医学会的高度信任并赋予如此重要任务,衷心感谢参与编写工作的各位专家、同仁的辛勤劳动和无私奉献,衷心感谢人民卫生出版社对于"指南"出版的高度重视和大力支持,衷心感谢广大读者对于"指南"的关心和厚爱!

百舸争流,奋楫者先。我们将与各位同道一起继续奋楫前行!

中国康复医学会会长

方国恩

2020 年 8 月 28 日

中国康复医学会"康复医学指南"丛书
编写委员会

顾　　　问　邓开叔　于长隆　王茂斌　侯树勋　胡大一　励建安　王　辰
主 任 委 员　方国恩　牛恩喜
副主任委员　彭明强　李建军　陈立典　岳寿伟　黄晓琳　周谋望　燕铁斌
丛 书 主 审　燕铁斌
委　　　员（按姓氏笔画排序）

于惠秋	于善良	万春晓	马迎春	王　辰	王　彤
王　俊	王于领	王正昕	王宁华	王发省	王振常
王健民	王雪强	王跃进	牛恩喜	方国恩	邓绍平
邓景贵	左　力	石秀娥	卢　奕	叶祥明	史春梦
付小兵	冯　珍	冯晓东	匡延平	邢　新	毕　胜
吕泽平	朱　霞	朱家源	刘　民	刘　博	刘　楠
刘宏亮	刘忠军	刘衍滨	刘晓光	闫彦宁	许光旭
许晓鸣	孙　锟	孙培春	牟　翔	杜　青	杜金刚
李　宁	李　玲	李　柏	李中实	李秀云	李建军
李奎成	李贵森	李宪伦	李晓捷	杨建荣	杨惠林
励建安	肖　农	吴　军	吴　毅	邱　勇	何成奇
何晓宏	余　茜	邹　燕	宋为群	张　俊	张　通
张　皓	张　频	张长杰	张志强	张建中	张晓玉
张继荣	张琳瑛	陈仁吉	陈文华	陈立典	陈作兵
陈健尔	邵　明	武继祥	岳寿伟	周江林	周明成
周谋望	周慧芳	郑洁皎	郑彩娥	郑鹏远	单守勤
单春雷	赵　斌	赵　焰	赵红梅	赵振彪	胡大一
侯　健	侯春林	恽晓萍	贺西京	敖丽娟	袁　霆
贾　杰	贾子善	贾福军	倪朝民	徐　林	徐　斌
徐永清	凌　锋	凌昌全	高　文	高希言	郭铁成
席家宁	唐　强	唐久来	唐国瑶	陶　静	黄东锋
黄国志	黄晓琳	黄殿龙	曹谊林	梁　英	彭明强
彭宝淦	喻洪流	程　京	程　洪	程　飚	曾小峰
谢欲晓	窦祖林	蔡郑东	蔡美琴	廖小平	潘树义
燕铁斌	魏　立				

秘 书 组　余红亚　高　楠

中国康复医学会"康复医学指南"丛书

目录

30. 精神疾病康复指南	主编	贾福军	
31. 生殖健康指南	主编	匡延平	
32. 产后康复指南	主编	邹　燕	
33. 疼痛康复指南	主编	毕　胜	
34. 手功能康复指南	主编	贾　杰	
35. 视觉康复指南	主编	卢　奕	
36. 眩晕康复指南	主编	刘　博	
37. 听力康复指南	主编	周慧芳	
38. 言语康复指南	主编	陈仁吉	
39. 吞咽障碍康复指南	主编	窦祖林	
40. 康复评定技术指南	主编	恽晓萍	
41. 康复电诊断指南	主编	郭铁成	
42. 康复影像学指南	主编	王振常	
43. 康复治疗指南	主编	燕铁斌	陈文华
44. 物理治疗指南	主编	王于领	王雪强
45. 运动疗法指南	主编	许光旭	
46. 作业治疗指南	主编	闫彦宁	李奎成
47. 水治疗康复指南	主编	王　俊	
48. 神经调控康复指南	主编	单春雷	
49. 高压氧康复指南	主编	潘树义	
50. 浓缩血小板再生康复应用指南	主编	程　飚	袁　霆
51. 推拿技术康复指南	主编	赵　焰	
52. 针灸康复技术指南	主编	高希言	
53. 康复器械临床应用指南	主编	喻洪流	
54. 康复辅助器具临床应用指南	主编	武继祥	
55. 社区康复指南	主编	余　茜	
56. 居家康复指南	主编	黄东锋	
57. 心理康复指南	主编	朱　霞	
58. 体育保健康复指南	主编	赵　斌	
59. 疗养康复指南	主编	单守勤	于善良
60. 医养结合康复指南	主编	陈作兵	
61. 营养食疗康复指南	主编	蔡美琴	
62. 中西医结合康复指南	主编	陈立典	陶　静
63. 康复护理指南	主编	李秀云	郑彩娥
64. 康复机构管理指南	主编	席家宁	周明成
65. 康复医学教育指南	主编	敖丽娟　陈健尔	黄国志
66. 康复质量控制工作指南	主编	周谋望	

前言

随着国内康复医学的逐渐普及，康复治疗技术逐渐进入大众的视线并得到认可，但在众多康复治疗技术中，水治疗技术因本身对场地、设备及专业人员等的严苛要求而在国内尚未得到广泛应用。

现代水治疗技术最初主要应用于神经系统疾病，目前已经扩展到骨科等疾病领域。水治疗技术有特定的适应证和明确的治疗效果，但目前可见的相关书籍极少，仅有的数本水治疗书籍之间内容重叠，重理论而轻实践且欠规范。经过一年多的筹备和编写校对，汇集国内水治疗领域专家的力量终于编写完成《水治疗康复指南》。

本书编者均来自水治疗临床一线或相关研究机构，在水治疗方面具备长时间的实践基础。全书共十章，详细介绍水治疗的最新治疗技术和临床应用，为水治疗的规范化操作提供借鉴蓝本，对有兴趣进入水治疗领域的康复治疗专业人员来说是一本很好的入门教材。

指南的出版，有助于更多人了解和参与水治疗，增强业界同道的认同感，同时促进水治疗康复技术在更多的机构中探索、发展和创新，推出更新的理念和技术，最终推动国内水治疗康复事业蓬勃发展。

因编写时间短，资料收集和撰写较为仓促，难免存在各种不足，请读者和专家不吝赐教！

最后，感谢所有参与此书的编者和工作人员，正是你们的辛勤付出，才有此书的呱呱坠地！

王　俊

2023 年 6 月

目录

第一章　总　论

　　现代水治疗康复技术作为康复医疗的一个重要手段，在发达国家已是一种成熟的治疗训练技术，然而水治疗康复技术在我国发展缓慢。20世纪80年代我国的水治疗康复技术应用才开始增多，最初主要应用于脑瘫和关节炎，20世纪90年代以后水治疗的应用逐渐拓宽，如肠道疾病以及神经损伤。近年来，水治疗在我国医疗领域的应用有所发展，但仍远落后于发达国家。伴随着我国康复医学科的快速建立与发展，水治疗康复技术已经成为康复医学研究的重点。国内开展水治疗的康复、体育和保健机构等愈来愈多，从事水治疗工作的医疗专业人员、体育教练、水治疗指导者等的群体人数逐年增加。

　　水环境异于陆地环境的物理特性决定了水治疗的特殊性，水治疗可以充分利用水的各种物理特性和化学特性，达到陆地上训练无法实现的治疗效果，可以与常规陆地上的治疗取长补短，相辅相成。

一、水治疗原理

　　水治疗对人体作用的实质，是以水这个媒介物作为一种外因刺激来改变外界环境，并通过神经-体液调节机制，引起体内器官功能变化。水治疗作用机制有3个决定性因素，即温度、机械及化学的刺激作用。其中尤以温度的刺激作用最为显著，水中运动疗法则在此基础上强调在水中运动所产生的效果。温度对机体的生命活动过程有很大影响。温度刺激介入时间的快慢、水温和体温之间的差异、被作用的面积、刺激强度、作用的持续时间都会使机体发生不同的反应。根据不同水温，水治疗用水分为热水、温水、不感温水、凉水和冷水。水治疗通过水的喷雾、冲洗、摩擦、涡流等方式接触身体表面产生机械效应，主要包括静水压、浮力和水流冲击作用。水是一种很好的溶剂，可溶解多种化学物质，通过水中溶解的化学药物进行治疗，既可使药物直接作用于局部，又避免了药物对胃肠道的刺激，所以在水治疗时可加入各种矿物质盐类、药物和气体使人体机能获得特殊的反应从而提高水治疗的疗效。水治疗是一种增强心身健康的理想活动模式，通过水中含有的矿物质和水的温度起到缓解人体疲劳、放松身体和保健身体的作用。

二、水治疗的适应证和禁忌证

（一）适应证

　　1. 神经系统疾病　脑性瘫痪、脑卒中（stroke）、脑外伤、帕金森病、多发性硬化、脊髓灰质炎、周围神经损伤、脊髓损伤（spinal cord injury, SCI）等。

　　2. 肢体功能障碍　骨科术后，骨关节病变或因损伤及免疫功能异常导致肢体功能障碍、腰椎间盘病变、骨性关节炎、强直性脊柱炎、风湿或类风湿关节炎等。

　　3. 内科疾病　高血压（需长期服药稳定血压在正常值）、早期心功能不全、胃肠功能紊乱、失眠、疲劳综合征。

　　4. 其他功能障碍和活动受限　感觉障碍、关节活动度下降、肌张力异常、肌力减弱、平衡功能障碍、步态异常和孤独症等。

（二）禁忌证

1. 绝对禁忌证 认知功能障碍，心肺功能不全，传染性疾病，恶性肿瘤，皮肤、眼、耳、足急性感染或炎症，各种出血倾向者，严重癫痫患者，未控制的高血压（无法维持正常血压或血压居高不稳）、严重动脉硬化、不稳定型心绞痛、首次发作的心力衰竭；严重的外周血管疾病，有流血和出血倾向，如血管外伤性破裂、血管断裂等；严重肾脏疾病，无法在浸泡时适应体液流失，如急慢性肾衰竭等。

2. 相对禁忌证 恐水者、大小便控制障碍的患者，骨折未固定或愈合患者。

3. 特殊情况 感冒、发热、腹泻或其他疾病急性期暂停水疗；尿路感染、尿管导尿期间；对消毒剂过敏；女性患者生理期。

（范春亮 刘梦君）

参 考 文 献

1. 中国康复医学会康复治疗专业委员会水疗学组 . 水疗康复技术专家共识［J］. 中国康复医学杂志，2019，31（7）:756-760.

2. BRUCE B E, ANDREW J C. 综合水疗学［M］. 黄东锋，李建新，王宁华，译 . 3 版 . 北京：金盾出版社，2015.

3. 燕铁斌 . 物理治疗学［M］. 3 版 . 北京：人民卫生出版社，2018.

4. HEYWOOD S, MCCLELLAND J. Force during functional exercises on land and in water in older adults with and without knee osteoarthritis: Implications for rehabilitation［J］. Knee, 2019, 26（1）:61-72.

5. SAHIN H G, KUNDURACILAR Z, SONMEZER E, et al. Effects of two different aquatic exercise trainings on cardiopulmonary endurance and emotional status in patients with knee osteoarthritis［J］. Journal of Back and Musculoskeletal Rehabilitation, 2019, 32（4）:539-548.

6. TAGLIETTI M, FACCI L M, TRELHA C S, et al. Effectiveness of aquatic exercises compared to patient-education on health status in individuals with knee osteoarthritis: a randomized controlled trial［J］. Clinical Rehabilitation, 2018, 32（6）:766-776.

7. KUNDURACILAR Z, SAHIN H G, SONMEZER E, et al. The effects of two different water exercise trainings on pain, functional status and balance in patients with knee osteoarthritis［J］. Complementary Therapies in Clinical Practice, 2018, 31:374-378.

8. MASIERO S, VITTADINI F, FERRONI C, et al. The role of thermal balneotherapy in the treatment of obese patient with knee osteoarthritis［J］. Int J Biometeorol, 2018, 62（2）:243-252.

9. DONG R, WU Y, XU S, et al. Is aquatic exercise more effective than land-based exercise for knee osteoarthritis? ［J］. Medicine（Baltimore）, 2018, 97（52）:e13823.

10. LEE J Y, JOO K C, BRUBAKER P H. Aqua walking as an alternative exercise emodality during cardiac rehabilitation for coronary artery disease in older patients with lower extremity osteoarthritis［J］. Bmc Cardiovascular Disorders, 2017, 17（1）:252.

11. DE RUITER H A, VAN GORP B, EIJKENBOOM J F A. Comments on "Effects of high intensity resistance aquatic training on body composition and walking speed in women with mild knee osteoarthritis: a 4-month RCT with 12-month follow-up"［J］. Osteoarthritis Cartilage, 25（11）:e17-e18.

12. DIAS J M, CISNEROS L, DIAS R, et al. Hydrotherapy improves pain and function in older women with knee osteoarthritis: a randomized controlled trial[J]. Brazilian Journal of Physical Therapy, 2017, 21(6):449-456.

13. ALCALDE G E, FONSECA A C, B SCOA T F, et al. Effect of aquatic physical therapy on pain perception, functional capacity and quality of life in older people with knee osteoarthritis: study protocol for a randomized controlled trial[J]. Trials, 2017, 18(1):317.

14. CASILDA-LÓPEZ J, VALENZA M C, CABRERA-MARTOS I, et al. Effects of a dance-based aquatic exercise program in obese postmenopausal women with knee osteoarthritis: a randomized controlled trial[J]. Menopause-the Journal of the North American Menopause Society, 2017, 24(7):768-773.

15. MATTOS F, LEITE N, PITTA A, et al. Effects of aquatic exercise on muscle strength and functional performance of individuals with osteoarthritis: a systematic review[J]. Revista Brasileira de Reumatologia (English Edition), 2016, 56(6):530-542.

第二章 水治疗相关康复评定

作为一种常用的物理治疗技术,水治疗是综合康复治疗的重要组成部分,在改善患者运动功能、促进感觉恢复、增强心肺耐力、调节情绪心理、提高日常生活能力及生活质量等方面具有一定的疗效。与陆上运动治疗相同,实施水中运动治疗(aquatic therapeutic exercise)时,信度与效度良好的康复评定量表是发现功能障碍、设定康复目标、制订康复计划、跟踪疗效进展的核心工具。

为了设定个体化的水治疗康复目标与康复计划,进行水治疗康复时,需要对患者进行全面、系统的临床评定与康复评定,一般而言,康复评定需要康复医师、康复治疗师及康复护士等多种角色共同完成。需要注意的是,接受水治疗时,大多数临床评定及陆上康复评定已由康复团队其他成员完成,水治疗康复团队可以通过查阅临床资料收集相关信息。进行水治疗评定时,需要与临床医师及其他康复团队成员充分沟通,进行仔细而全面的整体评定。

第一节 水治疗前评定

对于水治疗过程中的危险因素,要进行全面仔细的专科评定,主要从患者生理、病理及心理状况进行专项评估。如从生理上:患者心肺功能情况、关节活动度、肌肉力量、感觉及反射功能等。从病理上:患者伤口与皮肤完整性、骨折愈合情况(尤其要重视脊柱骨折及多发性骨折)、造瘘及切口情况、压疮的严重程度、下肢深静脉血栓以及血管内斑块的严重程度等。从心理上:患者的危险意识、自我保护意识、攻击倾向等各种并发症及心理问题等。

具体来说,水治疗前需要进行以下检查或评定。

一、临床评定

1. 疾病严重程度评定　推荐应用脊髓损伤神经学分类国际标准(International Standards for Neurological Classification of Spinal Cord Injury, ISNCSCI)、美国国立卫生研究院卒中量表(National Institutes of Health Stroke Scale, NIHSS)、统一帕金森病评定量表(Unified Parkinson's Disease Rating Scale, UPDRS)、粗大运动功能分级系统(Gross Motor Function Classification System, GMFCS)等各种疾病的国际标准评定量表对疾病或损伤的严重程度进行评定。

推荐由临床医师对于脊柱稳定性、骨折稳定性、气管插管安全性、癫痫稳定性等进行评定。

2. 实验室检查　推荐进行血常规、尿常规、凝血功能、肝功能、肾功能、电解质、输血前筛查、传染病筛查(乙肝、丙肝、艾滋病、梅毒、结核病等)、血浆 D- 二聚体测定。重点关注传染病、凝血及血栓等方面的化验指标。

3. 影像学检查　推荐根据具体病情进行脑部 CT 及 MRI、全脊柱 X 线片及胸片、下肢血管彩超、骨密度检查等。

4. 其他　患者目标与期望、现病史、既往史、手术史、药物史、社会史等。根据国际功能、残疾和健康分类（International Classification of Functioning, Disability and Health, ICF）框架，要重视患者及家属的主观意愿与主要目标。

二、陆上康复评定

治疗师根据患者的病情特点，在水治疗前选择以下相应的评价方法。

1. 身体功能与结构层面的评定

（1）肌力：推荐徒手肌力评定（manual muscle test, MMT）。

（2）肌张力：推荐改良 Ashworth 量表（modified Ashworth scale, MAS），Tardieu 量表（Tardieu scale）。

（3）关节活动度：推荐测量主动与被动关节活动度（range of motion, ROM）。

（4）平衡：推荐伯格平衡量表（Berg balance scale, BBS）。

（5）疼痛：推荐视觉模拟评分法（visual analogue scale, VAS）、数字分级评分法（numerical rating scale, NRS）或简式麦吉尔疼痛问卷（short form McGill pain questionnaire, SF-MPQ）。

（6）水肿：推荐肢体周径测量。

（7）感觉：推荐参考 ISNCSCI，根据需要进行温度觉及深感觉评定。

（8）疲劳及体力活动消耗水平：推荐 Borg 自觉疲劳程度分级量表（Borg Rating of Perceived Exertion, RPE）、疲劳严重程度量表（Fatigue Severity Scale, FSS）。

（9）肺功能：推荐进行全面肺功能检测，无法实现时，选用肺活量（vital capacity, VC）作为主要指标。

（10）心功能：推荐进行心功能检测，无法实现时选用纽约心功能分级（New York Heart function assessment, NYHA）与心率（heart rate, HR）作为主要指标。

（11）心理：推荐贝克忧郁量表（Beck Depression Inventory, BDI）、贝克焦虑量表（Beck Anxiety Inventory, BAI）以及汉密尔顿抑郁量表（Hamilton depression scale, HAMD）和汉密尔顿焦虑量表（Hamilton anxiety scale, HAMA）等。

（12）睡眠：推荐匹兹堡睡眠质量指数（Pittsburgh sleep quality index, PSQI）。

（13）压疮：推荐布雷登压疮危险因素预测量表（Braden scale for predicting pressure sore risk）。

（14）评估患者营养状况，计算体重指数（body mass index, BMI）。

（15）认知：如果需要，如合并脑外伤时，可进行简明精神状态检查量表（Mini-Mental State Examination, MMSE）或格拉斯哥昏迷评分（Glasgow coma score, GCS）等认知检查。

2. 活动层面的评定

（1）日常生活活动（activities of daily living, ADL）能力：推荐改良 Barthel 指数（modified Barthel index, MBI）、功能独立性评定量表（functional independence measure, FIM）、脊髓独立性评定量表（spinal cord independence measure, SCIM）等。

（2）步行能力：推荐 10m 步行试验（10 metre walk test, 10MWT）、6min 步行试验（6 minute walking test, 6MWT）、脊髓损伤步行指数（walking index for spinal cord injury, WISCI）、脊髓损伤功能性步行量表（spinal cord injury functional ambulation inventory, SCI-FAI）、起立 - 行走计时试验（timed up and go test, TUG）等。

（3）参与层次的评定：推荐采用访谈法或问卷法对水治疗康复的患者在工作、娱乐、家庭等方面带来的影响进行评定，如健康调查量表36（Short Form 36，SF-36）等。

（金 龙 崔 尧）

第二节 水中功能评定

科学规范的康复评定是发现功能障碍、设定康复目标、康复计划、评定疗效进展的基础。开展水治疗康复时，在常规陆上评定之外，进行针对性的规范化水中功能评定非常关键，因而，能够有效评定水中心理适应及功能状态的量表十分重要。

水中运动疗法内容丰富，方法多样，在各种水中运动治疗技术之中，Halliwick 理念处于基础和核心的位置，Halliwick 技术（Halliwick method）所教授的心理适应、呼吸控制和水中运动能力是保证患者安全的前提和进行其他水中治疗的基础，水中评定的相关量表也大多基于 Halliwick 理念制定。Halliwick 理念具有扎实的理论基础和丰富的实践技术，并能很好地与国际功能、残疾和健康分类（ICF）关联，作为重要的水中运动疗法理念，对水治疗康复影响深远。根据国际 Halliwick 协会（International Halliwick Association，IHA）的定义，Halliwick 理念是一种通过游泳等水中活动来减轻患者的功能障碍，以提高其生活质量的水中运动疗法理念，其主要内容包括旨在教会患者游泳的"Halliwick 十点程序（ten-point programme）"和针对机体功能或结构缺陷的"水中特异性治疗（water specific therapy，WST）"。与陆上运动治疗相同，实施水中运动治疗时，信度与效度良好的康复评定量表是发现功能障碍、设定康复目标、制定康复计划、跟踪疗效进展的核心工具。

目前，国际上尚未建立水中功能评定方面的"金标准"，日常应用的一些分级标准或评定工具大都没有进行过严格的信度和效度检验，如水中独立性测试量表（Aquatic Independence Measure，AIM）、游泳独立性测试量表（Swimming With Independent Measure，SWIM）、水中技能习得量表（Humphries Assessment of Aquatic Readiness，HAAR）、Halliwick 能力水平分级等基于 ICF 与 Halliwick 理念的水治疗评定等，但 Alyn 水中适应性测试量表（Water Orientation Test Alyn，WOTA）信度和效度较高。

一、Alyn 水中适应性测试量表

Alyn 水中适应性测试量表由以色列 Alyn 医院（Alyn Hospital）的物理治疗师 Ruthy Tirosh 于 1999 年基于 Halliwick 理念编制，分 2 个版本——WOTA1 和 WOTA2，其中，WOTA2 适用于能够理解并执行简单口令的患者，而 WOTA1 专为无法听从口头指令的儿童设计，适用于 4 岁以下及存在认知障碍或严重运动障碍的 8 岁以下儿童。WOTA 可以较好地评定游泳者在泳池中的心理适应和功能状况，能够客观追踪游泳者的进展并辅助设定治疗目标。当不确定该用哪种量表时，推荐同时使用 WOTA1 和 WOTA2 进行评定。WOTA1 侧重于评定基本能力，而 WOTA2 则侧重于评定更具挑战性的高级能力。

WOTA 评定结果对于设定康复目标和制定计划非常重要，一般认为，如果心理适应较差，治疗目标应集中于心理适应和呼吸控制；如果心理适应一般，治疗目标应集中于心理适应加强和水中技能训练；如果心理适应很好，则应根据治疗重点进行技能提升训练。总之，WOTA 对于临床决策的指导价值较高，实用性较强。

6

（一）WOTA1

WOTA1 中文版共包括 13 项，每项得分范围 1~4 分，量表内容及具体评分标准见表 2-2-1。利用 WOTA1 进行评定时需要注意：①评定顺序方面，第 1 项"一般适应"应放在最后评定，其他项目推荐依次进行；②打分存疑时，给较低分；③每项评定都应始于最大辅助，根据游泳者的能力逐渐减少辅助的程度；④推荐在第 2 节或第 3 节水治疗课时进行评定，整套评定耗时约 15min；⑤除给出得分外，还应在表格中记下动作完成质量；⑥评定完成后计算总分及百分制总分；⑦开始治疗可每周评定一次，后期可几个月评定一次。

表 2-2-1　WOTA1

	项目	分级
1	一般适应	4. 欣然进入泳池
		3. 稍有迟疑或态度淡漠
		2. 害怕，紧贴指导者，可能会间歇恢复平静
		1. 哭泣，抗拒
2	从池边进入泳池：面朝水面坐着	4. 独立（双臂前伸，头部跟随）
		3. 指导者只在手部给予支持，双肘不屈曲
		2. 指导者在前臂或上肢给予支持，或在手部给予支持但双肘屈曲
		1. 指导者在躯干处给予支持
3	离开泳池到池边：在非站立位下握住池边，通过双手推举抬升身体，转身并坐下	4. 独立完成，抬升自身并正确地坐下
		3. 爬出水面，无需支持，但不能独立坐下
		2. 可以启动，爬出水面，需要辅助（坐下时需要/不需要辅助）
		1. 不能启动和/或因为虚弱不能执行
4	在水中吹气泡	4. 经鼻吹气泡
		3. 经口吹气泡
		2. 能将口浸入水中不能吹气泡但也不会呛水
		1. 呛水或抗拒或无法启动或存在将口浸入水中的禁忌证
5	在指导者的帮助下侧卧漂浮：指导者面对游泳者，握住躯干上部的侧面 指令：将耳朵没入水中并侧躺着	4. 在以下部位的侧面提供支持：骨盆/腰部/躯干上部——启动漂浮（耳朵没入水下）并回到垂直位
		3. 因虚弱不能启动或漂浮或恢复，但在全力支持下不抗拒漂浮
		2. 轻度抗拒，可以执行侧屈，耳朵在水下
		1. 极度抗拒，可以执行侧屈，但拒绝将耳朵放入水中
6	在指导者的帮助下仰卧漂浮：指导者面对游泳者，握住躯干上部的两侧 指令：向后躺下去	4. 在以下部位的侧面提供支持：骨盆/腰部/躯干上部——启动漂浮，放松，回到垂直位
		3. 因虚弱不能启动或漂浮或恢复，但在全力支持下不抗拒漂浮
		2. 轻度抗拒，双耳浸于水中，不够放松并试图站起
		1. 极度抗拒，不将双耳浸于水中，屈曲头部/骨盆/躯干（试图站起）
7	溅水	4. 用双手和/或双腿，水花溅到面部时不畏缩
		3. 小心翼翼地溅水，水花溅到面部时畏缩
		2. 不溅水，对水没感觉
		1. 不能执行

	项目	分级
8	浸没,将头部或面部浸入水中	4. 潜入深处捡起物体并自己站起来(在/不在治疗师的帮助下) 3. 能将脸浸入水中并控制呼吸,无支持下在水中保持一小段时间(1~2s) 2. 不抗拒或能够启动将脸移向水面的动作,呼吸控制不充分 1. 拒绝将脸移向水中或存在头部浸入水中的禁忌证
9	短臂或长臂抓握,保持直立位置10s	4. 能够,在手部下提供支持,双臂向前或向侧方伸直 3. 能够,在前臂下及手部提供支持,或在手部提供支持,双臂屈曲 2. 能够,在整个胳膊下提供支持 1. 不能,双肩下垂和/或缺少头部控制和/恐惧脱离
10	利用双手沿着池边前进双脚不能着地。沿着墙壁移动1.5m	4. 能够,无需支持 3. 能够,启动时需要在手部及躯干处给予支持。不需帮助便可抓住池边。 2. 能够,启动时需要在手部及躯干处给予支持。不施加帮助时不能抓住池边。 1. 不能启动动作或不能从墙壁脱离
11	站于水中,水深齐胸	4. 能够长时间站立/行走(在监督下) 3. 能够站立/行走10s左右,然后倒下 2. 扶扶手和/或指导者在双手处给予支持。 1. 指导者在躯干处给予支持,或不能站立
12	握住绳索,水深齐胸	4. 通过双手交替运动前进或侧向前进1m 3. 摇摆时双手抓握10s,仰卧漂浮位或直立位 2. 摇摆时需要在躯干侧面给予支持10s 1. 不能握住绳索:不能或者无法启动
13	坐于水中,在指导者的大腿上,下巴在水下,10s	4. 需要在骨盆处给予轻度支持 3. 需要在腰部给予轻度支持 2. 需要在躯干上部侧面给予轻度支持 1. 拒绝脱离,紧贴指导者或需要在躯干上部侧面给予全力支持
	总分	
	百分制总分	

(二)WOTA2

WOTA2中文版共有两个领域27个条目,满分为81分。两个领域为心理适应和水中技能(包括平衡和运动控制),满分分别占39分和42分。WOTA2量表的结构及条目分值详见表2-2-2。量表各个条目的评分标准分为A、B、C、D四类,详见表2-2-3。对于B、C、D三部分的条目,得分为0分为以下两种情况:①无法评定,记为"x",这意味着游泳者目前因为身体残疾不能执行此项任务,而且,短期内完成该项任务的可能性非常小。例如,完全瘫痪者无法走着或跳着穿过泳池、留置气管插管者不能将面部浸入水中。②无法执行,记为"0",这表明评定时游泳者是因为任务难度过大、缺少启动支持或心理适应较差而不能完成任务,但在未来有可能完成。评定结束时,将各个单项得分加起来算出总分,同时计算百分制得分。

表 2-2-2 WOTA2 量表的结构及各领域/条目的分值分布

	领域/条目	分值分布	评分类型
	心理适应	0~39	
1	对水的一般心理适应	0, 1, 2, 3	A
2	经口吹气泡	x, 0, 1, 2, 3	B
3	经鼻吹气泡	x, 0, 1, 2, 3	B
4	头面部浸于水中吹气泡	x, 0, 1, 2, 3	B
5	移动时有节奏地呼气	x, 0, 1, 2, 3	B
6	口鼻交替呼气	x, 0, 1, 2, 3	B
7	入水	x, 0, 1, 2, 3	C
8	出水	x, 0, 1, 2, 3	C
9	椅状(盒状)姿势	x, 0, 1, 2, 3	C
10	双手扶池边前行	x, 0, 1, 2, 3	C
11	走着穿过泳池	x, 0, 1, 2, 3	C
12	跳着穿过泳池	x, 0, 1, 2, 3	C
13	钻入和跳出水中	x, 0, 1, 2, 3	C
	水中技能——平衡和运动控制	0~42	
14	改变体位从站立位到仰卧漂浮位	x, 0, 1, 2, 3	C
15	静态仰卧漂浮 5s	x, 0, 1, 2, 3	C
16	改变体位从仰卧漂浮位到站立位	x, 0, 1, 2, 3	C
17	俯卧滑行 5s	x, 0, 1, 2, 3	C
18	改变体位从俯卧漂浮位到站立位	x, 0, 1, 2, 3	C
19	右侧长轴旋转	x, 0, 1, 2, 3	C
20	左侧长轴旋转	x, 0, 1, 2, 3	C
21	联合旋转(站立到俯卧到仰卧)	x, 0, 1, 2, 3	C
22	联合旋转(仰卧到俯卧到站立)	x, 0, 1, 2, 3	C
23	潜入水下	x, 0, 1, 2, 3	C
24	仰卧简单推进	x, 0, 1, 2, 3	D
25	自由泳	x, 0, 1, 2, 3	D
26	仰泳	x, 0, 1, 2, 3	D
27	蛙泳	x, 0, 1, 2, 3	D
	总分	0~81	
	百分制总分	0~100	

表 2-2-3　WOTA2 量表各部分的评分标准

评分类型	评定内容	项目编号	分值分布	评分标准
A	整体适应	1	0	害怕/哭泣/抗拒
			1	漠不关心
			2	稍有迟疑,部分享受
			3	高兴,放松,溅水
B	呼吸控制	2~6	x	因身体残疾无法评定
			0	不执行或看起来能够完成但不配合
			1	低质量表现
			2	中质量表现
			3	高质量表现
C	水中活动	7~23	x	因身体残疾无法评定
			0	不执行或看起来能够完成但不配合
			1	在指导者的完全支持下完成任务
			2	在指导者的部分支持下完成任务
			3	独立完成任务,无需指导者的支持
D	游泳推进	24~27	x	无法评定
			0	不执行
			1	游进20m,中途停下来休息3~7次
			2	游进20m,中途停下来休息1~2次
			3	连续游进20m,中途无停下来休息

信度是量表的基础,是效度的必要条件。研究显示,WOTA1 具有较好的评定者信度、重测信度和效度。但同时也发现一些问题,例如,对于部分运动功能障碍严重的患者,WOTA1 的得分几乎一致,但这些患者在陆上的运动表现却相差很大,如何在水中评定中区分出这种情况,以更好地指导治疗师设定康复目标并指导功能锻炼,是本量表需要改进之处。

研究显示,WOTA2 量表的内在一致性信度、折半信度、重测信度和评定者信度较高,说明 WOTA2 应用于脊髓损伤患者时具有良好的信度。系统查看各个单项的信度,可以发现,心理适应部分的经鼻吹气泡、口鼻交替吹气泡、移动时有节奏地呼气几项的信度相对较低,究其原因,在于这几项的评分细则较难掌握,不同观察角度可能对结果造成一定影响,对于"x"和"0"分的鉴别也较为困难。水中技能部分的长轴旋转、联合旋转、自由泳等项目的信度也相对较低,主要在于这些动作执行起来较为复杂。需要注意的是,残疾人的泳姿与标准泳姿不同,评分时需要评定者现场判断患者所采用的姿势最像哪一种泳姿,例如:蛙泳上肢动作、自由泳下肢动作、蛙泳呼吸,应该以蛙泳评分;上肢交替动作,侧向呼吸,应该以自由泳评分。与此同时,停下来休息包括双脚触池底、双脚不接触池底,在池边休息、在指导者的支持下休息等几种方式。整体而言，这类项目评分细则较为复杂，实际操作时存在一定理解差异。纵观所有条目，可见评定者信度普遍低于重测信度，这是因为不同的专业人员对于具体评分细则的文字描述的理解和掌握存在一定差异。此外，量表所评测的入水方式为坐于池边双手前伸滑入水中，因为水治疗池的建筑结构等原因，国内并不常用。

效度方面，WOTA2 量表主要基于 Halliwick 十点程序设计，而 Halliwick 技术又是水中运动治疗的基础和核心，因此，WOTA2 量表可以较好地反映水中心理适应和功能能力，能够较为准确地描述患者的真实水中适应能力，表面效度较好。研究显示，WOTA2 总分的分布与目前国际常用的 Halliwick 功能能力水平分级存在正相关，说明 WOTA2 总分可以较好地反映患者的水中运动能力。专家调查法得出的内容效度指数较高，说明 WOTA2 的内容效度较好。因子分析发现，4 个公共因子可解释总方差的 67%。各个条目都有一个公共因子的负荷值较高，而其他公共因子的负荷值较低，因此，可认为此量表具有良好的结构效度。

利用 WOTA 进行评定时需要注意：①评定顺序方面，第 1 项"一般适应"应放在最后评定，其他项目推荐依次进行；②打分存疑时，给较低分；③每项评定都应始于最大辅助，根据游泳者的能力逐渐减少辅助的程度；④推荐在第 2 节或第 3 节水治疗课时进行评定，整套评定耗时约 15min；⑤除给出得分外，还应在表格中记下动作完成质量。WOTA2 整套评定耗时为 25min 左右，国内水中运动治疗普遍为 30min/次左右，可在一次治疗时间内完成，说明 WOAT2 量表的评定耗时较为合理。此外，WOTA2 评定结果对于制订康复目标和计划非常重要，一般原则为，如果心理适应较差，治疗目标应集中于心理适应和呼吸控制；如果心理适应一般，治疗目标应集中于心理适应加强和水中技能训练；如果心理适应很好，则应根据治疗重点进行技能提升训练。总之，WOTA2 量表对于临床决策的指导价值较高，实用性较强。

基于 WOTA1 设定水中心理适应及功能目标时，必须牢记有些项目既有心理适应的成分，又有功能成分。因此，推荐先回顾全部具有心理适应特性的项目（A 部分），并检查设定心理适应目标是否合适。随后，应该回顾呼吸控制（B 部分）并设定合适的目标。最后回顾所有功能条目（C 部分），如有必要，应设定功能目标。要牢记这些目标必须与转诊医师及其他治疗师（物理治疗、作业治疗、言语治疗、教育等）所设定的陆上目标相匹配。基于 WOTA1 设定水中心理适应及功能目标时，必须先检查前 13 项以明确游泳者对水的一般心理适应及呼吸控制状态。如果心理适应很差，治疗要以一般心理适应和呼吸控制目标为重点。如果心理适应一般，指导者必须将心理适应和水中技能的功能目标结合起来。如果心理适应很好，指导者应该根据治疗重点集中于功能目标。与 WOTA1 类似，在 WOTA2 中，目标必须与转诊医师及其他治疗师（物理治疗、作业治疗、言语治疗、教育等）所设定的陆上目标相匹配。必须牢记，对水的一般心理适应是参加其他大量锻炼和活动的前提，通过这些锻炼可以提高康复机会。

二、水中独立性测试量表

水中独立性测试量表共 22 项，可用于评定水中适应性及初级游泳能力，量表条目见表 2-2-4。评分标准为：0 分，无法启动动作；1 分，部分完成任务或心情不安地完成任务；2 分，完成任务时全程需要指导员辅助；3 分，不需要他人帮助便能完成任务或者在辅助器具的帮助下完成任务；4 分，完全独立完成任务，无需辅助器具的帮助。

表 2-2-4　水中独立性测试量表

	项目	得分	注释
1	入水至一个安全的位置		
2	握住泳池侧面的扶手，不接触池底		
3	一只手扶着泳池侧面的扶手在浅水区步行		
4	走着穿过泳池（3m长）		
5	向水中吹气（吹气泡），连续执行5次		
6	将整个面部浸入水中，不扶着池壁的扶手		
7	保持静态仰卧漂浮		
8	保持静态俯卧漂浮		
9	在俯卧位握住一个漂浮器材，双腿执行3~4次推进动作		
10	在仰卧位握住一个漂浮器材，双腿执行3~4次推进动作		
11	从俯卧漂浮位旋转至站立位（5s）		
12	从仰卧漂浮位转换到独立的站立位或垂直位		
13	从站立位或独立位转换到仰卧漂浮位		
14	从站立位或独立位转换到俯卧漂浮位		
15	从坐位跳入泳池并在水中获得一个安全的位置		
16	从池底取回一个物体（1m深）		
17	在水中安全而独立地前进，双脚不接触池底		
18	出水		
19	从俯卧位旋转至仰卧位		
20	从仰卧位旋转至俯卧位		
21	在深水区前进，执行爬泳或反蛙泳		
22	在深水区前进，执行典型泳姿或反蛙泳		
	总分		

三、Halliwick 能力水平分级

进行水中运动治疗时，国际上经常采用 Halliwick 能力水平分级对患者进行评定及分级管理。根据患者能力从低到高分配红、黄、绿三种颜色的标志物，如泳衣、泳帽、袖标等，通过颜色提示患者的功能水平以及所需监护的水平。其中，一级水平（红色标志）表示患者正在进行适应水性、心理调适和呼吸控制等训练，监护需求较高；二级水平（黄色标志）表示患者正在进行平衡控制、姿势保持、旋转控制，如横向旋转控制、矢状旋转控制、长轴旋转控制等训练，监护需求中等；三级水平（绿色标志）表示患者正在进行水中运动、简单前进、游泳、潜水等训练，监护需求较低，见表2-2-5。

表 2-2-5　Halliwick 能力水平分级

能力分级	颜色标志	训练内容	监护需求
一级	红色	适应水性、心理调适、呼吸控制等	高
二级	黄色	平衡控制、姿势保持、旋转控制（各个方向）等	中
三级	绿色	简单前进、游泳、潜水等水中运动	低

四、其他

Johan Lambeck 等正在开发一个用来评定 ICF 活动水平技能的系统。目前尚无信度研究，分级系统也尚不确定。基于 ICF 的水治疗评定量表内容如表 2-2-6。

表 2-2-6　基于 ICF 的 Halliwick 理念评定

	结合 ICF 的评定	Halliwick 要点	无困难（3）高质量表现	稍有困难（2）中等质量表现	严重困难（1）低质量表现	完全困难（0）无表现	不可用（0）不能评定	包括呼吸控制
呼吸功能	口：气泡（5s）	MA						
	鼻：气泡（3s）	MA						
	头在水下：吹气（5s）	MA						
	有节律地呼气（用口，6~9次/min）	MA						
	口鼻交替呼气（3次）	MA						
改变基本身体位置	重心前后转移（25cm）	TRC						
	重心左右转移（25cm）	SRC						
	坐下	TRC						
	站起	TRC						
	躺下	TRC						
	坐起	TRC						
	向右旋转	LRC						
	向左旋转	LRC						
	转身和滑行/结合矢状和横向旋转控制	CRC						
保持身体位置	站（30s）	BIS						
	坐（40s）	BIS						
	仰卧/斜躺（15s）	BIS						
	浮起（5s）	MI						
	仰卧滑行（10s）	TG						
	俯卧滑行（5s）							

续表

结合ICF的评定		Halliwick要点	无困难(3)高质量表现	稍有困难(2)中等质量表现	严重困难(1)低质量表现	完全困难(0)无表现	不可用(0)不能评定	包括呼吸控制
移动、行走和自我转移	行走(6m 或以上)	MA						
	改变方向	RC						
	360° 旋转(＜4s)	LRC						
	跳(和吹气,5次)	MA						
	游泳(15～25m)	BM						
	俯卧位游泳(15～25m)							
	进水							
	出水							
使用手、上肢、下肢或精细的手使用	腿:推,踢							
	上肢:推,拉							
	上肢:够物							
	手:传递物体							
携带物体	转移物体							
使用设备移动	面罩或防护眼镜							
	通气管							
	鳍片							
	其他							

注：MA. 心理调适(mental adjustment)，SRC. 矢状旋转控制(sagittal rotation control)，TRC. 横向旋转控制(transversal rotation control)，LRC. 纵向旋转控制(longitudinal rotation control)，CRC. 混合旋转控制(combined rotation control)，BS. 静态平衡(balance in stillness)，TG. 湍流中滑行(turbulent gliding)。

其他水中评定方法要么使用较少，要么尚处于开发阶段，此处不做详细介绍。

（崔 尧 金 龙）

参 考 文 献

1. 刘根林,周红俊,李建军,等. 脊髓损伤的诊断与康复[J]. 中国康复理论与实践, 2008, 14(7):610-613.

2. 李建军,杨明亮,杨德刚,等. "创伤性脊柱脊髓损伤评估、治疗与康复"专家共识[J]. 中国康复理论与实践, 2017, 23(3):274-287.

3. 杨明亮,李建军,李强,等. 脊柱脊髓损伤临床及康复治疗路径实施方案[J]. 中国康复理论与实践, 2012, 18(8):791-796.

4. BECKER B E. Aquatic therapy:scientific foundations and clinical rehabilitation applications[J]. PM and R, 2009, 1(9):859-872.

5. FRYE S K, OGONOWSKA-SLODOWNIK A, GEIGLE P R. Aquatic exercise for people with spinal cord injury

［J］. Archives of Physical Medicine and Rehabilitation，2017，98（1）:195-197.

6. 丛芳，崔尧，金龙，等 . 国内水疗康复概况与发展趋势［J］. 世界康复工程与器械，2014，4（2）:9-11.

7. 宋鲁平，王强 . 帕金森病康复中国专家共识［J］. 中国康复理论与实践，2018，24（07）:745-752.

8. LI C，KHOO S，ADNAN A. Effects of aquatic exercise on physical function and fitness among people with spinal cord injury: A systematic review［J］. Medicine（Baltimore），2017，96（11）:e6328.

9. ELLAPEN T J，HAMMILL H V，SWANEPOEL M，et al. The benefits of hydrotherapy to patients with spinal cord injuries［J］. African Journal of Disability，2018，7（0）:450.

10. 丛芳，崔尧 . 水疗康复［M］// 励建安，毕胜，黄晓琳 . Delisa 康复医学理论与实践 . 5 版 . 北京：人民卫生出版社，2013:1283-1295.

11. BIERING-SØRENSEN F，SCHRÖDER A K，WILHELMSEN M，et al. Bacterial contamination of bath-water from spinal cord lesioned patients with pressure ulcers exercising in the water［J］. Spinal Cord，2000，38（2）:100-105.

12. 李建军，王方永 . 脊髓损伤神经学分类国际标准（2011 年修订）［J］. 中国康复理论与实践，2011，17（10）:963-972.

13. 李建军 . 脊髓损伤神经学分类国际标准参考手册［M］. 北京：人民卫生出版社，2008.

14. 王于领，梁崎，黄东锋，等 . 脊髓独立测量量表 Ⅱ 中文版的开发及信度和效度研究［J］. 中国康复医学杂志，2007，22（8）:714-717.

15. 恽晓平 . 康复疗法评定学［M］. 2 版 . 北京：华夏出版社，2014.

16. 崔尧，丛芳，李建军，等 . Alyn 水中适应性测试量表 2 的汉化及在脊髓损伤患者中的信度与效度［J］. 中国康复理论与实践，2018，24（11）:1302-1308.

17. 崔尧，丛芳，金龙 . Halliwick 理念及其在水疗康复中的应用［J］. 中国康复理论与实践，2013，19（3）:239-245.

18. GARCIA M，CORDEIRO JOARES E，ALVES SILVA M，et al. The Halliwick Concept，inclusion and participation through aquatic functional activities［J］. Acta Fisiatr，2012，19（3）:142-150.

19. RUTHY T，MICHAL K L，D G M. Halliwick-Based Aquatic Assessments:Reliability and Validity［J］. International Journal of Aquatic Research & Education，2008，2（3）:224-236.

20. 崔尧，丛芳，金龙 . Halliwick 理念［M］// 黄东峰，李建新，王宁华 . 综合水疗学 . 北京：金盾出版社 . 2015:62-88.

21. 王子君，姚亮，刘练，等 . 推荐分级的评估、制订与评价（GRADE）方法学家的培训与认证［J］. 中国循证儿科杂志，2017，12（5）:388-391.

22. BALSHEM H，HELFANDA M，T.SCHUNEMANN H，et al. GRADE 指南：Ⅲ. 证据质量分级［J］. 中国循证医学杂志，2011，11（4）:451-455.

23. LEAL J C，MATEUS S R，HORAN T A，et al. Effect of graded water immersion on vital capacity and plasma volume in patients with cervical spinal cord injury［J］. Spinal Cord，2010，48（5）:375-379.

24. JUNG J，CHUNG E，KIM K，et al. The effects of aquatic exercise on pulmonary function in patients with spinal cord injury［J］. Journal of Physical Therapy Science，2014，26（5）:707-709.

25. BUZELLI A M，BONNYMAN A，VERRIER M C. The effects of aquatic therapy on mobility functions of individuals with neurological diseases: A systematic review of literature revealing gaps in evidence in spinal cord injury（SCI）aquatic rehabilitation［J］. Journal of Spinal Cord Medicine，2014，37（5）:655-656.

26. SANTISTEBAN L，HUGERON C，LEJAILLE M，et al. Evaluation of water immersion level on respiratory function of tetraplegic patients undergoing hydrotherapy［J］. European Respiratory Journal，2015，46（1）:3704.

27. ELLAPEN T J, HAMMILL H V, SWANEPOEL M, et al. The benefits of hydrotherapy to patients with spinal cord injuries[J]. African Journal of Disability, 2018, 7:450

28. PACHALSKI A, MEKARSKI T. Effect of swimming on increasing of cardiorespiratory capacity in paraplegics [J]. Paraplegia, 1980, 18(1):190-192.

29. BROACH E, GROFF D, DATTILO J. Effects of an aquatic therapy swimming program on adults with spinal cord injuries[J]. Therapeutic Recreation Journal, 1997, 31(3):160-173.

30. LI C, KHOO S, ADNAN A. Effects of aquatic exercise on physical function and fitness among people with spinal cord injury: A systematic review[J]. Medicine, 2017, 96(11):1536-5964.

31. JUNG J, CHUNG E, KIM K, et al. The effects of aquatic exercise on pulmonary function in patients with spinal cord injury[J]. Journal of physical therapy science, 2014, 26(5):707-709.

32. MARINHO-BUZELLI A R, BONNYMAN A M, VERRIER M C. The effects of aquatic therapy on mobility of individuals with neurological diseases: a systematic review[J]. Clinical Rehabilitation, 2014, 29(8):741-751.

33. SILVAI M C R D, OLIVEIRAII R J D, CONCEIÇÃOIII M I G. Effects of swimming on the functional independence of patients with spinal cord injury[J]. Revista Brasileira de Medicina do Esporte, 2005, 11(4):237e-241e.

34. 李奕. 硫化氢矿泉浴对脊髓损伤患者功能恢复的影响[J]. 中国康复理论与实践, 2012, 18(9): 863-865.

35. IUCKSCH D D, ISRAEL V L, RIBAS D I R, et al. Gait characteristics of persons with incomplete spinal cord injury in shallow water[J]. Journal of Rehabilitation Medicine, 2013, 45(9):860-865.

36. STEVENS S, MORGAN D. Heart rate response during underwater treadmill training in adults with incomplete spinal cord injury[J]. Topics in Spinal Cord Injury Rehabilitation, 2015, 21(1):40-48.

37. STEVENS S, HOLBROOK E, ISHIKAWA S, et al. Impact of underwater treadmill training on walking performance in adults with incomplete spinal cord injury[J]. Topics in Spinal Cord Injury Rehabilitation, 2011, 16(35):1-2.

38. TAMBURELLA F, SCIVOLETTO G, COSENTINO E, et al. Walking in water and on land after an incomplete spinal cord injury[J]. American Journal of Physical Medicine & Rehabilitation, 2013, 92(10):e4-e15.

39. DOLBOW J D, JONES T, DOLBOW D R, et al. Efficacy of underwater treadmill training as a complimentary gait restorative therapy for spinal cord injured individual: A case report[J]. Clinical Kinesiology, 2016, 70 (2):9-15.

40. STEVENS S L. Perceived benefits from participating in an underwater treadmill training program[J]. Archives of Physical Medicine and Rehabilitation, 2011, 92(10):1705.

41. STEVENS S, MORGAN D W. Underwater treadmill training in adults with incomplete spinal cord injuries[J]. Journal of Rehabilitation Research and Development, 2010, 47(7):vii-x.

42. 丛芳, 周红俊, 李建军, 等. 水中平板步行训练对脊髓损伤患者康复疗效的初步观察[J]. 中国康复理论与实践, 2006, 12(12):1021-1023.

43. 吴琼, 丛芳, 周红俊, 等. 水中平板步行训练在脊髓损伤者康复中的应用[J]. 中国康复理论与实践, 2010, 16(03):216-218.

44. ROTONDO K, GREENEMEIER S, MARTIN R, et al. Aquatic locomotor training improves over-ground gait in patient with tetraplegia[J]. Journal of Spinal Cord Medicine, 2013, 36(5):557-558.

45. STEVENS S L, CAPUTO J L, FULLER D K, et al. Effects of underwater treadmill training on leg strength, balance, and walking performance in adults with incomplete spinal cord injury[J]. The Journal of Spinal Cord Medicine, 2015, 38(1):91-101.

46. IUCKSCH D D, RIBAS D I R, MANFFRA E F, et al. Gait characteristics of persons with incomplete spinal

cord injury in shallow water[J]. Journal of Rehabilitation Medicine, 2013, 45(9):860-865.

47. STEVENS S L, MORGAN D W. Heart rate response during underwater treadmill training in adults with incomplete spinal cord injury[J]. Topics in Spinal Cord Injury Rehabilitation, 2015, 21(1):40-48.

48. DOLBOW J D, GASSLER J, DOLBOW D R, et al. Underwater treadmill training after neural-paralytic injury [J]. Clinical Kinesiology, 2016, 70(1):1-8.

49. 刘晓广, 杨学民, 龚雷, 等. 水中步行训练对脊髓损伤患者下肢表面肌电和神经功能的效果[J]. 中国康复理论与实践, 2017, 23(5):599-602.

50. KESIKTAS N, PAKER N, ERDOGAN N, et al. The use of hydrotherapy for the management of spasticity[J]. Neurorehabilitation and Neural Repair, 2004, 18(4):268-273.

51. 向缨红, 李晓华, 李奕, 等. 硫化氢温泉水疗对脊髓损伤后肌痉挛的改善[J]. 中国伤残医学, 2012, 20(08):21-22.

52. D'AMICO J M, CONDLIFFE E G, MARTINS K J B, et al. Recovery of neuronal and network excitability after spinal cord injury and implications for spasticity[J]. Frontiers in Integrative Neuroscience, 2014, 8:36.

53. HO C H, JOHNSON T, MIKLACIC J, et al. Is the Use of low-pressure pulsatile lavage for pressure ulcer management associated with environmental contamination with acinetobacter baumannii?[J]. Archives of Physical Medicine and Rehabilitation, 2009, 90(10):1723-1726.

54. HO C H, BOGIE K. The prevention and treatment of pressure ulcers[J]. Physical Medicine and Rehabilitation Clinics of North America, 2007, 18(2):235-253.

55. BOGIE K M, HO C H. Pulsatile lavage for pressure ulcer management in spinal cord injury: a retrospective clinical safety review[J]. Ostomy Wound Management, 2013, 59(3):35-38.

56. 丛芳, 崔尧, 姚斌. 水疗康复中的 Watsu[M]// 黄东峰, 李建新, 王宁华. 综合水疗学. 北京: 金盾出版社, 2015:112-122.

57. 金龙, 崔尧, 丛芳, 等. Ai chi: 在临床实践中的应用[M]// 黄东峰, 李建新, 王宁华. 综合水疗学. 北京: 金盾出版社, 2015: 137-153.

58. WEGNER S, THOMAS P, JAMES C. Hydrotherapy for the long-term ventilated patient: A case study and implications for practice[J]. Australian Critical Care, 2017, 30(6):328-331.

59. RECIO A C, CABAHUG P. Safety of aquatic therapy for adults with complex medical conditions among chronic spinal cord injury[J]. Journal of Spinal Cord Medicine, 2016, 39(5):568-569.

60. MULLIGAN H, POLKINGHORNE A. Community use of a hospital pool by people with disabilities[J]. Disability and Health Journal, 2013, 6(4):385-390.

61. FARRELL R J. A hydrotherapy program for high cervical cord lesion[J]. Physiotherapy Canada, 1976, 28(1):8-12.

第三章

水治疗技术

第一节 概 述

一、水治疗技术的分类

水治疗技术存在不同的分类方法,按照治疗形式大体可分为冲浴法、浸浴法和水中运动治疗 3 大类。此外某些在国内外已经发展多年的水中运动技术,因其特定的理论和技术体系,将之归纳为水治疗专项技术,介绍如下。

(一)冲浴法

分为全身冲浴和局部冲浴,利用可调节水温的花洒或喷头让适宜温度的水缓慢冲浴全身(依次冲浴颈肩部、上肢、躯干、下肢)或具有一定压力的水射流垂直作用于身体局部。

(二)浸浴法

是指患者全身或局部浸泡水中的一种治疗方法。按照浸浴设备可分为蝶形槽浴、涡流槽浴和气泡治疗槽浴等。按照水温可分为冷水浴(低于 25℃)、低温水浴(25~32℃)、不感温水浴(33~35℃)、温水浴(36~38℃)、热水浴(38℃以上)和冷热交替浴(热水 40℃左右,冷水 10℃左右);按照作用形式可分为气泡浴、涡流浴等;按照有无溶质成分可分为淡水浴、盐水浴、苏打浴、药浴和碳酸浴等。

(三)水中运动治疗

水中运动治疗频率为每周 3~4 次,持续 2~4 周。在同一治疗时间段内可进行多种形式的水治疗。水中运动治疗的类型包括水治疗专项技术[(Halliwick 理念、拉格斯泳圈训练法(Bad Ragaz ring method, BRRM)]、水中体能训练(水中有氧训练)、治疗性游泳。

1. 水治疗专项技术

(1)Halliwick 理念:一种可用来教授所有群体,尤其是那些有运动功能和/或学习能力障碍的残障人士,学会水中活动,最终能够在水中独立运动及游泳的技术体系及治疗理念。现代 Halliwick 理念主要由两大系统组成,即"十点程序"和"水中特异性治疗(WST)",也可称为 Halliwick 基础课程和高级课程。前者主要用于教授游泳技能,后者由前者扩展而来,侧重于治疗身体结构缺陷和功能障碍。两者间无严格界限,在应用时互为补充,主要目的是教会患者游泳。然而,对于水治疗师来说,教授游泳并不是最终目的,同时大多数患者也对学习游泳技能不感兴趣。因此,Halliwick 高级课程中加入了许多实用的治疗技术,使水治疗师能更好地借助水环境的特性来改善运动训练效果。

(2)拉格斯泳圈训练法:是基于本体感觉神经肌肉易化技术原理而建立的技术,在疼痛控制和肌肉放松方面疗效突出。

(3)水中指压按摩疗法:将指压按摩技术引入水中,从而达到生理和心理效应的一种治疗方法。常用动作有重复性躯干牵张和旋转动作,包括最基本的旋转屈曲动作及近端和远端腿部旋转。对降低躯干、肩部、髋部及四肢张力有作用。

（4）Ai Chi 疗法：由 Jun Konno 于 1993 年创立,他创立 Ai Chi 疗法的目的是为进行水中指压按摩疗法做准备。创立之初,Ai Chi 疗法包括 19 种组合动作。

2. 水中体能训练（水中有氧训练）　水中有氧健身运动是患者于水深 1 ~ 1.4m 的泳池中,配以音乐的情况下进行集体游泳、花样游泳、健美操、舞蹈等多种形式为一体的一项全身有氧健身运动。大多数水中有氧运动都属于集体课程,在专业水治疗师或健身教练带领和指导下,进行时长为 0.5 ~ 1h 的水中运动。课程侧重于有氧耐力和阻力训练,并创造一个愉快的音乐氛围。不同形式的水中有氧运动包括：水上尊巴（Zumba）、水上瑜伽、水中有氧运动和水上慢跑。水中有氧健身运动有着运动方式多样、难度较低、容易掌握、运动形式新颖、运动环境幽雅和具有一定的时代性等优势。在水环境中运动不仅对人体生理和心理的锻炼有着积极的作用,提高人体对水的适应能力,而且在同等运动负荷条件下较陆上更能锻炼机体的心肺功能及能量代谢能力,并适合各个年龄阶段的人群,适合在我国广泛开展。

3. 治疗性游泳　治疗性游泳是指对竞技游泳技术的各动作环节采用拆分、重组、改良或器材辅助等方式,对功能障碍、亚健康或疾病的人群产生治疗性效果并增进健康状态的水治疗技术。包括打腿技术（仰卧 / 俯卧体位、徒脚 / 脚蹼、水中吐吸气 / 呼气管）、划手技术（徒手 / 划手掌）与配合技术（蛙泳 / 自由泳 / 仰泳）等训练。

二、水治疗的组织与实施

组织与实施水治疗时,应该遵循运动疗法的一般原则,注意治疗因素和患者个体反应的特点,需因人配量和循序渐进。在水中进行运动治疗训练之前,首先要对患者进行评定,然后再根据情况制订康复计划、实施计划。在制订水中运动计划时需要考虑许多因素,不仅要考虑治疗内容、方法,还要考虑到治疗的安全性和趣味性。为确保疗效付诸实践,获得最佳效果,还要认真对待计划执行过程中的组织和管理。必须明确水中运动计划的目的,才能制订出一个切合实际、行之有效的计划,其目的主要由安全性、学会游泳、提高兴趣、增强身体功能等方面组成,而安全应该放在首位。

水中运动计划包括的内容是多方面的,主要分为竞技、娱乐、治疗和康复四大类。制订计划的主要依据为：实施对象的身体形态、功能状况、生理状况等。根据其个人情况,制订全面计划,选择合适的内容,安排课时数、进度和每一次的教学内容及手段,并及时进行评定,修改计划或改进方法配合进度。水治疗计划主要分为促进性计划、治疗性计划、特别性计划和正常性计划。促进性计划主要对象是体质较弱和病后虚弱者。治疗性计划主要为根据医生的运动处方,针对各种类别的患者而制订并执行的计划。特别性计划要求根据患者的不同障碍程度而定,符合患者需要、力所能及的范围等实际情况,整个教学过程的组织安排与技术训练都要根据实施对象的能力而制订。

三、水治疗的组织管理

在制订水中运动治疗计划的过程中,除了要认真考虑练习内容、方法、手段实施过程等因素外,还需要将领导机构、患者人数、场地、器材、设备等因素纳入计划内。能否将水中运动治疗计划付诸实施,关键是管理机构。在制订计划时,首先要考虑成立一个强有力的组织管理机构。组织管理工作效率高低对完成计划以及能否获得最好的效果起到了决定作用。组织管理机构的人员应该由具备一定的管理经验、热爱康复工作、有爱心、有奉献精神的人来任职。

应对拟进行水治疗的患者严格筛查适应证,并了解患者的年龄、性别、心理等个性特征,以及残障程度(等级)、残存功能、目前住在何处、交通情况、单位组织配合等方面的因素。如过去有过康复治疗的经历或者现有康复治疗计划,要重新评定这一计划是否行之有效,是否可以继续或者做哪些改进。如果不行,则进一步修改或重新制订,使之更符合实际需要。

水治疗管理人员及执行人员包括医生、医学顾问、护士、治疗师、游泳教练(或游泳指导员)、志愿者、医学院校相关专业的实习生等。任何类型障碍与疾病的患者,在参加水中康复锻炼之前,必须经过医生的诊断。随后,仍然需要医学顾问对游泳计划进行具体指导。但是必须指出的是,医生并不完全了解游泳项目中的技术要求和相关专业知识。他们只是从医学的角度指导患者参加体育锻炼,但是能否参加游泳锻炼,需要既有医学专业知识又了解游泳特点的人给出建议,如水中康复治疗师等受过专门医学培训的人员。由此可见,医学顾问就是医生和游泳教练之间的媒介,他们根据医生的诊断结果和运动处方,帮助游泳教练制订出最符合患者的水中运动治疗计划。

四、患者的身体检查和计划制订

参加水治疗的患者,除了要进行身体检查外,还要进行运动功能的评定。经过医生和治疗师的检查后,医生根据检查结果进行诊断并给出水中康复治疗的建议,治疗师再根据患者的情况有针对性地制订水治疗的治疗计划。

五、紧急情况处理措施及事故申报

在进行水治疗和游泳的过程中,如果产生突发事件需要采取紧急措施,管理中必须要明确落实方法和步骤,处理过程和结果要有详细的书面报告。

在水治疗过程中如果发生紧急救护情况,应该按照以下规定执行。

1. 护理人员应该立即与救护人员取得联系。

2. 治疗师应该守护在病伤员身边。

3. 尽可能将患者的情况和受伤部位向救护人员做具体报告。

4. 尽管伤势不重,若治疗师认为有必要进行检查,可直接送医院。

5. 填写报告,送交主管单位备案。

六、水治疗的注意事项

1. 在开展水治疗之前应尽可能全面了解掌握患者的身体健康状况,进行针对性的体检,必要时对某些功能指标进行测定与评定,如心肺功能和运动功能等。为水中运动前后的功能比较留下依据。

2. 水中运动要充分考虑年龄、性别、适应性和个体差异性,对每个个案制订具体的处方,合理安排运动进程。

3. 每次水中运动前做好准备活动,水中运动后要做好放松活动。

4. 不要在极度疲劳以及过饥过饱的情况下进行水中运动,饭后1~1.5h方可进行。

5. 水深一般不超过乳头水平。肺功能很差者不宜在深水进行运动训练。

6. 对于水中不能控制身体姿态者,需要先将其可靠地固定在水池边扶手与栏杆或水中治疗床或治疗椅上,再进行有关训练。

7. 慎防溺水及进出水池上下轮椅移位时滑倒。

8. 水池用水应符合相关标准要求。

9. 治疗前要先检查水温、室温、室内换气情况、水中游离氯含量等。

10. 注意个人卫生,保持水清洁,下水前后都要冲洗,特别是头发、肛门、外生殖器附近,指甲缝及脚趾缝。避免交叉感染,应特别注意预防眼、耳、鼻等的感染,同时注意在入水前排空二便。

11. 对感觉缺失者则应特别注意预防热水冲洗时发生烫伤。

12. 适当的装备,如泳帽、耳塞、泳镜及浮板。

13. 注意干燥和保暖。

14. 需在专业辅导人员的监护下进行,水池边应有急救人员;水治疗室应有急救药品和设备。

15. 实施对象如果感到不适,应终止运动或对训练计划做出相应调整。

16. 掌握水中运动疗法的适应证和禁忌证。

(曾祥龙　王建强)

第二节　冲　浴　法

一、定义

冲浴是以各种形式的水流或水射流在一定压力下冲向全身或局部的一种水治疗。冲浴治疗具有机械刺激和温度刺激双重作用。

二、分类

1. 根据水流喷射方式　直喷浴、扇形冲浴、冷热交替浴、雨样冲浴、针状冲浴、雾样冲浴、周围淋浴、上行冲浴。

2. 根据水的压力　低压冲浴(约 1 个标准大气压)、中压冲浴(约 2 个标准大气压)、高压冲浴(约 3 个标准大气压)(1 个标准大气压 =101.325kPa)。

三、生理效应

1. 清洁效应,移除碎屑和分泌物,通过对烧伤残余创面的清洗,促进创面愈合。

2. 肌肉骨骼效应提高神经兴奋性,有助于促进肢体感觉和运动功能恢复。

3. 神经系统效应放松,镇静作用,有助于促进睡眠。

四、作用原理

1. 温度刺激　所用水温多高于或低于人体温度,温热与寒冷刺激可使人体产生性质完全不同的反应,对寒冷刺激的反应迅速、激烈;而对温热刺激的反应则较为缓慢,不强烈。水温与体温之间差距愈大,反应愈强、温度刺激范围愈广面积愈大则刺激愈强,作用的持续时间在一定时间范围内与反应程度成正比,如寒冷刺激在短时间引起兴奋,长时间后可致麻痹,温度刺激重复应用则反应减弱,因此在水治疗时应逐渐增加刺激强度,以维持足够的反应。

2. 机械刺激 ①静水压力刺激:静水压力影响血液循环,压迫体表的血管和淋巴管,可促使体液回流增加,引起体内的体液再分配。②水流的冲击刺激:冲浴、直喷浴、针状淋浴均能产生很大的机械刺激。临床采用 2~3 个标准大气压的定向水流冲击人体,此时机械刺激作用占优势,而水温可能较低,但能引起明显的血管扩张,并兴奋神经系统,如图 3-2-1、图 3-2-2 所示。

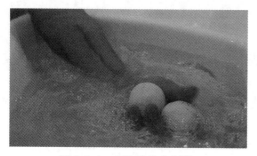

图 3-2-1 水流的冲击刺激
作用原理:机械刺激

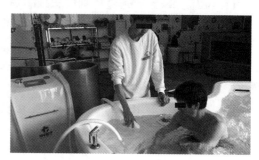

图 3-2-2 针状冲浴法

五、适应证与禁忌证

1. 适应证

（1）直喷浴:适用于肥胖症、神经抑制过程占优势者、功能性不全麻痹及肌张力低下者。

（2）冷热交替浴:适用于肥胖症、肌肉萎缩、功能性不全麻痹、慢性多发性神经根炎。

（3）雨样冲浴:适用于身体衰弱者、神经官能症、肌痛或结束治疗,以提高兴奋性。

（4）雾样冲浴:有镇静作用,适用于兴奋型神经官能症和身体虚弱者。

（5）周围淋浴:适用于神经衰弱、自主神经功能紊乱、疲劳综合征等。

（6）上行冲浴:适用于痔疮、脱肛、前列腺炎、盆腔炎、膀胱炎、妇科疾病。

冲浴法适用于烧伤后残存创面且不适宜转移体位的患者,如图 3-2-3 所示,选取何种冲浴方法需要根据患者创面情况确定。

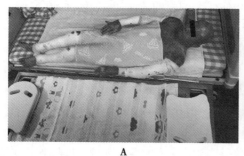

A

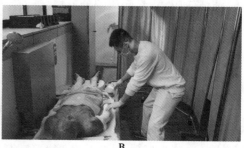

B

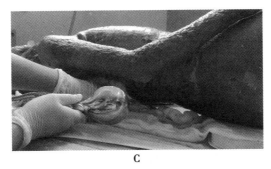

C

图 3-2-3 烧伤冲浴流程

A.冲浴前准备；B.拆取创面敷料；C.创面冲浴治疗

2. **禁忌证** 急性传染病、恶病质、主动脉瘤、高血压、活动性肺结核、心脏功能不全、动脉硬化等。

六、具体要求和操作方法

（一）设备要求

采用专门的喷淋及雾浴产生装置。

（二）治疗环境要求

1. 采光良好，有足够的自然光线。

2. 通风；恒温恒湿，22~28℃为宜，相对湿度不超过75%，安装温度计和湿度计。

3. 冬天保暖，有热水供应系统。

4. 管道口径大小适宜，进水管7.6~10.2cm，排水管10.2~15.2cm。

5. 治疗师做好防护，穿长筒水鞋、雨衣，戴口罩，治疗结束后对雨鞋和雨衣消毒。

6. 病情不稳定患者准备血压计、急救药品。

7. 水疗室的用具要用1%过氧乙酸或0.05%消毒氯己定等严格感染消毒，避免交叉感染。

（三）配制治疗用水

1. **无创面冲浴** 自来水。

2. **烧伤等有创面冲浴** 0.05‰~0.1‰苯扎溴铵溶液，生理盐水或0.1%高锰酸钾溶液。

（四）冲浴法的操作常规

1. 操作人员按医嘱调好水温及水压，先开冷热水进水开关，再开下水开关，调好水温，使温度达到医嘱要求。打开冲浴治疗开关，关闭下水开关，调节水压。

2. 患者入浴时应戴防水帽，进行直喷浴及扇形浴时，患者应在距操纵台2.5~3m处，禁止水直射头部、前胸及会阴部。

3. 治疗中密切观察患者反应，出现头昏、心慌气短、面色苍白、全身无力等症状时，应停止治疗。

4. 治疗结束后，先打开下水开关，此时冲浴不再喷射。

5. 让患者出浴，用毛巾擦干皮肤，休息20~30min。

6. 注意保护仪器，防止生锈。

（五）各种冲浴法的具体操作

1. 直喷淋浴　令患者脱去衣服，头戴防水帽，立于操纵台前2.5～3m处，背向操纵台。操作人员以密集水流直接喷射向患者。喷射顺序：由背部开始，向肩、再向背，直至足部，水柱要不断的移动，均匀喷射背部和四肢，再进行两侧面喷射，侧面喷射时，叮嘱患者侧向转身，将手上举，操作人员用散开的水流喷射胸腹部，到下肢时再用密集水流。水温由35℃→28℃→25℃递减，水压由1→1.5→2→2.5个标准大气压递增。治疗结束后，用已消毒的干毛巾擦干患者身体，并做保暖措施，休息20～30min。

2. 扇形冲浴　令患者脱去衣服，头戴防水帽，站在操纵台前2.5～3m处。先背向操作人员，操作人员用右手拇指按压喷水口，使水流成扇形射向患者，自足到头2～3次。让患者按顺序转动身体，患者转动顺序：背位 - 侧位 - 前侧 - 侧位，每侧身体自上而下喷射2～3次，2个循环后结束治疗。时间2min，水温28～33℃，水压1.5～3个标准大气压。用已消毒的干毛巾擦干患者身体，并做保暖措施，休息20～30min。

3. 冷热交替浴　为直喷浴的一种特殊形式，使用两种不同水温的水枪交替喷射的疗法。热水温度40～45℃，冷水温度20℃，两支水枪水压相同。令患者脱去衣服，头戴防水帽，站在操纵台前2.5～3m处，先用热水喷射15～30s，然后用冷水喷射10～20s，重复3～4次，最后用热水结束治疗，治疗结束后，皮肤应有明显充血反应，时间为3～5min，隔日治疗1次，12～15次为1个疗程，治疗结束后，用已消毒的干毛巾擦干患者身体，并做保暖措施，休息20～30min。

4. 雨样冲浴　为下行淋浴，这是一种固定于离地面2m处数个多孔喷头，喷射出雨样水流，其水流较细，刺激作用较小，主要为温度作用。

5. 针状浴　雨样冲浴的一种变型，喷射口较大，应用2～3个标准大气压进行治疗，喷成一簇针状水流，刺激性大，引起患者身上针刺样感觉。

6. 雾样冲浴　水流经过特制雾样喷头，变成微小水滴，落到人身上有一种微风吹拂的感觉，刺激作用更小，有安抚镇静的作用。

7. 周围淋浴　是由4～12根垂直于水平面的管子围成多半圆形。管子上开有直径1～1.5mm的小孔，小孔间距离3mm，通过这些小孔从四周向中央喷射分散的细水流，头部高处安装雨样冲浴喷头。患者站在中央，受到来自四周和上部的水流喷射。有时还加上上行冲浴一起施行。水温33～36℃，压力2～2.5个标准大气压，治疗时间为3～5min。

8. 上行冲浴　由坐位固定装置和下方与操纵台相连的喷射孔向上的喷头共同组成。在一定压力下以分散水流，喷射患处。水温15～40℃，应根据病情而定。褥疮用低温，膀胱炎、盆腔炎等用高温，治疗时间为3～8min。

七、注意事项

1. 控制好水温，避免水温过高或过低造成患者的刺激或烫伤等不良情况。

2. 调节好水流速度，避免造成疼痛等不适，宜循序渐进由慢到快提高水流速度，以达到最佳的治疗效果。

3. 注意医院感染防护，严格按照医院感染规定执行，治疗时穿隔水衣、橡胶手套和口罩。

4. 治疗中密切观察患者反应，如患者出现紧急状况时，及时通知医生，或直接采取急救措施，以免耽误病情。

（王金艳）

第三节　浸浴法（水浴疗法）

一、定义

浸浴法是水治疗技术在临床上最常见的一种方法，是让患者身体浸入水中进行治疗。浸浴的定义为"全身或者身体某部分浸入到液体之中，利用水的物理特性进行治疗"。浸浴是全世界所有医疗方式中最古老的方法之一，既方便又有效。当液体把身体的局部或全部包裹的时候，水的热量被传入或传出，效果比敷裹更好。

二、原理和治疗作用

浸浴法的原理是利用了水的温度刺激效应和静水压力。主要作用为松弛肌肉，缓解痉挛，减轻疼痛和镇静，对于烧伤的患者还可以去除分泌物和痂皮，促进创面愈合。

三、浸浴法的分类和操作技术方法

可按照治疗部位、水温和水中成分进行分类。

（一）按治疗部位分类

根据不同治疗部位，浸浴法可分为如下 3 种。

1. 全身浸浴法　将患者全身浸入水中进行治疗的方法。

（1）操作常规

1）患者更换浴衣、拖鞋，准备治疗。

2）操作人员根据医嘱，在浴盆中放入 200～250L 水，测定水温。需药物浴者，按医嘱加入相应剂量的药物。

3）让患者入浴，入浴后水面高度不宜超过胸骨柄水平。采用仰卧式，使头颈及前胸部露出水面，以减少水压对心脏的压迫。

4）医嘱要求热水浴时，头部应予以冷敷。

5）开始记录治疗时间。

6）治疗中应密切观察患者反应，当有头晕、心慌气短、面色苍白、全身无力等症状时，操作人员应该立即将患者扶出。

7）治疗结束后，用干毛巾擦身，不得进行冲洗。

8）治疗结束后，应休息 20～30min，再离开。

9）治疗结束后，应对设备进行消毒。即先用清水冲洗两遍，再用 20% 甲酚皂消毒两遍，再用清水冲洗两遍。

（2）适应证：适用于各种慢性肌肉损伤、关节损伤、周围神经卡压综合征、关节病、儿童脊柱关节病、未分化脊柱关节病、椎管狭窄症、硬皮病、嗜酸性筋膜炎、皮肤病。

（3）禁忌证：禁用于高血压、动脉硬化、心功能不全及有出血倾向者。

2. 半身浸浴法　是让患者坐于浴盆中，伴以冲洗和摩擦，于治疗中逐渐降低水温的一种柔和的治疗方法。具体分为：兴奋性半身浸浴法、强壮性半身浸浴法、镇静性半身浸浴法和退热性半身浸浴法。

先向浴盆中注入一定温度的水,再让患者脱去衣服,淋湿头部,将颈以下身体数次浸入水中。在浴盆中坐起,水面淹没脐部,用小桶舀取浴盆中的水,以均匀速度的水流冲洗患者背部及胸部。边冲洗边摩擦患者的背部、肩部、腹部,直至出现良好反应为止。冲洗加摩擦的处置,要反复进行数次,并在治疗中将水温降低 2～3℃。最后用水冲洗患者背部、胸部,令患者出浴,用干毛巾擦干全身。

根据情况合理选择水温(兴奋性半身浸浴法,水温 20～30℃,逐渐降至 20℃以下;强壮性半身浸浴法,开始时水温 35～36℃,逐渐降至 30℃,治疗时用 2 小桶比水浴温度低 1～2℃的水冲洗;镇静性半身浸浴法,开始水温 36～37℃,逐渐降至 33～34℃,进行极轻按摩,浴终时不冲洗;退热性半身浸浴法,水温为 19℃,进行强力按摩),治疗时间不超过 5min,治疗后休息 20min,每日或隔日 1 次。治疗过程中出现寒战,应立即停止治疗。治疗过程中要求动作迅速,尽快完成。

3. 局部浸浴法 将人体某一部分浸浴在不同的水中,由冷热水的直接刺激,引起局部或全身产生一系列生理性改变,从而达到治疗目的的一种方法。依据部位可分为:手盆浴、足盆浴、坐浴。

(1)手盆浴:用特制的或普通的手浴盆均可。其容量 10～20L,将手浴盆放在椅子上或盆架上。①冷水手浴:水温 10～20℃,时间 2～10min,适用于手部急性炎症、急性扭/挫伤。②温水手浴:水温 37～38℃,时间 20～30min,多用于止痛或反射性地作用于呼吸系统疾病,如支气管哮喘、急性支气管炎、急性肺炎等。③热水手浴:水温 40～43℃,患者脱去外衣,将衣袖挽至两肘以上 6～9cm 部位。患者坐在椅子上,面对脸盆将一侧或双侧手腕与前臂浸泡于盆内。每次治疗时间为 10min,为保持水温,需不断加入热水或更换热水。治疗结束后,应擦干皮肤,用棉衣或棉被包裹保温。适用于手部扭挫伤恢复期和手部外伤手术后关节功能障碍。④冷热水交替手浴:用两个手浴盆,一盆水温为 42～44℃,另一盆 15～20℃。浴时,患者将手先放入热水中浸泡 1～2min,取出后再浸于冷水中 10～15s,重复数次,最后以热水浴结束。也有主张应用较长时间,按先热后冷的顺序,治疗时间为 7:5、5:2、4:1(min)等,适用于血管运动神经功能紊乱,如多汗症、肢端发绀等,如图 3-3-1 所示。

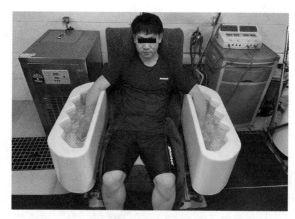

图 3-3-1 手盆浴

(2)足盆浴:可用特制的或普通的足浴盆。分高位足浴,浴水浸至膝关节下;低位足浴,浴水浸至踝关节附近。①冷水足浴:水温 10～20℃,时间 10s～10min,适用于足部急性炎症、足部多汗症、足部持久发凉。糖尿病(diabetes mellitus),血栓闭塞性脉管炎,腹部及盆腔炎症时禁用。②热水足浴:水温 40~42℃,时间 10~30min,适用于头部充血、头痛、失眠、神经痛、月经期腹痛、足及踝关节扭 / 挫伤恢复期及关节功能障碍。于热水中加入芥末可用于治疗急性鼻炎及急性喉炎。③冷热交替足浴:水温及治疗时间同手浴。适用于足部血管运动神经功能紊乱,如多汗症、肢端发绀等。疑有脑血管硬化时,冷、热足浴均禁用,如图 3-3-2 所示。

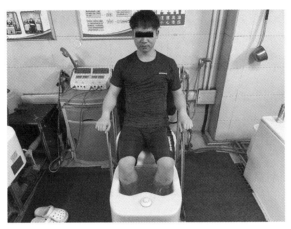

图 3-3-2　足盆浴

（3）坐浴:用特制的坐浴盆或适宜的容器进行。在特制的坐浴盆治疗时浴水不断更换,并有喷向腰部及会阴部的淋浴装置。

1）冷水坐浴:水温 10~20℃,时间 2~10min。冷水坐浴后应进行保温,并让患者充分休息。适用于无力性便秘、闭经、遗精、阳痿、膀胱无力症、痔急性炎症期、痔核术后、直肠炎、直肠周围炎等,但当以上器官组织急性炎症、痉挛状态、疝痛、出血、肾炎、风湿性疾病时禁用。

2）温水坐浴:水温 36~39℃,时间 20~30min。

3）热水坐浴:水温 40~42℃,时间 10~15min。治疗前,患者应将大小便排尽,除去下装,将骨盆及会阴部分浸入水中。盆内热水不应超过坐浴盆的 1/2 深度,治疗中应加水或更换水 1~2 次。治疗结束后,应擦干皮肤,注意保暖。应在患者头上进行冷敷。

在温、热水坐浴作用下,痉挛性疼痛或疝痛可迅速缓解,常用于膀胱、肠道的里急后重。肾绞痛,盆腔器官的慢性、亚急性炎症,直肠肛门手术后遗症,痔核慢性期,无力性便秘,内脏下垂,肝淤血时禁用。

（4）渐加温浴(弗氏浴):是一种逐渐提高水温的局部热水浴。可用于单个肢体或四肢,须用特制的浴盆并配备温度计,以观察水温,患者除掉衣服,将手和足部放在相应水浴槽中。浴槽有盖,盖上有一小孔,插入水温计。患者坐在椅子上,用被单及毛毯盖好,头部包裹冷毛巾。开始水温为 36~37℃,7~10min 内,水温上升到 44~45℃。让患者出汗,先面部后全身。操作人员将患者的汗擦干,让患者保持安静。治疗持续 10~15min,出浴,擦干皮肤,卧床休息 30min。此法具有明显反射作用,可改善心脏功能,减少心跳次数,降低血压和加强物质代谢。可治疗原发性高血压以及伴有动脉硬化的原发性高血压、支气管哮喘、心肌疾病、失眠等疾病。

（5）漩涡浴：用特制的浴盆，其中装有马达带动的搅动器，以一定的压力在浴盆内旋转，利用机械动力使浴水呈漩涡式流动，水温 40～42℃，时间 20～30min。此法在温热作用的同时能对肢体产生明显的机械刺激作用，有使肢体末梢血管明显扩张充血，改善血液循环等作用。多用于运动系统疾病，如四肢关节、肌肉的慢性风湿疾病、扭／挫伤、早期关节功能障碍、瘢痕粘连、神经炎、腱鞘炎、失用性肌萎缩、癔症性瘫痪等，如图 3-3-3 所示。

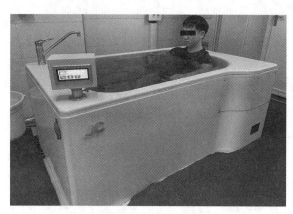

图 3-3-3　涡流浴

（二）按水温分类

1. 根据水温，浸泡法分为以下 4 种。

（1）冷水浸浴法（低于 25℃）：包含冰水浴法、冷水浸浴法、低温水浸浴法。

（2）不感温水浸浴法（33～35℃）：把接受治疗者置于温度和其他刺激都维持在最小的水环境中，人体感觉不到温度刺激，只有被水环绕和漂浮的感觉，具有镇静安神的功效。

（3）温热水浸浴法（温水 36～38℃，热水 38℃以上）：包括温水浴、热水浴、高热水浴，高热水浴禁用于全身，可用于局部（操作方法均见部位浸浴法操作技术）。

（4）冷热交替浸浴：通过冷热交替使得整个表皮血管产生扩张和收缩来刺激循环系统，使人感到放松又精力充沛。

2. 适应证与禁忌证

（1）热水浴：水温在 39℃以上，10～15min。热水浴适应证比较广泛，如血管神经症、胃肠功能紊乱、风湿和类风湿性关节炎、痛风和神经痛、神经炎和慢性湿疹、瘙痒症、银屑病、大面积瘢痕挛缩、关节强直、外伤后功能障碍等。热水浴时应注意温度不宜过高，治疗时间不宜过长，否则将对心血管功能有不利影响。儿童，老年人及心血管功能不佳者应避免热水浴。

（2）冷水浴：适用于肌肉扭伤急性期，血肿或急性炎症。

（3）冷热交替浴：需要刺激皮肤血管、锻炼循环系统或使人精力充沛、强身健体之时，适用于多汗症和血管神经疾病。

（三）按水中成分分类

根据水中成分，浸浴法可分为：海水浴、淡水浴、温泉浴、矿泉浴、药物浴、气泡浴、气水浴。

1. 海水浴　采用的方法为游泳、浅水浴、深水浴、坐浴。时间：我国北部沿海，夏季 7—9 月底上午 9 时到下午 4 时。水温应在 20℃以上，气温高于水温。饱餐及空腹后不宜进行，应在饭后 1～1.5h 进行。入浴前应详查血压、呼吸及心率等生命体征，并进行适当的体操活动和日光浴,先在浅水用手捧水冲洗头颈、胸腹部再入浴。海水浴后,用温热淡水淋浴,躺卧休息 10min。海水浴场应有救生和抢救设备。

2. 淡水浴　同部位浸浴法的操作常规。

3. 温泉浴　应用温泉水进行治疗。操作方法同部位浸浴操作技术。

4. 矿泉浴　应用水中的矿物质及温度进行治疗。操作方法同部位浸浴操作方法。

5. 药物浴　应用特殊的中药及西药进行治疗,包括:盐水浴、人工海水浴、松脂浴、芥末浴、碳酸氢钠浴、硫磺浴及中药浴。操作方法同部位浸浴法操作方法。

6. 气泡浴

(1)通过空气压缩机向淡水浴浴盆底或四壁压入空气,形成气泡,使浴水中含有直径 0.2mm 以上大小不等的气泡,如图 3-3-4 所示。

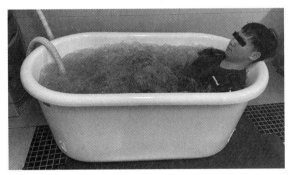

图 3-3-4　气泡浴

(2)气泡作用:气泡破裂所产生的机械力对体表起微细按摩作用。治疗时患者半卧于水中,露出头、颈、胸部,除浸浴外还加用涡流、气泡、水流喷射,治疗师在槽旁为患者做水下按摩、协助患者做水中运动,烧伤患者可在水中换药。

7. 气水浴　指的是含有饱和气体的水浴,包括二氧化碳浴、氧气浴、硫化氢浴、氢气浴。主要应用气体的有效成分作用于人体达到治疗目的。

(朱　童　曲　铭)

第四节　传统功法在水治疗中的应用

一、传统功法的中医学基础

1. 整体观念　整体观念就是具有统一性和完整性的想法。中医学非常重视人体本身的统一性、完整性及其与自然界的相互关系,认为人体是一个有机的整体,构成人体的各个组成部分之间在结构上不可分割,在功能上相互协调、互为补充,在病理上则相互影响。

2. 阴阳学说　阴阳,是中国古代哲学的一对范畴,是对自然界相互关联的某些事物或现象对立双方属性的高度概括,含有对立统一的内涵,《类经·阴阳类》曰:"阴阳者,一分为二也"。阴和阳既可以代表两种相互对立的事物和现象,又可以代表同一事物内部相互对立的两个方面,是通过分析相关事物的阴阳相对属性,以及某事物内部对立双方的相互关系,从而认识、把握自然界错综复杂变化的本质原因和发生发展的基本规律。

3. 天人合一 《黄帝内经》提出了天人合一的整体观,把人体看成是自然界的一部分,特别强调天时物候变化对人体生理病理的影响。天有三阴三阳六气和五行的变化,人体也有三阴三阳六气和五行的运动。自然界阴阳五行的运动与人体五脏六经之气的运动息息相关。古人认为,唯有顺应自然,才能使人体与自然环境和谐统一,保持健康。

二、传统功法治疗的原理与功效

1. 运行气血 传统功法作为古代的养生智慧精华,通过调节呼吸吐纳并与身体姿势配合,能够调节和促进人体气血运行,使人体阴阳相济,脏腑和谐。

2. 梳理三焦 《黄帝内经》认为三焦是调动运化人体元气的器官,负责合理地分配使用全身的气血和能量。功法锻炼的过程中,练习者通过伸展胸腔、调理气机,可有效梳理人体三焦,锻炼五脏六腑,顺畅全身的气血。

3. 调息养气 传统功法强调"调息",要求练功者的呼吸自然达到深、长、匀、细。经过长时间的练习,练习者的肺活量会有显著提高,并能提高肺泡与肺泡周围毛细血管血液之间的气体交换效率,对肺的通气功能、横膈活动幅度、呼吸频率、气体代谢等都有良好的影响,能够调整、按摩内脏,促进血液循环,全面增进内脏器官的功能。

4. 强身保健 传统功法能有效提高身体协调能力和柔韧能力,动作设计十分注重身体的屈伸扭转,要求躯干充分地做出前俯、后仰、侧屈、外展、内收、拧转等运动。这些动作能够牵拉人体各部位大小肌群和肌腱、韧带等组织,也能够提高肌肉、肌腱、韧带的柔韧性、灵活性。

5. 宁心益智 通过传统功法锻炼,能够使大脑的疲劳较快地消除,使人精力旺盛,注意力集中,感知觉敏锐,记忆力增强,思维能力提高,从而能提高智能水平。

三、传统功法与水治疗结合应用优势

传统功法与水治疗结合可以充分发挥两者的优势,在减重的状态下提高练习者的信心,降低跌倒的风险。水环境为演练传统功法创造一个极为轻松和谐的训练环境,水的浮力有利于放松和伸展,在舒展身体的同时可以更安全地帮助练习者提高柔韧性,有助于肌肉的恢复和身心状态的调整。在保持稳定的同时可以更好地达到训练稳定性的效果,提高练习者的平衡能力。

四、传统功法与水治疗结合举例

(一)水中太极

水中太极将传统太极与现代康复水疗相结合,利用水环境特有的温度、机械和化学效应,把太极功法拓展到康复医学的临床治疗领域,极大地拓展了其受众人群,使"太极"这棵根深叶茂的参天古树再出新枝。

水中太极的运动特点是中正安舒、轻灵圆活、松柔慢匀、开合有序。结合音乐的韵律,能使人更深刻地体会到太极所具有的哲学内涵和所追求的"行云流水,连绵不断"的意境,从而更好地消除疾病、康复身心。

水中太极针对的是有康复需求的功能障碍者,基于一定水平的证据进行康复医疗的临床应用,其动作设计根据患者的功能状况、水疗的场地条件等因素综合考虑,并要求难度随患者功能水平的提高而不断增加。

水中太极的练习要领：静心用意，呼吸自然；舒松自然，动作饱满；圆活完整，连贯协调；轻灵沉稳，顺水而为。

动作演练如下所述。

1. 起势 调息冥想。

双脚左右分开，屈膝使水深至颈，双上肢下垂于体前，双掌重合，掌心向上，拇指对接。

闭目养神，此时全身内外俱寂，有不知身处何地之感，更无一处不适；此谓"无我无为"。一片寂静到极处，动念悄然而至，精神随之勃然提起。内气悠然下行至会阴（太极所指的会阴在男性系指阴囊根部至肛门之间，在女性系指阴道口与肛门之间的软组织）转而上升，促使两手处于腾虚状态，并借助水的浮力向前上方抬升，当上肢被浮力托升至水平面时顺势停止，此时通身应尽感放松，如图3-4-1所示。

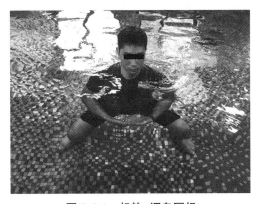

图3-4-1 起势：调息冥想

2. 双足固定不动的上肢对称动作（图3-4-2）

（1）云手：掌心向下，双臂向前抬升至水平面下，翻掌使掌心向上，然后反向翻掌使掌心向外。

（2）如封似闭：双臂保持向前平伸，掌心向下，双臂沿水面左右打开至体侧，然后掌心向前，上肢再沿水面合拢。反复三遍，此谓"三开三合"。

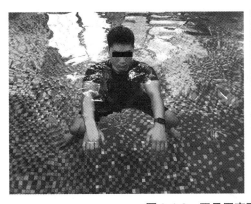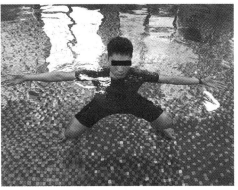

图3-4-2 双足固定不动的上肢对称动作

3. 双足固定不动的上肢非对称动作（图3-4-3）

（1）单鞭：双上肢水平外展90°，掌心向前。单臂沿水面内收90°后屈肘，单手触碰对侧上臂,然后沿原线路返回至起始位。

（2）屈臂卷耾:持太极抱球动作于胸前,上方的手向前伸出,下面的手向侧后方伸出,掌心均向上,双肘微曲。后手向体前推掌至上肢完全伸直,同时前手后撤至腰侧。视线跟随后手而动。

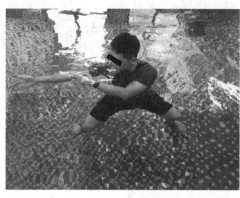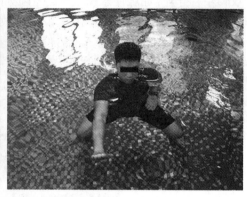

图 3-4-3　双足固定不动的上肢非对称动作

4. 重心转移动作(图 3-4-4)

（1）捋挤势:双上肢水平外展 90°,掌心向下。单臂保持伸直,自水面而下向对侧运动,重心同时向对侧移动,直至与对侧手掌对合。左右各做一次。

（2）野马分鬃:持太极抱球动作于胸前,弓步分手,上方的手移向斜下,下方的手移向斜上方,眼随下方的手而动。

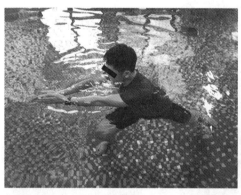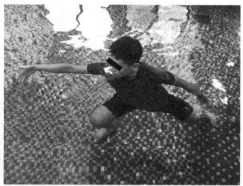

图 3-4-4　重心转移动作

5. 重心移动的同时加入体转元素的动作(图 3-4-5)

（1）双峰贯耳:屈肘握拳放于腰部两侧。身体转向一侧,重心向同侧移动,成弓步,双手同时自两侧向身体前、上方划弧贯拳至胸前。左右各做一次。

（2）左右穿梭:持太极抱球动作于胸前,身体转向一侧,重心向同侧转移,成弓步,同时上方手向斜上方移动,手心向前,下方手跟随移动,掌心向前推送,自对侧手掌下穿出,左右各做一次。

（3）搂膝拗步:重心左移,右手在下,掌心向下,左手在上,掌心向右。上体右转,重心右移,右手保持掌心向下,由右膝前搂过落于右髋旁,指尖向前,左手同时向右推出,掌心向前。视线跟随左手移动,左右各做一次。

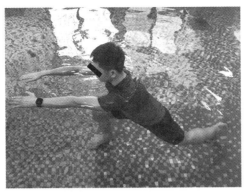

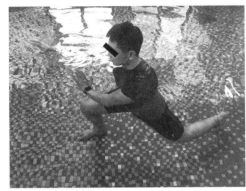
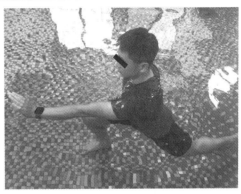

图 3-4-5　重心移动的同时加入体转元素的动作

6. 单腿支撑动作(图 3-4-6)

(1)金鸡独立:上体不动,重心左移,右侧上肢自然下垂于体侧,掌心向内,左侧腿慢慢提起平屈,同时左侧上肢向前弧形上挑,曲臂立于左腿上方,掌心向内成右独立式。

(2)转身蹬脚:双上肢水平外展 90°,掌心向前,右臂沿水平面向对侧画圆移动,视线跟随右手,上体左转,下肢成左弓步,至双掌合拢。双上肢向两侧同时水平打开,至体侧,重心同时后移,左腿随之抬起。双臂自体侧向前合拢,重心同时前移,右腿随之向后抬起。

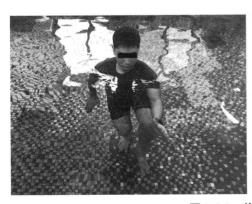
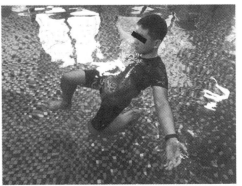

图 3-4-6　单腿支撑动作

（二）水中五禽戏

五禽戏是汉代名医华佗模仿虎、鹿、熊、猿、鸟五种禽兽的动作,组编而成的一套锻炼身体的方法。华佗认为人体必须经常运动,使气血通畅才能健康无病。五禽戏的特点是要求意守、调息和动形相配合。模仿的动作形象逼真。意守可以使精神宁静,神静则可以培育真气;调息可以行气,气行则血脉通畅;动形可以强筋骨,利关节。五禽戏具有养精神、调气血、益脏腑、活筋骨、利关节作用,如果能经常练习,能达到祛病强身、益寿延年的效果。

水中五禽戏的动作要领,一是全身要放松,顺水而为,不用僵力,动作轻缓;二是呼吸要调匀,用腹式呼吸,舌抵上腭,吸气用鼻,呼气用口;三是要专注意守,意、气相随;四是动作要形象,如虎之威猛、熊之沉稳、鹿之温顺、猿之轻灵、鹤之轻翔舒展,皆当着意模仿。

动作演练如下所述。

1. 虎举(图 3-4-7)

（1）两手掌心向下,十指撑开,再弯曲成虎爪状;随后两手外旋,由小指先弯曲,其余四指依次弯曲握拳,拳心相对;目视两掌。

（2）两拳沿体前缓慢上提,至水面之上时,十指撑开举至头上方;目视两掌。

（3）两掌再弯曲成虎爪状外旋握拳,拳心相对;目视两拳。

（4）两拳下拉至肩前时,变掌下按;后沿体前下落至腹前水面之下,十指撑开,掌心向下;目视两掌。

（5）两手压水后自然垂于体侧;目视前方。

2. 虎扑(图 3-4-8)

（1）接上式。两手握空拳,沿身体两侧上提至水面上方。

（2）两手向上、向前划弧,十指弯曲成"虎爪",掌心向下;同时上体前俯,挺胸塌腰;目视前方。

（3）两腿屈膝下蹲,收腹含胸;同时两手向下压水划弧至两膝侧,掌心向下;目视前下方。随后,两腿伸膝,送髋,挺腹,后仰;同时,两掌握空拳沿体侧向上提至胸侧;目视前上方。

（4）左腿屈膝提起,两手上举,左脚向前迈出一步,脚跟着地,右腿屈膝下蹲,成左虚步;同时上体前倾,两拳变"虎爪"向前、向下压水扑至膝前两侧,掌心向下;目视前下方。随后上体抬起,左脚收回,开步站立,两手自然下落于体侧;目视前方。

（5）两掌向身体侧前方举起,与胸同高,掌心向上;目视前方。两臂屈肘,两掌内合下按至水中,自然垂于体侧;目视前方。

3. 鹿抵(图 3-4-9)

（1）接上式。两腿微屈,身体重心移至右腿,左脚经右脚内侧向左前方迈步,脚跟着地;同时,身体稍右转,两掌握空拳向右侧摆至水面上方,拳心向下,高与肩平;目随手动,视右拳。

（2）身体重心前移,左腿屈膝,脚尖外展踏实,右腿伸直蹬实;同时,身体左转,两掌成"鹿角"向上、向左、向后划弧,掌心向外,指尖朝后,左臂屈曲外展平伸,肘抵靠左腰侧,右臂举至头前,向左后方伸抵;目视右脚跟。随后身体右转,左脚收回,开步站立;同时两手向上、向右、向下压水划弧,两掌握空拳下落于体前;目视前下方。

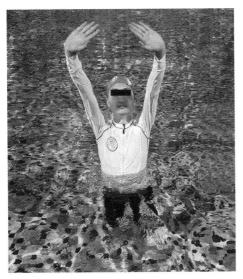

图 3-4-7　虎举

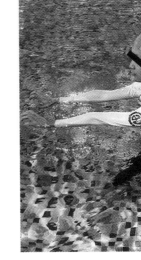

图 3-4-8　虎扑

4. 鹿奔（图 3-4-10）

（1）接上式。左脚向前跨一步，屈膝，成左弓步，右腿伸直；同时，两手握空拳，向上、向前抬出水面划弧至体前，高与肩平，与肩同宽，拳心向下；目视前方。

（2）身体重心后移，左膝伸直，全脚掌着地，右腿屈膝，低头，弓背，收腹；同时，两臂内旋，两掌前伸推水，掌背相对，拳变"鹿角"。

（3）身体重心前移，上体抬起，右腿伸直，左腿屈膝，成左弓步；松肩沉肘，两臂外旋，"鹿角"变空拳，高与肩平，拳心向下；目视前方。

（4）左脚收回，开步直立；两拳变掌向下压水后落于体侧；目视前方。

（5）两掌向身体侧前方举起，与胸同高，掌心向上；目视前方。屈肘，两掌内合向下压水后，自然垂于体侧；目视前方。

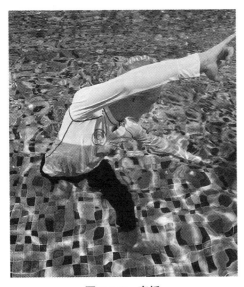

图 3-4-9　鹿抵

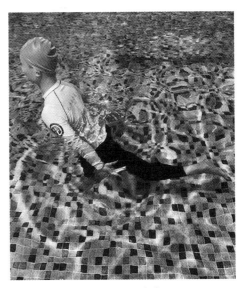

图 3-4-10　鹿奔

5. 熊运（图3-4-11）

（1）接上式。两掌握空拳成"熊掌"，拳眼相对，垂于下腹部；目视两拳。

（2）以腰腹为轴，上体作顺时针摇晃；同时，两拳随之沿右肋部、上腹部、左肋部、下腹部在水中划圆；目随上体摇晃环视。

（3）上体作逆时针摇晃，两拳随之在水中划圆，方向相反。做最后一动作后，两拳变掌压水下落，自然垂于体侧；目视前方。

6. 熊晃（图3-4-12）

（1）接上式。身体重心右移，左髋上提，牵动左脚离地，再微屈左膝；两掌握空拳成"熊掌"；目视左前方。

（2）身体重心前移，左脚向左前方迈步落地，全脚掌踏实，脚尖朝前，右腿伸直；身体右转，左臂内旋前靠，左拳水中摆至左膝前上方，拳心朝右，右拳水中摆至体后，拳心朝后；目视左前方。

（3）身体左转，重心后坐，右腿屈膝，左腿伸直；拧腰晃肩，带动两臂前后弧形摆动，右拳水中摆至左膝前上方，拳心朝右，左拳水中摆至体后，拳心朝后；目视左前方。

（4）身体右转，重心前移，左腿屈膝，右腿伸直；同时，左臂内旋前靠，左拳水中摆至左膝前上方，拳心朝左，右拳水中摆至体后，拳心朝后；目视左前方。

（5）左脚上步，开步站立；同时两手自然垂于体侧。两掌抬出水面向身体侧前方举起，高与胸同，掌心向上；目视前方。屈肘，两掌内合下按，自然垂于体侧；目视前方。

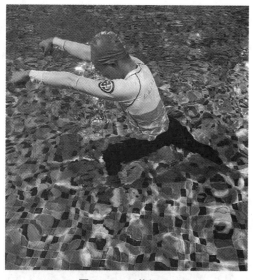
图3-4-11 熊运

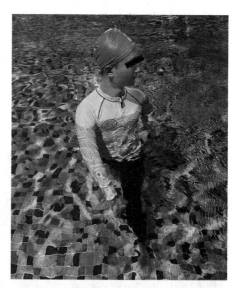
图3-4-12 熊晃

7. 猿提（图3-4-13）

（1）接上式。两掌体前推水，手指伸直分开，再屈腕撮拢捏紧成"猿勾"。

（2）两掌上提至胸前水面，两肩上耸，收腹提肛；同时脚跟提起，头向左转；目随头动，视身体左侧。

（3）两肩下沉，头转正，松腹落肛，脚跟着地，"猿勾"变掌，掌心向下；目视前方。

（4）两掌沿体前向下压水落于体侧；目视前方。

8. 猿摘（图 3-4-14）

（1）接上式。左脚向左后方退步，脚尖点地，右腿屈膝，重心落于右腿；同时，左臂屈肘，左掌成"猿勾"收至左腰侧，右掌向右斜前下方约45°处自然摆起，掌心向下。

（2）身体重心后移，左脚踏实，屈膝下蹲，右脚收至左脚内侧，脚尖点地，成右丁步；同时，右掌向下经腹前向左上方划弧至头左侧，掌心对太阳穴；目先随右掌动，再转头注视右前上方。

（3）右掌内旋，掌心向下，沿体侧下按至左髋侧；目视右掌。右脚向右前方迈出一大步，左腿蹬伸，身体重心前移，右腿伸直，左脚脚尖点地；同时，右掌经体前在水中向右上方划弧，举至右上侧变"猿勾"，稍高于肩，左掌向前、向上伸举，屈腕撮勾，成采摘式；目视左掌。

（4）身体重心后移，左掌由"猿勾"变为"握固"，右手变掌压水回落于体前，虎口朝前。随后左腿屈膝下蹲，右脚收至左脚内侧，脚尖点地，成右丁步；同时，左臂屈肘收至左耳旁，掌指分开，掌心向上，成托桃状，右掌经体前向左划弧至左肘下捧托；目视左掌。

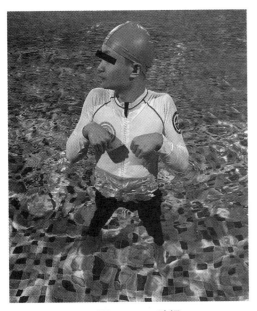 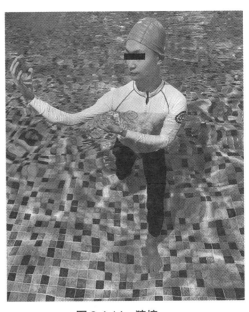

图 3-4-13　猿提　　　　　　　　图 3-4-14　猿摘

9. 鸟伸（图 3-4-15）

（1）接上式。两掌在腹前水中相叠。

（2）两掌向上举至头前上方，掌心向下，指尖向前；身体微前倾，提肩，缩项，挺胸，塌腰；目视前下方。

（3）两腿微屈下蹲，同时两掌相叠向下压水至腹前；目视两掌。

（4）身体重心右移，右腿蹬直，左腿伸直向后抬起；同时，两掌左右分开，掌成"鸟翅"向体侧后方摆起，掌心向上；抬头，伸颈，挺胸，塌腰；目视前方。

（5）左脚回落成左右开立步，两腿微屈半蹲；同时，两掌下落经体侧叠于腹前；目视两掌。

（6）两腿伸直；同时两掌上举至头前上方，掌心向下，指尖向前；身体微前倾，提肩，缩项，挺胸，塌腰；目视前下方。

（7）左脚下落，两脚开步站立，两手向下压水后垂于体侧；目视前方。

10. 鸟飞（图3-4-16）

（1）接上式。两腿微屈，两掌成"鸟翅"合于腹前水中，掌心相对；目视前下方。

（2）右腿伸直独立，左腿屈膝提起，小腿自然下垂，脚尖朝下；同时，两掌成展翅状在体侧平举向上，稍高于肩，掌心向下；目视前方。

（3）左脚下落在右脚旁，脚尖着地，两腿微屈；同时，两掌合于腹前，掌心相对；目视前下方。

（4）右腿伸直独立，左腿屈膝提起，小腿自然下垂，脚尖朝下；同时，两掌经体侧，向上举至头顶上方，掌背相对，指尖向上；目视前方。

（5）左脚下落在右脚旁，全脚掌着地，两腿微屈；同时，两掌合于腹前水中，掌心相对；目视前下方。

（6）两掌向身体侧前方划水后举起，与胸同高，掌心向上；目视前方。屈肘，两掌内合向下压水，两手自然垂于体侧；目视前方。

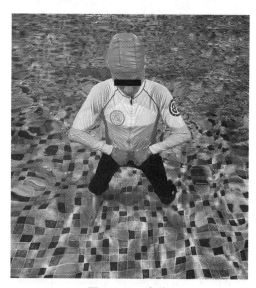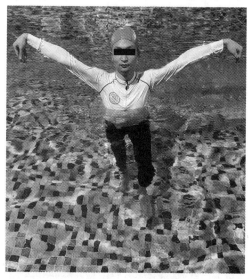

图3-4-15　鸟伸　　　　　　　　　　　　图3-4-16　鸟飞

（三）水中八段锦

八段锦，即八段动作。古人认为这八段动作美如画锦，故称之为八段锦。该功法起源于宋代，距今已有八百多年历史，是我国民间流传较广、作用较好的一套导引术。

八段锦的特点是动作柔和，强调意、气、形三者结合，以意领气，以气催形，以动为主，动静相兼。本功法术式简单；运动量适中，不受环境、场地限制，随时可做，特别适宜于年老体弱及患有慢性疾病者。坚持每天练习，既可强身健体、延年益寿，又可防治慢性疾病。

水中八段锦在传统八段锦的基础上进行了一些修改。练习要领一是呼吸要均匀，采用自然、平稳的腹式呼吸；二是要意守丹田，注意力集中于脐；三是要刚柔结合，全身放松，用力轻缓,顺水而为,不可用僵力。

结合现代运动医学分析,水中八段锦有利于促进血液循环,调节胃肠功能,改善心肺功能,增强肌力,增强双下肢关节的稳定性,提高身体协调性及平衡能力,增加双下肢关节的稳定性。

动作演练如下所述。

1. 预备势

(1)两脚并步站立于水中;两臂自然垂于体侧;身体中正,目视前方。

(2)松腰沉髋,身体重心移至右腿;左脚在水中向左侧划开,脚尖朝前,约与肩同宽;目视前方。

(3)两臂内旋,两掌分别向两侧划水,约与髋同高,掌心向后目视前方。

(4)两腿膝关节在水中稍屈;同时,两臂外旋,向前划水,双手合抱于腹前呈圆弧形,与脐同高,掌心向内,两掌指稍开间距;目视前方。

2. 两手托天理三焦(图3-4-17)

(1)两臂外旋微向下压水,两掌五指分开向腹前划水,双手交叉,掌心向上;目视前方。

(2)两腿徐缓挺膝伸直;同时,两掌上托水至胸前,随之两臂出水内旋向上托起,掌心向上;抬头,目视两掌。

(3)两臂继续上托,肘关节伸直;同时,下颏内收,动作略停;目视前方。

(4)身体重心缓缓下降;两腿膝关节微屈;同时,十指慢慢分开,两臂分别向身体两侧下方压水,两掌向内划水停于腹前,掌心向上;目视前方。

3. 左右开弓似射雕(图3-4-18)

(1)身体重心右移;左脚在水中向左侧划开,两腿膝关节自然伸直;同时,两掌向上交叉于胸前水面,左掌在外,两掌心向内;目视前方。

(2)两腿徐缓屈膝半蹲成马步;同时,右掌屈指成"爪"置于水面,向右拉至肩前;左掌成八字掌置于水面,左臂内旋,向左侧推水,与肩同高,左腕,掌心向左,犹如拉弓射箭之势;动作略停;目视左掌方向。

(3)身体重心右移;同时,右手五指伸开成掌,向上、向右划水,指尖朝上,掌心斜向前;左手指伸开成掌,掌心斜向后;目视右掌。

(4)重心继续右移;左脚回收成并步站立;同时,两掌分别由两侧下落,捧于腹前,指尖相对,掌心向上;目视前方。

(5)左右各一遍。

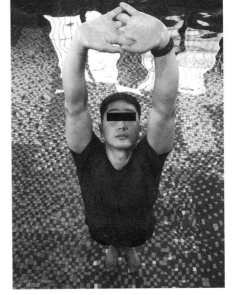

图3-4-17　两手托天理三焦

4. 调理脾胃须单举(图3-4-19)

(1)两腿徐缓挺膝伸直;同时,左掌上托出水,左臂外旋上穿经面前,随之臂内旋上举至头左上方,肘关节微屈,力达掌根,掌心向上,掌指向右;同时,右掌微上托,随之臂内旋向下压水至右髋旁,肘关节微屈,力达掌根,掌心向下,掌指向前,动作略停;目视前方。

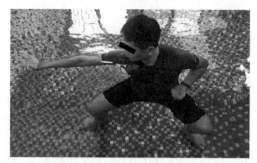

图 3-4-18 左右开弓似射雕

（2）松腰沉髋，身体重心缓缓下降；两腿膝关节微屈；同时，左臂屈肘外旋，左掌经面前下落压水于腹前，掌心向上；右臂外旋，右掌向上划水捧于腹前，两掌指尖相对，略开间距，掌心向上；目视前方。

（3）左右各一遍。

5. 五劳七伤往后瞧（图 3-4-20）

（1）两腿徐缓挺膝伸直；同时，两臂内旋，掌心向后，指尖向下，目视前方。两臂充分外旋，掌心向外；头向左后转，动作略停；目视左斜后方。

（2）松腰沉髋，身体重心缓缓下降；两腿膝关节微屈；同时，两臂内旋按于髋旁，掌心向下，指尖向前；目视前方。

（3）左右各一遍。

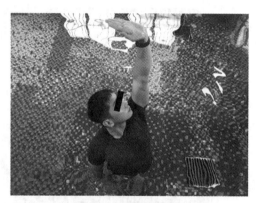

图 3-4-19 调理脾胃须单举

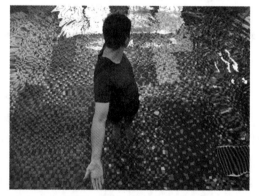

图 3-4-20 五劳七伤往后瞧

6. 摇头摆尾去心火（图 3-4-21）

（1）身体重心左移；右脚向右划水，开步站立，两腿膝关节自然伸直；同时，两掌上托出水与胸同高时，两臂内旋，两掌继续上托至头上方，肘关节微屈，掌心向上，指尖相对；目视前方。

（2）两腿徐缓屈膝半蹲成马步；同时，两臂向两侧下落压水，两掌扶于膝关节上方，肘关节微屈，小指侧向前；目视前方。

（3）身体重心向上稍升起，而后右移；上体先向右倾，随之偏向右脚面上方；目视前方；随之，身体重心左移；同时，上体由右向前、向左旋转；目视右脚跟；最后，身体重心右移，成马步；同时，头向后摇，上体立起，随之下颏微收；目视前方。

（4）左右各一遍。

7. 两手攀足固肾腰（图3-4-22）

（1）两腿挺膝伸直站立；同时，两掌指尖向前，两臂向前、向上推水举起，肘关节伸直，掌心向前；目视前方。

（2）两臂外旋至掌心相对，屈肘，两掌下按于胸前，掌心向下，指尖相对；目视前方。

（3）两臂外旋，两掌心向上，随之两掌掌指顺腋下向后插；目视前方。

（4）两掌心向内沿脊柱两侧向下压水至臀部；随之上体前俯，两掌继续沿腿后向下压水，经腘窝处置于膝关节前侧；抬头，下颌贴于水面，动作略停；目视前下方。

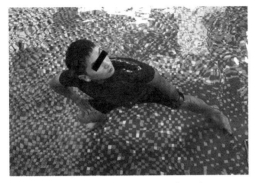

图3-4-21　摇头摆尾去心火

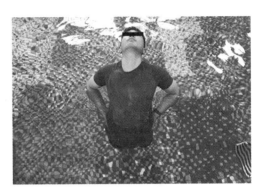

图3-4-22　两手攀足固肾腰

8. 攒拳怒目增气力（图3-4-23）

（1）身体重心右移，左脚向左划水开步；两腿徐缓屈膝半蹲成马步；同时，两掌握固，抱于腰侧，拳眼朝上；目视前方。

（2）左拳缓慢用力向前推水冲出，与肩同高，拳眼朝上；瞪目，视左拳冲出方向。

（3）左臂内旋，左拳变掌，虎口朝下；目视左掌。左臂外旋，肘关节微屈；同时，左掌向左缠绕，变掌心向上后于水面收回，握固；目视左拳。

（4）屈肘，回收左拳至腰侧，拳眼朝上；目视前方。

（5）左右各一遍。

9. 背后七颠百病消（图3-4-24）

（1）两脚跟提起；头上顶，动作略停；目视前方。

（2）两脚跟下落，轻震地面；目视前方。

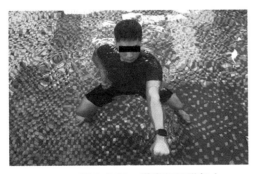

图3-4-23　攒拳怒目增气力

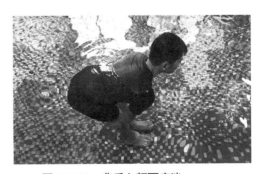

图3-4-24　背后七颠百病消

（张　保　王　凯）

第五节　常规水中运动治疗技术

常规水中运动治疗技术以水为媒介，利用水的机械作用和浮力作用，以不同方式作用于人体达到治疗效果。

常规水中运动治疗技术已经被证明可以缓解各种关节炎、创伤和其他肌肉骨骼疾病的症状，改善患者肌肉力量、关节活动度等，水中运动治疗可以改善患者的步行能力及步态。水中运动治疗为每周3～4次，持续2～4周。常规水治疗技术主要有以下几类。

一、水中肌力训练

（一）简介

肌力是机体依靠肌肉收缩克服和对抗阻力来完成运动的能力，是肌肉发挥生理功能的形式，通常分为肌力（绝对肌力）和肌耐力两种，肌力下降包括肌力下降和肌耐力下降，肌力下降常会引起各项日常生活活动障碍，肌力训练是增强肌力的主要方法，具体技术和方法有很多种，常分为被动训练、助力训练及抗阻训练。水中运动疗法常用于助力训练及抗阻训练。水中运动主要利用水的浮力及黏滞力进行助力或者抗阻训练。当患者的肌力在1～3级时，肌力较弱，尚不能独立自主完成运动，此时可以利用水对肢体的浮力或者漂浮物，以减轻肢体重力的影响。当患者的肌力达4～5级时，可以通过对抗水的浮力或者采用增大运动部分的表面积，使水的自然阻力增大，患者克服阻力从而增强肌肉力量。水中肌力训练的优点是可以提供较早期的、温和的力量增强训练模式，改善四肢肌肉骨骼疼痛和骨科术后及慢性骨关节炎患者的肌肉力量，因为水中运动训练对关节的冲击力较弱，关节炎患者应该优先选择水中肌力训练。

水中运动训练可以改善患者脊柱的稳定性，通过水的浮力，可以减轻患者的负荷和剪切力，在无负荷的体位开始训练患者的核心肌力，帮助患者增强脊柱的稳定性，减少脊柱损伤。水中肌力训练可以改善脑卒中、不完全性脊髓损伤、脑瘫等中枢性神经系统疾病患者的肌肉力量，且不引起痉挛的增加。

（二）训练方法

治疗师通过器械或特别的固定装置使患者的肢体固定。患者躺在水中治疗床或治疗托板上，抓住栏杆、池边或池中固定器材，如平行杠等物体。利用某些器械，如胶皮手掌或脚掌，可增加水的阻力；利用水中步行训练平行杠可以练习站立平衡和行走；利用水中肋木可训练肩和肘关节活动功能；利用水球做游戏训练上肢的推力。举例如下。

1. 股四头肌肌力训练　患者在水疗池中取坐位，足踝处缠绕沙袋或绑定弹力带，治疗师双手帮助患者固定股骨中段，嘱患者做主动抗阻伸膝动作，如图3-5-1所示。

2. 肱三头肌肌力训练　患者在水疗池中取站立位，将水球持于胸前，使用患肢做伸肘动作推出水球，如图3-5-2所示。

二、水中关节活动度训练

（一）简介

与陆地关节活动度训练相比，使用水中关节活动度训练效果更好，这是因为当人体在

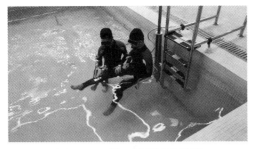

图 3-5-1 股四头肌肌力训练

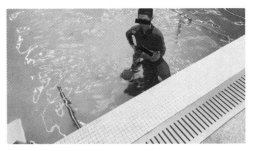

图 3-5-2 肱三头肌肌力训练

水中浸泡时,由于水的浮力作用,可以减轻关节的重力负荷,使身体重量减轻,活动更容易完成,有利于四肢的功能锻炼,又可以利用水的温热作用促进肢体的血液循环,降低血液黏滞度,缓解肌肉紧张度,有利于肌肉的活动,减轻疼痛,扩大关节活动度。水的物理特性能起到局部按摩作用,按摩能改善局部血液循环,促进损伤部位的肉芽组织成熟,松解损伤组织间的粘连,减轻肌纤维间纤维组织增生,促进损伤肌肉的形态结构恢复。相比于陆地运动,有文献报道水中疗法的减痛效果维持时间更长。对于肢体的柔软度,也有小到中等程度的改善,肢体的僵硬度和关节活动度可有效改善,且坚持治疗时间越长,症状改善越明显。水中关节活动训练能更好地增加下肢屈曲的角度,并且比陆地上的康复,水治疗中关节活动度训练安全、可行、患者耐受性好,水中训练可以避免对膝关节过度的剪切力。但是大多数早期水中关节活动度存在过度的可能,是因为水下运动可以减轻疼痛,患者会认为增加活动度总是有益的,但过度的关节活动度训练可能会加重疼痛。同时,使用浮力器材也可能会使关节活动度超过安全范围,部分原因是患者还不能对抗器材产生的浮力,应当在训练的时候加以关注,避免不必要的损伤。水中关节活动度训练的水位要求应根据患者的情况选择,对韧带松弛的患者,宜选择较浅的水治疗区域,患者可以更好地控制关节。对韧带松弛的前交叉韧带损伤患者,在水中悬浮的状态下,没有了地面的反作用力,并且除了水的黏滞力外,伸展不受阻力限制,所以可能会产生关节的过伸展,此外,对于下肢韧带松弛的患者,尽量避免倒退行走,以免发生过度伸展。

(二)训练方法

患者取适当体位,利用水与人体间的流体力学关系,治疗师对其肢体进行牵伸。必要时,再用小救生圈将患者颈部浮起。股骨中部、膝和足,均可作为固定点。躯干训练采取仰卧位。肩关节外展和内收采取仰卧位。举例如下。

1. 膝关节屈曲活动度训练 患者在水疗池中采取站立位,躯干靠在水疗池边,将浮力棒或浮板置于足下,利用水的浮力被动屈膝,如图 3-5-3 所示。

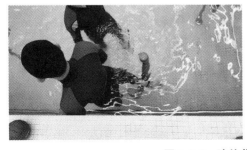
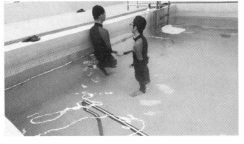

图 3-5-3 膝关节屈曲活动度训练

2. 肩关节外展活动度训练 患者在水疗池中采取仰卧位,使用浮力棒或小救生圈将患者颈部、股骨中部、膝和足固定在水面上,治疗师牵伸患者肩关节外展,如图3-5-4所示。

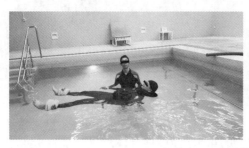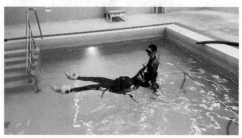

图3-5-4 肩关节外展活动度训练

三、水中平衡训练

(一)简介

人体平衡功能并不是基于固定的平衡反射模式,而是基于灵活的、功能性的运动技能,当各种原因造成平衡反射功能失调,感觉、肌力、肌张力障碍及肌群收缩不协调、动作控制和整合能力丧失,人体无法维持正常的姿势,从而影响身体平衡功能。水中平衡训练原理为利用水的各种特性,如浮力、水的流体力学、温热效应等,达到缓解患者的肌张力、减轻患者的运动负荷、促进肌力恢复等治疗目的。水中运动训练改善患者平衡功能,可能是由于水的特殊物理性质,水的浮力和黏滞性对身体的支持作用降低了患者对跌倒的恐惧,增强了信心;下肢适度负重有助于改善下肢及躯干的肌肉电活动,增强肌力,并使股四头肌和腘绳肌的活动更加有规律;舒适的水温及和缓的阻力调节了与运动速度相关的肌张力,水中更易进行躯干控制能力训练。水可以提供感觉输入,增加皮质感觉区与运动区的活性,从而促进感觉运动整合。水的温热效应可以刺激温度感受器,静水压力可以刺激浸入水中肢体的触觉感受器和压力感受器,水中运动训练可以激活本体感受器。

尽管水中平衡训练可以改善患者的平衡能力,但与传统陆地上平衡训练相比,并不具有明显的优势,需要根据患者的情况选择。

(二)训练方法

水深以患者能站稳为准,然后以患者为中心治疗师从不同方向向患者身体推水,制造水流冲击,使患者平衡受到干扰,并让患者通过自己去对抗水流冲击,使身体保持平衡,进行水中动态平衡功能训练。此训练在坐位、站位和各自进阶体位下进行时注意事项,具体如下。

1. 坐位平衡训练 物理治疗师站在患者身后,并稳定患者腰部,当患者的信心提高之后,治疗师分别向侧向、前方和后方倾斜椅子来鼓励患者通过调整头和躯干的位置来预防失衡的发生,如图3-5-5所示。

2. 站位平衡训练 开始时,治疗师应站在患者面前进行操作,待患者信心提高之后,治疗师应站在患者身侧,如图3-5-6所示。

3. 坐位或站立位进阶平衡训练 对于能独立保持平衡的患者,治疗师应站在与患者距离足够近的位置来保证患者的安全,患者自己在周围水中制造干扰。可以支撑基底面变窄,增加骨盆推移的速度和幅度会使患者需要更多的反应能力,如图3-5-7所示。

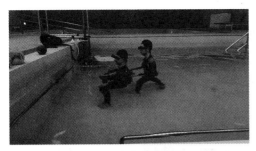

图 3-5-5 坐位平衡训练

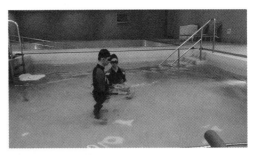

图 3-5-6 站位平衡训练

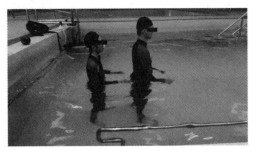

图 3-5-7 坐位或站立位进阶平衡训练

四、水中步行训练

(一)简介

水中步行训练是利用水的浮力减轻身体负荷,减轻下肢负担,使下肢肌力较弱的患者可以在水中行走,水中步行训练可以从水中平行杠中进行,逐渐过渡到独立水中步行,水中步行训练时可逐渐增加步行速度,由缓慢行走过渡到水中跑步训练,利用水的阻力作用增加运动负荷,水中步行训练时,患者主动运动肢体,对肢体进行动态牵伸,降低反射的高兴奋性,增加肌肉的顺应性,减弱被动运动阻力,促进瘫痪肢体从病理模式向协调模式的发展,在水中患者以正确的步行模式进行步行功能训练,实现了有效、可重复训练的目标,强化外周深、浅感觉输入刺激,能有效地促进偏瘫患者步行能力的恢复,从而提高步行能力。水中步行训练兼有水中步行及减重平板步行的特点,可以充分利用温度、浮力、压力、阻力等水的特性促进下肢实用功能的恢复。

当患者以不同的速度在水中行走或跑时,随着步行速度的增加,髋关节伸肌肌群活性增加的同时,关节负荷减轻,减少损伤的发生。水中步行训练可以提高患者的有氧代谢能力,以特定速度进行水中步行时(53m/min),其耗氧量(VO_2)是陆地耗氧量的4倍。因此,在水中行走或跑步时,只需要陆地上速度的1/2或1/3就可以达到相同的新陈代谢强度。尽管在水中心率会降低,但水中运动的心率与VO_2的关系是相似的,因此,水中的步行强度监测可以通过监测心率来实现。

(二)训练方法

水是步行训练一种可利用的介质,通常水中步行是在地面上训练之前进行的。如果患者平衡功能好,在水中步行时,因为水的浮力,较在地面上容易。训练方法:让患者进入水中,站在平行杠内,水面达颈部,双手抓杠练习行走。在水中,身体的重量比地面上轻,因而减低下肢承受的体重,即使对于肌力比较弱的患者,亦有可能支撑起身体行走。对于负重关节有疼痛的骨性关节病患者或下肢骨折恢复期患者,训练时均会发现其在水中站立和行走较在地面上容易得多,而且感到舒适或疼痛明显减轻,如图 3-5-8 所示。

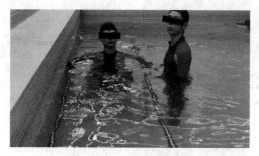

图 3-5-8　水中步行训练

五、水中有氧训练

具体内容见本章第七节。

（李　岩　王　俊）

第六节　专项水中运动治疗技术

一、Halliwick 理念

Halliwick 理念是一种用来教授所有人,尤其是那些有运动功能和 / 或学习能力障碍的残疾人,学会参加水中活动,最终能够在水中独立运动及游泳的技术方法。Halliwick 技术主要由两大部分组成,即"十点程序"和"水中特异性治疗（WST）",前者主要用于教授患者游泳技能,后者由前者扩展而来,侧重于治疗身体结构损伤和功能障碍。

（一）内容

当代 Halliwick 十点程序包括:①心理调适（mental adjustment,MA）,如图 3-6-1 所示;②矢状旋转控制（sagittal rotation control,SRC）,如图 3-6-2 所示;③横向旋转控制（transversal rotation control,TRC）,如图 3-6-3 所示;④纵向旋转控制（longitudinal rotation control,LRC）,如图 3-6-4 所示;⑤混合旋转控制（combined rotation control,CRC）,如图 3-6-5 所示;

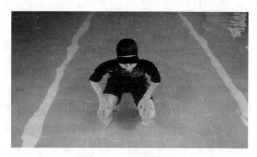

图 3-6-1　心理调适

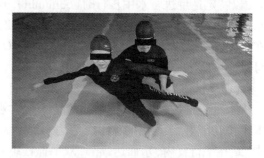

图 3-6-2　矢状旋转控制

⑥上浮（upthrust，Up）；⑦静态平衡（balance in stillness，BS），如图 3-6-6 所示；⑧湍流滑行（turbulent gliding，TG）；⑨简单前进（simple progression，SP），如图 3-6-7 所示；⑩基本 Halliwick 动作（basic Halliwick movement，BHM），详见表 3-6-1。通过这一结构化学习进程，一个毫无水中运动经验的人也可以在水中独立运动。

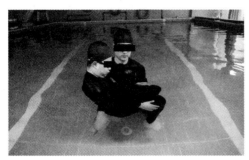
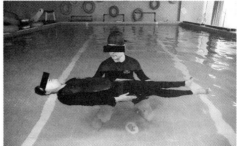

图 3-6-3　横向旋转控制

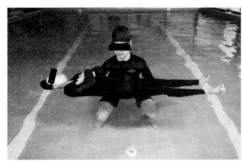
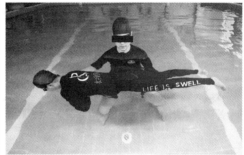

图 3-6-4　纵向旋转控制

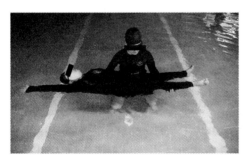
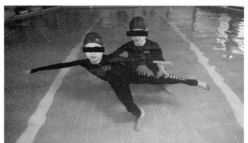

图 3-6-5　混合旋转控制

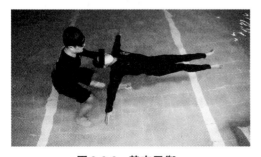
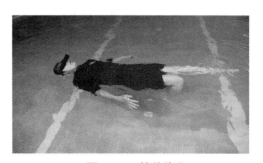

图 3-6-6　静态平衡　　　　　　　　　图 3-6-7　简单前进

表 3-6-1 Halliwick 十点程序

	名称	定义/内容	举例
1	心理调适	利用各种方式,如游戏、活动、交谈等,使游泳者学会适应水的特性,包括浮力、静水压、黏滞性、密度、光线折射、惯性和定倾中心效应等。掌握呼吸控制是该阶段最重要的任务,也是保障安全的基础	在水面上吹气、在水中吐气、吹乒乓球等,也可将呼吸控制与其他训练结合起来,如与游泳动作结合进行肢体动作及呼吸的配合训练,或坐于浅处池底练习呼吸控制等
2	矢状旋转控制	矢状旋转是沿矢状轴在冠状面内向左右两侧的转动	直立位下颈部侧屈以使耳朵浸于水中;侧卧位两腿交替进行蹬车动作并沿矢状轴摆动;坐位下进行体重转移和躯干侧屈拉伸等
3	横向旋转控制	横向旋转是指沿冠状轴在矢状面内向前后方向的转动	直立位低头吹气泡;维持稳定的直立姿势并避免身体前后晃动;在治疗师支撑下身体沿冠状轴前后摆动等
4	纵向旋转控制	纵向旋转是指沿身体纵轴在横断面内的转动,可在直立位或水平卧位进行	直立位下原地转动180°;从面部浸于水下的俯卧漂浮位转换到面朝上的仰卧漂浮位;游泳时旋转躯干以进行呼吸;两腿交替屈伸使身体沿垂直轴转动等
5	混合旋转控制	混合旋转控制是指将上述3种旋转动作任意结合的能力,可使游泳者在水中控制各个自由度的运动	从池边坐位进入泳池向前漂浮并旋转至仰卧漂浮位;向前倒下时旋转躯体恢复至仰卧位;抓住池边的扶手并站起来;游向池边时改变方向等
6	上浮	上浮的主要任务是让游泳者相信水能支撑自己漂起来,因为人们一般都认为自己会在水中沉下去,经过正确的引导和尝试,学习者会渐渐意识到他们会在水中浮起来而非沉下去	游泳者用脚蹬离池底并且感受到水可以将他们托起来(兔子跳);从池底捡东西并体会被浮力带到水面的感觉;潜水时很难一直待在水下,放松便能漂向水面等
7	静态平衡	静态平衡是指在水中保持一个静止放松的身体位置及姿势并能维持一段时间,该阶段的训练可在各种体位进行,如仰卧位、俯卧位、坐位、直立位等。"先平衡、后运动",良好的平衡控制是其他活动的基础,良好的平衡要求受训者在精神及身体控制上都达到独立。也有人称此阶段为"抑制阶段",即通过抑制不必要的运动来保持平衡和姿势稳定	各种漂浮,如水平位漂浮、垂直漂浮和蘑菇漂浮(双手抱膝背朝上漂浮于水面)。当受训者的静态平衡能力提高到一定程度时,治疗师可利用湍流或定倾中心效应对其进行干扰,如患者保持沿中线对称的漂浮位或直立站立位,治疗师通过制造湍流对其进行干扰,要求患者尽力保持不动
8	湍流滑行	进行湍流滑行时,指导者用手在游泳者的肩部下方制造湍流并向后移动,通过湍流带动仰漂于水面的游泳者移动,指导者和游泳者之间没有任何肢体接触,运动完全通过湍流的引导来实现	滑行过程中游泳者必须能够有效控制不必要的身体转动且不能做任何推进动作

	名称	定义/内容	举例
9	简单前进	简单前进是指做简单的推进动作,可以是上肢、下肢或躯干的运动	水平仰卧位下,通过两手划水或腿部上下打水来向前推进
10	基本Halliwick动作	基本Halliwick动作,也称基础游泳动作,需要更为复杂的协调运动,进行简化式仰泳等动作	手臂出水、入水、抱水、划水、腿部打水和滑行等动作

掌握上述"十点程序"中的所有技能后,游泳者便可在水中获得功能独立,能够参加各种各样的水中活动,如游戏、潜水、游泳、比赛等。需要说明的,上述十个步骤并非界限严格的独立内容,而是有所重叠;训练也无需严格按顺序进行,可根据学习者的具体情况灵活掌握,对训练内容及顺序进行个体化调整。

该项技术可与陆上物理治疗互为补充,例如,患者正在接受陆上平衡训练,在水中可以借助 Halliwick 理念的一些动作加强平衡训练效果,与陆上治疗互为促进。总的来说,水中特异性治疗针对性更强,需要利用 Halliwick 基本原理针对具体的问题设计个体化治疗方案。在发展的过程中,水中特异性治疗借鉴了许多其他水治疗技术和陆上康复理念,如Bobath 理念、运动再学习理论、动态系统理论等。

(二)发展历史

1949 年,工程师兼业余游泳教练 James McMillan(1913—1994)为伦敦的 Halliwick 残疾女童学校组织了一场游泳活动,在此期间,他深切感受到参与者对水中活动的喜爱,认为残疾儿童应该同正常儿童一样能够参加水中活动并从中获益,因此便立志创建一套用来教会所有残疾人游泳的技术方法,1951 年,这套技术初步成型,根据学校名称命名为 Halliwick 技术;同年,McMillan 建立了全球第一家残疾人游泳俱乐部——Halliwick 企鹅游泳俱乐部。随后,英国各地建立起许多类似的机构,渐渐形成一个覆盖全国的网络,为了有效管理这些俱乐部以更好地促进和发展 Halliwick 技术,1952 年 5 月,英国游泳疗法协会(Association of Swimming Therapy,AST)成立,开始定期组织地区内和全国性的游泳比赛及节日活动。目前,该协会在英国拥有 106 家加盟俱乐部,欧洲其他国家也有类似的组织。

1964 年,在瑞士的 Bad Ragaz 地区,McMillan 应邀在一次治疗师会议上做了有关 Halliwick 技术的报告,Halliwick 技术从此开始向外传播。1970 年,由 McMillan 等组建的一支残疾人游泳团队成功横渡英吉利海峡,并取得了第一名的好成绩(其他参赛队伍均由正常人组成),这极好地诠释了 Halliwick 理念中"平等参与"的基本理念。1974—1979 年间,McMillan 受邀在"瑞士 Bad Ragaz 医疗中心"组建了一个水治疗项目组,该团队成功开发出一系列基于"Halliwick 十点程序"的个体化康复治疗方法——水中特异性治疗或水中特殊锻炼(Water Specific Exercise,WSE)。1986 年,首届 Halliwick 大会在荷兰奈梅亨(Nijmegen)召开。随着 Halliwick 技术在全球的蓬勃发展,1994 年,国际 Halliwick 协会(IHA)宣告成立。鉴于 Halliwick 技术的内涵及应用范围不断扩展,IHA 决定更其名为"Halliwick 理念",以使更多的从业者能够在更为广阔的背景下运用该技术。2005 年,Halliwick® 成为注册商标,其所有权归Halliwick 基金会(Halliwick Foundation,HF)。2007 年,国际 Halliwick 疗法协作网(International Halliwick Therapy Network,IHTN)建立。2010 年,国际水治疗协会(Association International

Aquatic Therapy Faculty, IATF）成立。现如今，世界各地的医疗康复机构、残疾人学校、特殊教育机构、游泳俱乐部，乃至社区学校都在运用 Halliwick 理念，使大量残疾人从中受益。

（三）临床应用

长期以来，Halliwick 技术主要应用于神经系统疾病及骨科疾病。水中运动疗法应用于上运动神经元损伤患者时，借鉴了许多神经发育学的理论和技术，例如，受过 Bobath 训练的治疗师会对抑制反射模式、牵张、肌张力正常化、易化、平衡反应等概念感到熟悉，学习过 Halliwick 技术的治疗师很容易体会到这两种技术的相似之处，同时，Halliwick 技术也借鉴了许多引导式教育的理念和技术。近几十年来，随着康复医学的发展和治疗理念的转变，以慢性阻塞性肺疾病（chronic obstructive pulmonary disease, COPD）和冠心病（coronary heart disease, CHD）为代表的呼吸和循环系统疾病的康复治疗也越来越受到重视，并逐渐发展成为康复领域一个重要的亚专业方向——心肺康复（cardiopulmonary rehabilitation）。心肺康复所涉及的疾病范围非常广泛，一般又将心肺康复细分为心脏康复（cardiac rehabilitation）和呼吸康复（respiratory rehabilitation）两个方向，后者也称肺康复（pulmonary rehabilitation）。但是，由于循环系统和呼吸系统在解剖结构和生理功能上紧密联系，心功能和肺功能相互影响，很难独立分开，加之疾病表现互相影响，康复治疗手段较为相似，因此在临床应用时大多数情况下仍合称"心肺康复"。同时，Halliwick 技术也慢慢用于老年康复、孕产康复、运动损伤等领域。

目前，已有多项研究证明了 Halliwick 技术的有效性。例如，Loureiro 等利用 Halliwick 技术对 7 名处于 Hoehn-Yahr 分级 II 期的帕金森病患者进行治疗，每次治疗 30min，共 10 次，结果发现，患者的纵向旋转能力显著提高，同时患者的训练动机和兴趣增强。Vivas 等的研究发现，与常规陆上康复相比，以 Haliiwick 技术为主的水中运动疗法在改善帕金森病患者姿势稳定性及姿势控制方面效果更佳。又如，Dimitrijević 等的研究表明，以 Halliwick 理念为主的水治疗干预有助于提高脑瘫患儿的陆上和水中粗大运动能力。国内李初阳等报道，在常规康复的基础之上，利用 Halliwick 技术练习游泳对于改善学龄期脑瘫儿童的运动功能，尤其是平衡和协调功能有一定的作用。侯晓晖等研究发现，常规康复疗法结合 Halliwick 技术能明显改善痉挛型脑瘫儿童的步态功能，提示 Halliwick 技术是学龄期痉挛型脑瘫儿童康复的一种有效方法和手段。再如，Bumin 等报道了利用 Halliwck 技术治疗 Rett 综合征患儿的个案，经过 8 周的治疗后，患者的刻板运动减少，摄食行为和手功能显著改善，步行时的平衡功能有所改善。Dornelas 等利用 Halliwick 等水治疗技术治疗 Jarcho-Levin 综合征患儿，结果显示，经过 4 个月的治疗，患者的关节活动度、肌力、日常生活能力等有所提高。

二、拉格斯泳圈训练法

拉格斯泳圈训练法（Bad Ragaz ring method, BRRM）是以强化和动态抗阻的运动模式，基于本体感觉神经肌肉易化法（proprioceptive neuromuscular facili-tation, PNF）理论而建立的强化性及可流动性的固定训练模型。

拉格斯泳圈训练法（BRRM）的要点是把浮力作为支撑力量来帮助训练。患者要恢复水中平衡可通过两种方式：一种是通过浮力提供支撑，从而提高稳定性，另一种是将治疗师的手看作固定支撑点。

（一）治疗目标

世界卫生组织（WHO, 2001）把健康问题分类描述成 4 个方面，分为身体结构和身体功能、活动能力、参与性及环境因素,如表 3-6-2 所示。

表 3-6-2　BRRM 的目标及与 ICF 的关系

增加	ICF 身体机能	减少	ICF 身体机能
力量	肌力功能	肌张力	肌张力功能
协调性	无意识运动反应功能	疼痛	痛觉
关节稳定性	关节功能稳定性		
关节活动度	关节功能活动度		
局部肌肉耐力	肌肉耐力功能		
为下肢负重做准备	步态模式功能		

(二)实施场所与设备

拉格斯泳圈训练法实施场所是专门的康复水治疗运动训练池,或者在普通泳池中进行,建议最小训练空间为 $3m \times 3m$。采取"一对一"的训练模式,必需的辅助工具是不同规格的游泳圈。水温宜采用不感温水治疗,理想水温是 $33 \sim 35℃$,在实践治疗中水温可能需要根据患者的个体差异或外环境情况做出调整。患者离开训练池或转移时要注意保暖,以维持在水治疗课中获得的良好效果。

(三)治疗方法与步骤

1. 治疗时间和强度　拉格斯泳圈训练法的治疗时间取决于治疗的目标,针对那些体能严重低下的患者时间一般为 $15 \sim 20min$,这些患者的每组训练时间不能超过 $3min$,因为肌肉在高负荷收缩时易产生疲劳。当使用高负荷收缩时,第一组做 6 次收缩,第 2 组做 5 次收缩,第 3 组做 4 次收缩,每组做完休息 $1.5 \sim 3min$。训练局部肌肉耐力时,需要一个较长的治疗过程。治疗可持续 $30min$,每组收缩 20 次,两组之间可休息 $1min$。

练习进阶可以通过如下实现。

(1)逐渐扩大关节活动范围。

(2)从近端到远端逐渐改变对手臂的支撑。

(3)阻力应根据患者能力水平进行调节。

(4)增加运动速度。

(5)改变身体形态以延长杠杆。

(6)加入等张收缩组合(等张向心运动、等张离心运动)或反复收缩。

(7)少用游泳圈。

(8)改变患者的浸没深度。

2. 训练方法　训练时具体做法是治疗师站在水中,给患者提供一个固定位置,与患者进行一对一训练。运动的阻力是由患者的身体在水中活动引起湍流而产生的反向作用力。身体在水中运动速度越快,则阻力越大。这种反向运动的阻力可由治疗师根据运动量来进行调整。患者在运动中,如果某些肌肉力量较弱,可利用强壮肌刺激虚弱肌,也可进行等长收缩练习,还可运用 PNF 技术中的重复收缩、慢速翻转、快速牵张等方法进行训练。在做等长和等张抗阻运动时,要根据患者的能力调整阻力,治疗师的口令要精确。这些技巧的运用要因人而异、灵活选择,治疗师要根据具体情况运用不同方法来训练某些肌群和关节活动度。

具体训练方法分下肢训练、上肢训练和躯干训练。

3. 技术应用　在拉格斯泳圈训练法过程中,准确的技术知识对于治疗是非常重要的。不同的治疗措施可以针对疼痛、力量、移动或局部肌肉耐力。并不是所有的技术都可以应用于每个模式,只有7项技术用于拉格斯泳圈训练法。学习或发起一个运动,可以使用有节奏的启动和等张运动组合。如果治疗的目标是抑制疼痛,需首先考虑维持-放松技术。如果目标是增加力量,应该利用反复收缩并伴随着有节律的等张收缩。收缩-放松和维持-放松是改善活动能力的技术,详见表3-6-3。

表3-6-3　技术应用

模式	节律性起始	拮抗肌逆转	等张组合	反复收缩	维持放松	收缩放松	顺序强调
躯干							
单纯侧弯(图3-6-8)	×	×	×		×		
屈曲-侧弯-旋转	×	×	×		×		
伸展-侧弯-旋转	×	×	×		×		
手臂							
屈曲-外展-外旋(图3-6-9)	×	×	×	×	×	×	×
伸展-内收-内旋	×	×	×	×	×	×	×
下肢双侧对称							
屈曲-内收-内旋	×	×					
伸展-外展-内收	×	×					
屈曲-外展-外旋	×	×					
伸展-内收-外旋	×	×					
下肢双侧交叉膝关节屈曲							
屈曲-内收-外旋 伸展-内收-外旋 (等张运动)	×		×	×	×	×	×
屈曲-外展-内收 伸展-外展-内收 (等张运动)	×		×	×	×	×	×
下肢双侧交叉膝关节伸展							
屈曲-外展-内旋 伸展-外展-内旋(图3-6-10) (等张运动)	×	×					
伸展-内收-外旋 屈曲-内收-外旋(图3-6-11) (等张运动)	×	×					

注:×.此动作模式应用该项技术;空白.未应用该项技术。

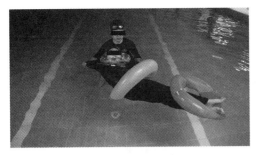

图 3-6-8　单纯侧弯

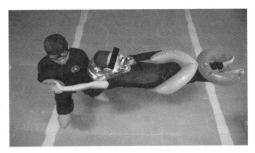

图 3-6-9　手臂屈曲 - 外展 - 外旋

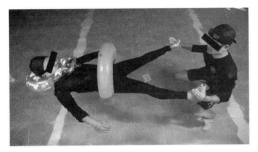

图 3-6-10　下肢伸展 - 外展 - 内旋

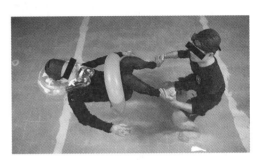

图 3-6-11　下肢屈曲 - 内收 - 外旋

（四）适应证与禁忌证

拉格斯泳圈训练法适应于骨关节炎、类风湿关节炎、强直性脊柱炎、脑血管病、不完全性脊髓损伤、肌营养不良、创伤愈合后、关节置换术后等。其禁忌证与常规水中运动训练相同。

（五）注意事项

拉格斯泳圈训练法不仅要求治疗师给患者提供一个水中阻力和固定点，而且也应选择合适的运动模式和参数，在进行训练之前心理调整是治疗项目中最重要组成部分。当患者在仰卧位出现不适或难以控制呼吸时，将影响整个治疗过程。拉格斯泳圈训练法运动项目需要漂浮协助，以便给患者提供在水中运动时安全性和稳定性。这些漂浮协助也可以减少身体在水池中的旋转。浮力辅助用具的放置以不影响关节活动度为准，脚踝和臀部的泳圈充气量要适当。臀部的泳圈要放在第 2 骶椎中心点。颈部维持中立位，以不影响听到治疗师的指令为准。在拉格斯泳圈训练法中，治疗师必须要注意稳定自身平衡，水深不应超过剑突位置。拉格斯泳圈训练法需要治疗师掌握扎实的理论知识，并能在实践中精确、熟练地操作。

（崔　尧　陈　颖）

第七节　水中有氧训练与治疗性游泳

水中有氧健身运动是健身者于水深 1 ~ 1.4m 的泳池中在配以音乐的情况下进行集游泳、花样游泳、健美操、舞蹈等多种形式为一体的一项全身有氧健身运动。大多数水中有氧运动都属于集体课程，在专业治疗师或健身教练带领和指导下，进行时长为 0.5 ~ 1h 的水中运动。课程侧重于有氧耐力,阻力训练,并创造一个愉快的音乐氛围。不同形式的水中有氧运动包括:水上尊巴,水上瑜伽,水中有氧运动和水中慢跑(图 3-7-1)。

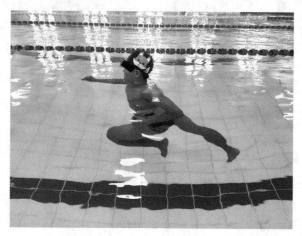

图 3-7-1　水中慢跑

一、水中有氧训练

不同于陆地有氧操,水中有氧运动增加了水中抗阻和浮力的物理特性。水下运动实际上会给心脏注入更多的血液。在水中锻炼不仅是有氧运动,而且是由于水流而导致的力量训练。在水中移动身体会产生阻力,从而激活肌肉群。从练习方式的角度来看:由于水中健身不再局限于竞技游泳的 4 种泳姿,而是通过单人或集体水中的跑、走、跳、舞蹈等各式的伸展运动并配以优美的音乐组合在一起,内容较为广泛,形式较为多样,具有较浓趣味性的练习。

人在水中静止不动也要消耗很多能量。因为水的导热性比空气大 20 倍,人在 12℃ 的水中停留 4min,就能消耗 418.4kJ 的热量,相当于在同温的空气中 1h 消耗的热量,当人在水中受到冷刺激时,为防止大量散热,皮下血管会产生收缩。同时,随着水中运动的持续进行,为防止体温过低,又要释放出大量热能,因此运动会提高人皮下血管循环功能,有利于新陈代谢功能的增强。此外,水中运动时人在水中承受的压力比在陆地上大 800 多倍,在水中运动与在陆上相比,人们至少要多用 6 倍以上的力量,要想在水中前进,就要克服阻力,并消耗能量。

目前,越来越多的运动员在水中训练。例如,网球运动有大约 70% 的侧向运动,快速转向训练,在水中进行比在陆上训练更安全,因为运动员可以借助浮力漂浮起来而避免摔倒,这样就减小了踝关节扭伤的机会。网球运动员还可以在水中练习击球,通过在水中完成挥拍动作提高动作的爆发力(流体力学的作用),相反方向的动作可以强化作用相反的肌肉群,这样肌肉力量达到平衡,关节活动幅度增大,同时对运动员的各部位的力量可有针对性地提高;长期的水中健身还可调节人体姿态和脊柱的生理弯曲,而且可使整个人体向流线型发展,特别是对练习者的臂部、肩背部、胸部、腰部、腹部、臀部、腿部、足部曲线的塑造产生良好的促进作用。

水中有氧运动对肥胖者具有较好的锻炼价值。长期坚持水中健身运动,可使肥胖者通过有针对性和较合理的水中锻炼计划,达到减脂塑身的目的。当人体在练习过程中选用最大心率的 60%~70% 强度进行一定时间的有氧锻炼时,水中有氧健身运动能通过增加能量消耗来减少体内脂肪的积蓄,抑制脂肪细胞的积累,从而达到减小脂肪细胞的体积;肥胖患者、行走不便的人在水中做练习时则可以同正常人一样进行运动,若在水中添加一些有针对性的药物,可提高康复效果,如图 3-7-2 所示。

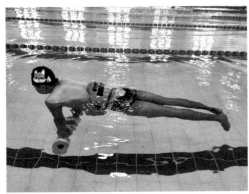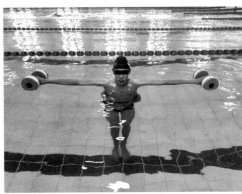

图 3-7-2　水中有氧训练

（一）水中有氧训练分类

1. 水中瑜伽　水环境对瑜伽练习有多方面的帮助,其独有的"低冲击""柔接触"等优势,能创造出极为轻松、和谐的训练环境,有利于放松和伸展,在舒展身姿的同时可以安全地帮助练习者提高柔韧性,也有助于肌肉的恢复和身心状态的调整。主要适用于孕产妇、偏瘫、脊髓损伤、骨折术后、肥胖等患者,如图 3-7-3 所示。

2. 水中有氧操　结合不同节奏的肢体动作和舞蹈步伐,在音乐伴奏下舒缓进行。主要适用于孕产妇、肥胖、偏瘫、脊髓损伤、运动损伤等患者,如图 3-7-4 所示。

3. 水中养生功法　人体站立于水中,进行"太极""五禽戏""八段锦"等功法的演练。主要适用于偏瘫、脊髓损伤、心肺功能差、肥胖等患者。

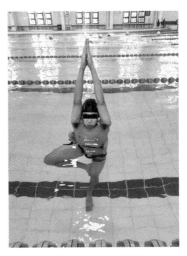

图 3-7-3　水中瑜伽

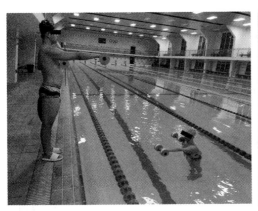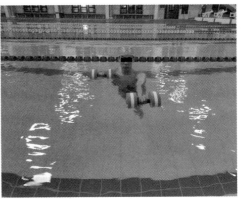

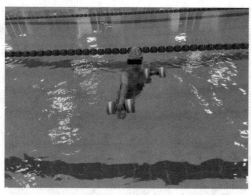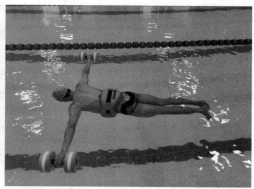

图 3-7-4 水中有氧操

（二）水中有氧训练的作用

1. 增加肌肉力量，增加关节活动度，提高本体感受能力 人体浸入水中，在水中运动时要克服水对身体的摩擦阻力，强化了肌力练习；并且水的浮力作用可以起到减重的作用，大大减少了运动对关节的压力，避免对关节的损害。

2. 提高心肺功能 在水中有氧训练过程中血液提供给心肌充足的氧气，人体能充分酵解体内的糖分，改善微循环，保持重要器官供氧供血，从而提高身体在日常生活中对体力负荷增加的适应性及耐受性。

3. 增大能量消耗 氧化体内糖分，消耗体内脂肪，促进新陈代谢。

4. 促进平衡改善 水的黏滞力、冲击力带来了不稳定的环境，对患者平衡功能产生一定影响。

二、治疗性游泳

治疗性游泳是指针对疾病、伤残、发育障碍等因素造成的残疾和功能衰退，在水的特定环境下，根据患者的不同功能障碍特点采用专门的练习方法，促进其功能恢复的游泳练习。

游泳康复训练可以改善患者的功能状况，促进疾病的康复，并能增强体质，预防某些疾病的发生。学习和掌握游泳技术也是治疗性游泳康复训练的主要目的之一。通过对游泳的学习使患者学会一种运动技能，促使其实现终身运动康复。

（一）治疗性游泳分类

1. 仰泳 是一种人体仰卧在水中的游泳姿势。仰泳包括反蛙泳和反爬泳，游泳时面部在水面上，主要适用于截肢、脑瘫、脊髓损伤、臂丛神经损伤、肌肉松弛或萎缩等患者。

2. 蛙泳 人体俯卧水面，两臂在胸前对称直臂侧下屈划水，两腿对称屈伸蹬夹水，似青蛙游泳。蛙泳较省力，易持久，主要适用于截肢、软骨发育不全、脑瘫、脊髓损伤等患者。

3. 蝶泳 是在蛙泳技术动作基础上演变而来的。主要适用于截肢、脑瘫、脊髓损伤等患者。

4. 自由泳 是一种利用双臂交替划水和双腿交替打水配合的一种游泳姿势。自由泳姿势结构合理，阻力小，是最省力的一种泳姿，主要适用于截肢、脑瘫、脊髓损伤等患者。

（二）治疗性游泳的作用

1. 可以增强心肌的功能 人在水中运动时,各个器官都参与其中,耗能多,血液循环也随之加快,以供给运动器官更多的营养物质。血流速度的加快,会增加心脏的负荷,使其跳动频率加快、收缩强而有力。长期进行游泳训练,患者心肌肌力会明显增大,血管壁厚度增加,每搏输出血量增加,心血管功能明显改善。

2. 治疗性游泳(图 3-7-5)可以提高肺活量,改善呼吸系统的功能状况。

3. 利用水的浮力特性,大大减少运动损伤的发生。

4. 游泳是一项需要全身肌肉同时调节的运动,当人体浸入水中时,从颈椎到足部,水会接触到身体的所有部位,当通过水划动手臂、下肢或者整个身体时,立即得到周围水流的反馈,这有助于全身感觉输入和增强机体运动认知,也能够提高全身动作的协调性。

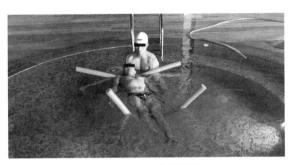

图 3-7-5 治疗性游泳

（黄 犇）

第八节 精神运动康复与水治疗技术

水,往往被赋予丰富的人类情绪和象征意义。"人水和谐"哲学理念与人类生物学发展与文明发展一脉相承。水治疗自古文明时期即发挥着重要的社会和精神作用,与信仰、政治、文化密切相关,是体现身体与精神之间联系的重要媒介,烙印着深刻的人文印记。

在现代生物 - 心理 - 社会医学模式中,人体被看作是生物学和社会 - 文化共同加工的产物,疾病不仅是一项生物问题,也应被作为一种社会、文化问题。这一理念促使我们从多元化的视角审视患者所需的康复服务。在法国精神运动康复中,水治疗的人文特性得以良好展示,为现代水治疗技术的发展提供了新的思路。

一、精神运动康复的基本概念

1. 精神运动康复 精神运动康复是针对基因,发育或机能紊乱及退变等各种原因引起的精神运动功能障碍所采取的非药物治疗的理论与方法,涉及生理、心理学、精神病学、残疾学等相关学科。它汇集了全部与思考、心理、情感及脑功能密切相关的运动功能总和,通过一系列"身心重塑"的方法,改善患者的运动、认知、参与能力。

这是一种针对患者身体机能运动与精神间的联系采取的治疗措施,将精神与身体视为整体,有助于更确切地掌握人体机能的复杂性。它研究了身体与精神之间双向的影响,是一种特殊的、以身体为媒介、调整心理的、机能再造的康复过程。

2. 精神运动障碍　精神运动障碍是指个体的心身功能发展障碍和对周边人文环境的适应性障碍等,表现为认知功能、运动机能和情感表达的障碍等,可伴有轻度神经病理体征。

二、精神运动康复的发展历史

1950 年,法国 Giselle Soubiran 夫人创建了精神运动临床分支及精神运动康复治疗和护理方法。1967 年,Soubiran 夫人于法国巴黎开办了一所受法国高等教育部及卫生部认可的教学机构——法国宜世高等精神运动与康复学院(ISRP)。此后,众多曾接受过 Soubiran 夫人初始培训班的人士,都在法国及世界领域成为了精神运动康复拓展方面的领军人物。此后,Soubiran 夫人主导创立国际精神运动康复和放松疗法协会(OIPR),在全世界法语系国家中具有深远的影响力。

学科创始初期,Soubiran 夫人重要的合作者是神经科学家 Julian de Ajuriaguerra 教授,他们致力于联系身体能力和心理学来了解患者的疾病行为。随着现象学等哲学流派在欧洲的兴起,"身心一元论"等备受推崇的学说对现代认知科学的发展产生深刻影响,同时也很大程度上推动了精神运动康复学的研究发展。该学科在发展中整合了医学、心理学、社会学、伦理学、哲学等专业,形成了庞大且成熟的知识体系,具有极其深厚的人文社会科学基础。

三、精神运动康复的应用

1. 适用对象　涵盖从早产儿到儿童、青少年、成年人及老年人各个年龄阶段。尤其适用于生命的两级——儿童和老年时期,大脑发育不完善或大脑退变出现与神经心理相关的运动等功能障碍时,也可应用于学习机能障碍问题的预防和干预。

2. 优势领域　包括发育迟缓或发育异常、注意力障碍并患有或未患多动症、运用障碍、运动不协调、感觉运动和认知障碍、压力适应异常等精神病理学相关问题。在老年人防跌倒、阿尔茨海默病及相关疾病的康复也颇有成效。

四、精神运动康复目标

精神运动康复旨在优化个体的潜力和精神运动技能,提高其参与适应自然、人文环境的能力;建立一种关系和一个康复、治疗、教育的联盟,来管理服务对象。

五、精神运动康复师的角色

精神运动康复师可以与物理治疗师、作业治疗师、言语语言治疗师形成团队协作关系,致力于帮助健康人及有发育障碍、学习障碍、躯体病变、心理问题、精神问题及残疾问题的个体,评定并治疗个体精神运动和精神运动发展方面的功能问题。

六、精神运动康复的治疗理念

精神运动康复的一个重要特点就是"理念即技术",以下治疗理念全程贯穿于评定及各项治疗手段(包括水治疗)之中。

1. 共情 共情是一个复杂的心理建设过程。它意味着一个人能够超越自己的边界去理解另一个人，要求从他人的角度来理解他人，身处他人的精神状态、认知状态、情感状态。在临床中，共情代表着医师、治疗师在面对患者时，能全面洞悉患者的各方面状况的一种态度和能力。

2. 关系 精神运动康复所关注的不仅是生物学病变本身，而且更加关注神经运动功能和人际关系、情感的关联。它要求通过治疗人员身体力行，帮助患者建立基本的人与人之间的关系（且这种关系是互相信任的、理解、具有充分安全感的）。精神运动康复学中的"关系"本身就是一种治疗手段，它从大量心理学理论中提炼而来，通过各种"互动"实施，包括患者与自身的关系、与治疗者的关系、与周边一切事物的关系等。因此，精神运动康复也是从更高、更综合的层面对患者进行的一种非药物治疗。

3. 适应 正如 Soubiran 夫人所说："我们需要去适应患者，而不是反其道而行"，精神运动康复特别注意与患者接触和相处的方式——引导、体贴、包容。它强调为患者提供一个"缓冲带"，让患者意识到身心变化，并尝试去顺应变化，通过引导患者对身体的反思从而将他的身心状态调整到更高水平。

4. 陪伴 陪伴是帮助患者重建与外界沟通联系的过渡形式。面对患者，首先是"人"，其次是"病"。其要求以配合患者的方式去接触护理患者、以理解患者的方式去劝导患者。

5. 非语言沟通 当患者认知障碍或语言障碍时，身体和行为就是表达的方式。精神运动康复强调以身体为媒介进行治疗间的沟通，致力于帮助患者理解自身的角色。

七、精神运动水治疗方法

（一）定义

水治疗是精神运动康复师最常用的技术之一，虽然在临床中其他治疗人员也会采用这项技术，但在实施过程中的治疗重心并不相同。在精神运动康复中，治疗是全面地看待个体整体，即从躯体、生理和心理层面进行考虑。患者需要利用所有感官和运动功能来适应水，因此被视作一个"重新适应环境"的过程。根据心理学理论，自我意识是人所有心理活动的基础；Soubiran 夫人也曾提出，"对自我的意识是行为改变的前提"。水作为媒介，使得患者得到一种全身的新的感知，促使患者重新打造对自我的看法，产生一个更加祥和的"身体意象"，进而从心理、情绪的转变影响运动功能和整体机能。

（二）精神运动康复中水治疗的实施要点

1. 情绪的感知 如果患者感到水是友好的、被水包裹能使身体放松，患者则会对身体潜能充满信心、乐于倾听自己的身体；如果患者感到水威胁到了身体界限的完整性，则会感到侵入感和窒息感。为此，应用适宜的水温、温馨的场景、和蔼的人群。水为身体和情绪带来感受的巨大差别，让精神运动康复师得以开展治疗工作，并以情绪为切入建立治疗关系。

2. 与多感官治疗结合 在精神运动康复的水治疗环境中，常与多感官治疗相结合，强调特定环境下的感受对于患者的治疗作用。通过多感官统合的方法重塑神经回路，重组患者的认知、行为功能，实施多重感官的刺激、唤醒和保持，同时体现舒适度的照顾与针对性的康复。

3. 融治疗与照护为一体 精神运动康复中采用心理、情绪、运动整合的视角，将充满人文关怀的照护与治疗融为一体。例如,在对阿尔茨海默病的患者进行全身浴疗时,多采用可电动立起、开合进出的水浴盆装置,使患者在进入浴疗时,与开门回家的体验类似,启动唤醒过往与家庭时间-空间相对应的情绪和记忆程序。在精神运动浴疗室中,均配备放松椅、热毛巾架等,营造安全、舒适的照护氛围。

4. 通过水治疗建立与自我及他人的关系 与水的接触帮助患者在新的时间与空间中定位自我,而治疗师对患者情绪、体验的感知与互动,则形成了两者共同探索、共同适应新的环境的过程,在这一过程中,患者与自我、他人的关系得以建立,此为改善患者对周边人文环境的适应性障碍的基础与前提。

八、对现代水治疗发展的价值

精神运动康复这一学科基于近70年的探索和积累,对于精神与运动交互影响的病症有独到经验,值得世界、包括中国现代社会学习并将其丰富的人本理念充分融入水治疗康复技术中。它从人文思哲的高度,用文化浸润的方式将精神和运动机能进行整合,从而对患者开展各项治疗。它强调在治疗中发挥作用的不仅是技术本身,还包括使用技术的思想和态度。

精神运动康复从来不会将精神与运动分隔开对待,而是通过运动干预认知与精神心理问题,反之亦然。这为水治疗技术领域的研究与推广提供了新的思路——通过"水"营造的环境、氛围、文化进行治疗;关系与情绪的感知同样重要。

精神运动康复,将水治疗的社会与精神功能追本溯源,将水作为媒介,通过感官体验激发身体康复潜能,唤醒生命最初的和谐与安全感,将人性的力量与康复技术融合,赋予了现代水治疗技术更广阔、更高层面的哲学内涵与文化价值。

(段周瑛 廖麟荣)

第九节 小组水治疗

一、定义

小组水治疗是水治疗的一种治疗模式,可以更好地促进治疗对象的康复,提高患者的治疗积极性,是一种经济方便且有效的康复训练模式,主要适用于能够自主配合治疗的治疗对象。

小组水治疗的优势如下。

1. 提高主动性 小组水治疗模式能很好地提高治疗对象康复训练的主动性,治疗对象可以在训练的同时提高交往能力、进行心理调节等治疗。

2. 改善心理状态 治疗对象在训练中不断提高相互学习交往能力,彼此进行心理疏导,能够激发其对重归社会的渴望及对美好生活的向往。

3. 增加社会参与性 小组水治疗中增加了治疗对象的社会参与性,帮助他们快速度过心理应激时期,可有效改善损伤过后带来的社交障碍。

4. 优化人力资源 小组水治疗使每名治疗师在单位时间内的治疗率成倍增长,也将科室的接诊能力大大增加,有效利用医疗人力资源,提高医院及社区康复工作的效率。

二、作用

1. 通过小组活动可以更好地强化集中注意力的能力、提高和保持康复热情。

2. 部分日常的活动通常被认为不适用于功能障碍者,这点在陆地活动中表现得尤为明显,但在水中进行小组活动时这种情况通常会有明显改观。

3. 小组其他成员的表现和赞许对他们会起到正向激励作用,从而促使他们积极参与小组活动。

4. 小组活动为参与者提供了一个舒适而安全的环境,这种和谐的氛围对所有参与者都有益,也为实现"寓教于乐"的目标提供了适宜的条件。

三、组织与实施

（一）小组水治疗的组织管理

在制订小组水治疗计划的过程中,除了要认真考虑练习内容、方法、手段、具体实施过程等因素外,还需要将领导机构、参与人数、场地、器材、设备等因素列入计划内。

1. 要有专门的组织管理机构　能否将小组水治疗计划付诸实施,关键是管理机构。在制订计划时,首先要考虑到成立一个强有力的组织管理机构,组织管理工作效率高低对完成计划能否获得最好的效果起到了决定作用。

2. 对参加小组水治疗对象的基本状况评定　对参加水中运动治疗的对象来源,首先进行深入细致的调查,并了解人数、年龄、性别、心理等个性特征,以及残障程度(等级)、残存功能、住址、交通情况、单位组织配合等方面的因素。

3. 治疗人员的组成　小组水治疗管理人员及执行人员包括医生、护士、治疗师、助理人员等。

（1）医生的作用:任何类型的功能障碍者,在参加水中康复训练之前,必须经过医生的评定才能参加水中康复,有些疾病、功能障碍是严禁下水的。能否参加小组水治疗训练,应需要既具有医学专业知识又掌握水治疗技术的专业人员提出指导性意见。

（2）助理人员的作用:助理人员的主要作用是负责水中运动治疗的组织和管理工作,满足功能障碍者在进行水中运动时对场地、器材、设备、交通工具等要求,保障安全并进行安全教育。建议补充另两类成员的作用。

（3）对参与治疗的人员要求:①职业素养,水治疗师应进入水中使治疗对象安心入水;②适度辅助,掌握正确的接触和精准的扶持技巧,唯有当功能障碍者开口要求协助或真正需要协助时,才主动提供协助;③寓教于乐,丰富的想象力和创造性能持续不断地开发并完善活动及游戏方法和方式;④一视同仁,当水治疗师在指导功能障碍者进行水中活动时,尽量将他们当作健全人来对待;⑤良好沟通,询问他们想什么、能做什么,修正、改良出一套适合他们自身能力的水中活动;⑥正面反馈,让他们知道自己做对了或达成了目标。

（二）小组水治疗环境

1. 采用不感温水浴,水质要保持清澈洁净,开始阶段水波要保持平稳,最好在专用的水中运动训练池中进行。

2. 在室内水池中进行训练的,室温最好保持在 22～24℃,可用适合的音乐配合训练,达到更理想的效果。

（三）评定与分组

1. 分组前评定的内容 评定是适应水治疗的基础,决定着参与个体的基础水平、训练目标和教学策略,并为训练前后个体的进步情况提供对比的可能。

（1）收集个人背景资料:每一位参与小组水治疗的个体,需填写基本信息表,通过访谈的方式进一步了解个人医疗、教育、康复等情况,并注意从访谈信息中寻求大家关注的共同点,作为优先评定与教学的内容。

（2）体质、运动能力及相关评定:对基本身体姿势,体能评定,动作技能评定,日常生活动作能力评定,水中运动评定实施,认知能力,对温度的反应等方面。

（3）水适应评定:当个人不确定自己在水中的能力时,可能会经历失去平衡、无法感知水的深度、缺乏协调等困难,引发个人的恐惧心理。简单有趣的水中适应活动可以帮助测试者为个人实施更复杂的评定任务,建立融洽的氛围。

2. 影响分组的因素 康复对象的年龄、性别、对于水冷及热的习惯、神经功能状态、疾病种类和不同阶段等都是在进行小组水治疗分组时需要考虑到的。

3. 组建小组的原则

（1）要保证入组功能障碍者在水中有近似的水平和能力。首先,应依据功能障碍者在水中的能力来判断能否划入同一小组,要允许入组功能障碍者之间存在适当的差距。

（2）儿童小组水治疗要把组内儿童之间的年龄差异控制在合理范围之内。年龄跨度过大同时也不利于小组领导者统一安排训练内容和训练项目。

4. 小组规模 小组内功能障碍者的人数以6～8人为宜,实践中影响小组规模的因素是训练池的大小、深度和形状。6～8个功能障碍者如需要6～8个协助者时,需要考虑训练池的大小和深浅是否能满足12～16人的需要,水治疗师是否有相应的控制能力,能否控制如此规模的小组活动,使之始终保持专注度和凝聚力。

（四）训练前计划制定

1. 水中运动计划的目的 必须明确水中运动计划的目的,才能制订出一个切合实际、行之有效的计划,其目的由以下几个方面组成。

（1）安全性:任何一份水中运动计划都应将安全放在首位,通过水中运动训练,让功能障碍者知道安全的重要性,并学会一些与自我保护有关的知识与技术。

（2）提高治疗兴趣:提高兴趣才能保证训练计划顺利完成。

（3）增强身体功能:对很多功能障碍者来说,都可以通过水中运动促进其功能恢复和增进身体健康,这是水中运动疗法最主要的功能,也是主要目的。

2. 水中运动计划的分类 水中运动计划包括的内容是多方面的,大致可分为竞技、娱乐、治疗和康复4大类。制订计划的主要依据是:功能障碍者的身体形态、功能状况、生理状况等。应该制订全面计划,选择合适的内容,安排课时数、进度和每一次的训练内容及手段,并及时进行评定,修改计划或改进方法配合进度。

（1）促进性计划:此类计划通常是由水治疗师制订,主要对象是体质较弱和病后虚弱者。

（2）治疗性计划:此类计划是根据医生的运动处方,针对各种类别的患者而制订并执行的计划。

（3）特别性计划:此类计划要求根据功能障碍者的不同障碍程度而定,但是必须符合其需要、力所能及的范围等实际情况,使他们的能力得到充分发挥。整个组织的安排与技术训练都要根据他们的能力而制订。

（4）正常性计划：对损伤程度不太严重的伤残人士，他们可参加到健全人的训练行列，让他们能够进行正常的社会人际交往并建立一定的社会关系。

（五）水治疗方案的设计与实施

1. 小组水治疗基本程序

（1）心理调适：良好的心理状态是迅速适应水治疗并掌握高水平水中运动技能的奠基石，要达到完全心理适应通常需要监护人的理解、支持与配合，个体对水治疗环境的熟悉和认可，优美的环境与舒适的氛围都是个体能否迅速适应并喜爱水治疗的重要因素。

（2）治疗场地（设备）和治疗用水的适应：设备的造型、灯光、音乐以及温暖舒适的水体，都有助于快速提升康复对象的心理认同感，并使他们的身体放松。

（3）水治疗师的沟通和信任：康复对象水中活动的适应性在很大程度上直接与水治疗师有关，因此，建立良好的沟通和充分的信任就显得十分重要。

（4）呼吸控制：绝大多数水中运动技能和训练技巧都要求有良好的呼吸控制能力作为保障，高效的呼吸控制有赖于良好的口腔运动技能，呼吸控制技能的提高反过来也是口腔运动技能提高的标志，而这也将对进食和言语表达能力产生积极的影响。掌握水中呼吸控制对心肺功能、言语、进食以及有效咳嗽等都有重要意义。

2. 小组水中运动训练的开展

（1）热身准备：正式运动前进行热身准备活动是一种预防受伤和提高运动表现能力的有效方法，热身运动应以慢节奏的运动为主，要兼顾到全身各个部位，持续时间以 5～10min 为宜，逐渐增加强度，配合水温把肌肉温度调节到最佳水平。

（2）疾病和障碍有关的技能训练：水治疗师的主要任务就是根据评定结果，找出与功能性陆上活动密切相关的问题，据此规划水中训练项目，完成水治疗目标。针对小组水中训练安排应该遵循以下原则。

1）主动性原则：强调引导个体主动参与，激发其主动运动。

2）娱乐性原则：水治疗师在制订方案时需要充分发挥创造力和想象力，将治疗和娱乐结合在一起，寓教于乐，锻炼和改善身体功能。

3）激励性原则：对个体的任何进步都要及时予以鼓励或奖赏，这种激励不仅仅适用于个体，同样适用于群组，对群组的激励和奖赏能强化参与者的集体意识和团队荣誉感，进而培养其对团结协作的精神理解和对社会责任感的认知。

（3）整理放松：每次训练结束前，应安排 5min 左右的整理活动，以放松身体，缓解压力和疲劳，具体内容可以是类似于准备活动的主动或辅助运动。

3. 常用小组水治疗训练方法

（1）水中体育游戏：水中体育游戏是指在水的特殊环境下开展的以直接获得快感为主要目的，且必须有主体参与互动的活动，不同形式的游戏，各有其不同的目的。

（2）水中游戏实例

1）捕鱼：①目的为熟悉水性。②方法：在水深及胸的地方，选一人做"渔夫"，其余参与者做"鱼"且四散分开，被"渔夫"抓到的人则拉手结网，直到全部"鱼"被捕为止。③规则："鱼"若潜入水中，即为漏网；被"渔夫"拍到的"鱼"即算被捕获。④建议：此游戏既适合不会游泳的参与者选用，又适合会游泳参与者选用，只需将走动捕鱼改为走、游，灵活结合捕鱼。

2）打漂：①目的是让参与者熟悉水性。②方法：在齐胸深的水中，深吸一口气，沉入水下，随即团身（双臂抱膝、头挨膝盖），双脚轻轻点地，伸开双臂，身体便会自动浮起来。比赛在一定时间内"下去 - 漂起"的次数，次数多者胜。

3）吹球：①目的是发展肺活量，提高最大摄氧量。②方法：参赛者站在水中的同一起跑线上，每人将一只大小相同的塑料球放在自己的身体前方。比赛开始后，用嘴吹球，驱球向前移动，可游泳，亦可以在水里行走，但不准用身体的任何部位触球，否则为犯规，要被罚下场。比赛距离可以自定，时间不限，球先到终点者为胜。③建议：此游戏最好在水深齐胸处开展，会或不会游泳的参与者均可选用。

（3）水中康复体操：水中康复体操（又称水中体操）是指疾病以康复与预防为目的，在水中利用水的浮力、阻力、压力、热传导等特点而专门编制的体操运动以及功能练习。水中体操对运动器官的损伤、手术后、瘫痪功能障碍者等的运动器官功能恢复具有良好的作用，也可以用来治疗某些内脏器官疾病。

（4）水中呼吸操：水中呼吸体操主要是利用水的浮力、压力、阻力以及温度等因素的作用来治疗呼吸系统疾病，例如哮喘、慢性支气管炎以及肺气肿等。水中呼吸锻炼有助于呼吸系统疾病和手术后功能障碍者尽早最大限度地恢复肺功能，缩短康复时间。

1）水中呼吸训练的目标：改善换气；改善呼吸肌的肌力、耐力及协调能力；保持或改善胸廓的活动度；建立有效的呼吸方式；促进放松；增强功能障碍者整体的功能。

2）水中呼吸操的基本动作（参照相关图书中陆上呼吸操训练方法）。

四、注意事项

1. 小组水治疗前尽可能全面了解与掌握个体当前的身体健康状况，要充分考虑年龄、性别、适应性和个体差异性。

2. 每次小组水治疗前做好准备活动，水治疗后要做好放松活动。避免空腹入水（应在餐后 1~2h 进行）。必要时出水后测量功能障碍者的血压和心率。

3. 肺功能低下者不宜在深水进行运动训练。

4. 功能障碍较重或者体质较弱者，需要在治疗师陪同下下水，治疗师给予功能障碍者直接保护，个体如果感到不适，应终止运动或对训练计划做相应调整。

5. 下水前后都要冲洗，避免交叉感染，在入水前排空膀胱和直肠。

6. 对感觉缺失者则应特别注意预防热水冲洗时发生烫伤。

7. 适当的装备，如泡沫哑铃、泡沫棒、泳圈及浮板。

8. 掌握水中运动疗法的适应证和禁忌证。

9. 水中跑步时须穿合适的鞋，以减少可能发生的足底冲击性损伤和摩擦损伤。

10. 治疗前要先特别注意水温、室温、湿度、换气情况、水中游离氯含量等。

11. 由于重力降低、浮力支持、肌肉放松、静水压和水温等作用，易使功能障碍者过度训练造成过度牵张，过度训练的症状和体征在训练当日或次日出现。

12. 过程中的注意事项 为了保障训练的顺利进行，在此之前要对功能障碍者进行必要的身体检查，治疗师在治疗过程中也要注意观察，并做好询问和记录的工作。除此之外，功能障碍者也可以进行自我观察，具体内容参照以下项目：①是否有发热；②是否感到疲倦；③昨夜是否睡好；④食欲是否好；⑤是否拉肚子；⑥是否有头痛；

⑦是否有关节痛；⑧是否过度疲劳；⑨是否带有前次运动的疲劳；⑩今天是否有参加运动的欲望。

以上自我检查项目，不仅在日常生活中能够让功能障碍者掌握好自身的健康状况，也能够帮助其检查是否有流感和心脏病等症状。如果存在这些问题，当天的运动应该停止或者减量，必要时及时就医并接受诊治。

（刘东鹏　杨振辉）

第十节　水治疗的不良反应及预防

一、急性细菌性结膜炎

（一）症状

急性细菌性结膜炎，俗称红眼病，多在水中治疗和游泳时被感染，症状是眼发红、流泪和眼部分泌物增多。

（二）预防措施

加强池水消毒，池水中的氯含量要控制在规定的指标范围内。禁止患急性细菌性结膜炎的患者下水。患者必须佩戴泳镜游泳，既可预防被细菌感染，又可保护眼睛免受伤害，治疗结束后，最好再滴一两次氯霉素眼药水预防。

二、耳病

（一）症状

耳病这里指的是水治疗而引起的外耳道感染或中耳炎，其症状是：耳部红肿发热，疼痛剧烈，严重的会耳道流脓血。出现中耳炎的，还伴有头痛、发热、恶心呕吐等症状。

（二）原因

水治疗池内水不清洁，细菌侵入外耳道或水通过咽管侵入中耳。在水中治疗时，水灌入耳内未能及时排除，或用手指挖损外耳道，导致耳膜破损穿孔，细菌直接侵入外耳和中耳。另外上呼吸道发炎也是诱发耳病的原因之一。

（三）预防措施

水质要有保证，每天要经过严格的消毒处理，患有耳膜破损或穿孔者，应停止水中治疗，水中治疗时要注意正确呼吸，避免呛水，最重要的是，耳内灌入水后不要随便挖，可用跳控法，既头偏向灌水耳的一侧，并用同侧脚连续震跳，使水从耳朵内流出来。还可以将头偏向进水耳朵一侧，用手掌紧压在该耳的耳廓上，屏住呼吸，然后迅速提起手掌，一压一吸，连续做几次，即可将水吸出。

三、鼻窦炎

（一）症状

在水中治疗过程中，如果患者突发呛水，就有可能把水带入鼻窦，如水质不良，就可引起炎症。其主要症状是鼻梁两侧上部疼痛，鼻流清水，严重的患者会出现流脓涕等炎性分泌物。

（二）原因

鼻窦炎的产生主要原因是水中治疗时患者呼吸不正确，鼻进水或呛水时带入的细菌侵入鼻内，在身体抵抗力弱的情况下引起此病。

（三）预防措施

掌握正确的水中呼吸方法，避免呛水，若发生鼻腔进水，不可用力捏鼻子，因为这样会把水从鼻腔挤弄到中耳里去，引起中耳炎，如果已发生鼻窦炎，要听从医嘱，抓紧治疗，或在水治疗结束后用热毛巾放在鼻梁上做热敷，以促进局部血液循环，帮助消炎，也可借助部分理疗解决炎症。

四、腹痛

（一）原因

患者在水治疗前吃得太饱或水喝得太多，水治疗前吃了过多难消化的食物。腹部着凉，运动前准备活动不充分，水治疗时呼吸节奏紊乱等原因。

（二）预防措施

合理注意饮食卫生，建议患者饭后 1h 再行水治疗，水中治疗前充分进行准备活动，水治疗中要注意呼吸的节奏。

（三）现场处理

如在水中突发腹痛，要降低运动强度，减慢水治疗的节奏，注意调整水中呼吸节奏，如不好转，上岸后用手按住疼痛部位，做几次深呼吸，疼痛一般会得到缓解，如不缓解或者疼痛加剧应立即就医。

五、头痛与眩晕

（一）原因

部分患者在水治疗过程中会出现头痛的现象，多是由慢性鼻炎、呛水或机体寒冷，暂时性脑血管痉挛供血不足等原因造成的。治疗人员需首先了解患者的血压、血糖的情况，还有一部分患者是因为治疗时间略长，机体糖分消耗过大，乳酸产生较多，从而导致血糖降低，身体出现疲劳，且脑部供血不足，便会造成头痛眩晕症状。

（二）预防措施

适量饮用温水，可以根据情况适量加入一些糖或者淡盐，让患者水治疗适当平躺休息之后，直至患者主诉病情缓解，方可在医务人员陪同下把患者送回病房，并嘱护士进行观察。

六、手足抽搐

（一）原因

水治疗中部分患者会发生抽搐的现象，一般来说抽搐都是由于患者长期卧床缺钙、肌力低下，短时间剧烈运动后肌肉内钙离子流失过多，造成肌肉强直收缩造成的。

（二）现场处理

在水治疗过程中如出现抽搐现象，首先应告知患者保持镇静，不用慌张，可以采取一些自救措施。

1. 手指抽搐时，要突然握拳，再用力将手指张开，反复几次，越快见效越快。

2. 脚趾抽搐时，仰卧水面，连续用两手分掰再合拢脚趾，往下按压或向上扳脚趾，并推按脚背。

3. 大腿抽搐时，将抽搐的大腿屈曲，与身体成一直角，然后用双手抱在小腿用力使其贴在大腿上，随即向前伸直，反复做几次。

4. 小腿抽搐时，用抽搐腿对侧的手，握住抽搐小腿的脚趾，用力向脚背的方向扳动，用同侧的手掌压在膝盖上，帮助小腿伸直，为了防止再次出现抽搐，安排患者休息并注意保暖。

（梁　虎　方　杰）

参 考 文 献

1. LEE M E, JO G Y, DO H K, et al. Efficacy of aquatic treadmill training on gait symmetry and balance in subacute stroke patients[J]. Annals of Rehabilitation Medicine, 2017, 41（3）:376-386.

2. 燕铁斌. 物理治疗学[M]. 北京：人民卫生出版社, 2018.

3. 刘晓广, 杨学民, 龚雷, 等. 水中步行训练对脊髓损伤患者下肢表面肌电和神经功能的效果[J]. 中国康复理论与实践, 2017, 23（5）:599-602.

4. SATO D, SEKO C, HASHITOMI T, et al. Differential effects of water-based exercise on the cognitive function in independent elderly adults[J]. Aging Clinical and Experimental Research, 2015, 27（2）:149-159.

5. 王俊, 黄犇, 杨占宇, 等. 水中平板步行训练对脑卒中患者步行能力改善的研究[J]. 中国康复医学杂志, 2015, 30（7）:692-695.

6. 李高. 肌力训练联合水中步行训练对脑卒中偏瘫患者下肢功能恢复的影响[J]. 中华物理医学与康复杂志, 2015, 37（12）:942-944.

7. 樊卫星. 水中太极拳训练对老年人群平衡能力的影响[J]. 中华物理医学与康复杂志, 2016, 38（7）:536-538.

8. 金龙, 丛芳, 宋桂芸, 等. 水中太极对不完全性脊髓损伤患者平衡功能的影响[J]. 中国康复理论与实践, 2017, 23（8）:955-958.

9. BRUCE B E, ANDREW J C. 综合水疗学[M]. 黄东锋, 李建新, 王宁华, 译. 3 版. 北京：金盾出版社, 2015.

10. 中国康复医学会康复治疗专业委员会水疗学组. 水疗康复技术专家共识[J]. 中国康复医学杂志, 2019, 31（7）:756-760.

11. 丛芳, 崔尧, 李建军, 等. 脊髓损伤水疗康复中国专家共识[J]. 中国康复理论与实践, 2019, 25（1）:34-43.

12. 曾明, 王月丽, 崔尧, 等. 水中平衡训练对脑梗死患者平衡功能影响[J]. 中国康复医学杂志, 2019, 31（7）:789-793.

13. 曾明, 崔尧, 王月丽, 等. 水中平板步行训练对脑卒中患者步行功能的影响[J]. 中国康复理论与实践, 2019, 25（2）:76-80.

14. 崔尧, 丛芳, 李建军, 等. Alyn 水中适应性测试量表 2 的汉化及在脊髓损伤患者中的信度与效度[J]. 中国康复理论与实践, 2018, 24（11）:1302-1308.

15. 窦祖林. 作业治疗学[M]. 北京：人民卫生出版社, 2018.

16. 李晓捷. 儿童康复学[M]. 北京：人民卫生出版社, 2018.

17. 王玉龙. 康复功能评定学[M]. 北京：人民卫生出版社, 2018.

第四章　神经疾病水治疗

第一节　脑　损　伤

一、脑卒中

（一）概述

脑卒中是全球第二大致死原因，它不仅发病率高而且致残率也很高。脑卒中通常分为急性期、恢复期、后遗症期，在患者生命体征稳定后应尽早开始包括水治疗在内的康复治疗。水中运动对患者的平衡、协调、患肢力量、步行能力、日常生活活动能力等的积极作用已经有很多证据，然而结果多为量表评定，借助现代化设备的定量指标和机制研究是将来研究的重点。

脑卒中是指突然发生的、由脑血管病变引起的局限性脑功能障碍，并持续时间超过24h或引起死亡的临床综合征。脑卒中又称"中风"或"脑血管意外"，包括"出血性卒中"与"缺血性卒中"。国人常称"出血性卒中"为"脑溢血"或"脑出血"。"缺血性卒中"又称为"脑梗死"，国人常称为"脑栓塞"或"脑梗死"。

（二）康复评定

1. 陆上评定

（1）运动：包括 Brunnstrom 运动功能分期、运动功能（Fugl-Meyer 量表）、肌力（徒手肌力评定）、肌张力（改良 Ashworth 量表）、平衡能力（伯格平衡量表）、协调（指鼻试验、轮替试验等）、步态分析等。

（2）感觉：浅感觉（温度觉、触觉、痛觉为重点）、深感觉（运动、位置觉、振动觉）以及前庭觉。

（3）心肺功能：有必要在陆地上对心血管和肺功能进行评定，如心功能分级、心电图、肺活量等。

（4）疼痛：肩、髋关节状况、肩-手综合征、疼痛程度评分（VAS）0~10分。

（5）认知及心理：危险意识、对他人的态度、对水的认知和对水中训练的态度，可选用简明精神状态检查量表（MMSE）、汉密尔顿抑郁量表、汉密尔顿焦虑量表。

（6）言语及吞咽：交流意愿和能力、吞咽功能（涉及呛咳风险），可选用汉语失语症成套测验、洼田饮水试验。

2. 水治疗相关评定

（1）WOTA1/2：详见第二章第二节。

（2）牛津肌力分级（水中改良版）：该量表用于在水中评定肌力，但需注意，在评定肌力较弱但关节运动范围很好的肌肉时受到很大限制。陆上肌力分级 0~5 级，0 分相当于没有收缩而 5 分为正常。在水中分级是 1~5 级，但必须认识到，水中的 5 级并非正常（表4-1-1）。

表 4-1-1　牛津肌力分级（水中改良版）

分级	描述
1级	浮力辅助下收缩
2级	浮力抵消（支托）时收缩
2+级	抵抗浮力收缩
3级	快速抵抗浮力收缩
4级	抵抗浮力和小漂浮物收缩
5级	抵抗浮力和大漂浮物收缩

（3）基于 ICF 与 Halliwick 理念的水治疗评定。

（4）Humphries 水中敏捷性评定。

（5）水中独立性测试量表。

（三）水治疗

脑卒中患者进行水治疗的时机选择很重要。在病情稳定的情况下，尽早进行水治疗可以预防并发症的发生，也可以最大程度恢复患者的功能。但是脑卒中患者发病急性期，由于病灶部位与大小、年龄、血压等生命体征，既往身体情况等的不同，病情稳定程度也差异很大，所以要和临床医生多沟通，选择一个合适的时机进行水治疗。一般缺血性卒中 1 周后，出血性卒中 3 周后可以进行功能锻炼。水治疗师应根据患者年龄、性别、对于水冷及热的习惯、神经功能状态、疾病种类和不同阶段来选择适宜的强度、治疗项目、治疗时间。并制订相应的近期目标、中期及远期目标。

需要注意大脑损伤的部位不同患者的表现不同。比如左侧半球卒中的患者，可能由于言语中枢受损而存在失语。治疗师与患者沟通可能需要使用手势、动作、引导式活动等。右侧半球卒中患者可能存在空间定向、感知觉或复杂技能排序等问题，比如穿脱衣不能自理的患者在更衣室会需要更多的帮助。而这样的患者在治疗池中也会影响运动技能的学习。在这种情况下，需要在经验丰富的神经康复专家指导下制定出合适的水治疗方案。

1. 水治疗技术　由于不同阶段的卒中患者功能表现不同，故应采用不同的水治疗方式，以达到最佳治疗效果。Brunnstrom 运动功能分期在临床康复治疗中普遍使用，将脑卒中患者分为 6 期。Ⅰ期：无任何随意运动，手、上下肢均无任何运动；Ⅱ期：有联合反应、可共同运动，上肢仅出现协同运动模式，手仅有细微的屈曲，下肢仅有极少的随意运动；Ⅲ期：随意出现的共同运动，上肢可随意发起协同运动，手可抓握、不能伸展，下肢在坐和站立位有髋、膝、踝的协同性屈曲；Ⅳ期：可以出现分离运动，上肢在肩 0°、肘 90° 时出现前臂的旋前、旋后，手能捏和小范围伸展，下肢在坐位可以后伸和踝背屈；Ⅴ期：肌张力逐渐恢复，可看见分离精细运动，上肢出现独立的协同运动，手指可同时伸展，但单独伸展差，下肢站位，可先伸膝后伸髋，踝背屈；Ⅵ期：运动能力接近正常，速度和准确性较正常差。现按照 Brunnstrom 运动功能分期将水治疗方法总结如下，但实际病情复杂多变，应具体情况具体分析。

（1）Brunnstrom 运动功能分期Ⅰ期

1）特点：患者处于迟缓期，随意运动消失。

2）水治疗体位：卧位或半卧位。

3）治疗设备：轮椅浴槽，Hubbard 浴槽（又称蝶形浴槽，包含涡流、气泡）。

4）建议处方：每日 1 次，每次 15~20min，水温 37℃左右，20 次为 1 个疗程（血压偏低患者可将水温控制在 35℃左右）。

5）治疗作用：利用涡流冲击作用刺激迟缓肌肉，促进肌张力恢复；Hubbard 浴槽内进行被动关节活动度（ROM）训练，维持关节活动度；利用静水压力进行呼吸训练；利用水的温热效应和气泡促进血液循环。

（2）Brunnstrom 运动功能分期Ⅱ期

1）特点：可出现联合反应，肌肉张力升高。

2）水治疗体位：可处于半卧位或坐位。

3）治疗设备：轮椅浴槽，Hubbard 浴槽，水中运动池。

4）建议处方：治疗应每日 1 次，每次 15~20min，水温 37℃左右，20 次为 1 个疗程；水中运动池每日 1 次，每次 10~20min，水温 35℃左右，20 次为 1 个疗程。

5）治疗作用：Hubbard 浴槽内进行 ROM 训练，利用联合反应诱发患肢运动的出现；轮椅浴槽体位为半卧位状态可训练躯干肌，为坐位打下基础；水中运动池中进行水中指压按摩疗法以手法缓解疼痛、增加软组织活动性和关节活动度。

（3）Brunnstrom 运动功能分期Ⅲ期

1）特点：共同运动模式，可能存在痉挛。

2）水治疗体位：可处于卧位、坐位、站立位及治疗师辅助下的水中任意体位。

3）治疗设备：Hubbard 浴槽（应用于大小便失禁患者），水中运动池，步行浴槽。

4）建议处方：Hubbard 浴每日 1 次，每次 15~20min，水温 37℃左右，20 次为 1 个疗程；水中运动池或步行浴槽每日 1 次，每次 10~20min，水温 35℃左右，20 次为 1 个疗程。

5）治疗作用：Hubbard 浴槽内进行主动 ROM 训练，治疗师注意纠正共同运动模式；运动池中进行水中指压按摩疗法、Halliwick、拉格斯泳圈训练法等训练，利用手法及水温控制肌张力，增强肌力，水中站立平衡，诱发分离运动的产生。水中指压按摩疗法不仅可以放松身体，还可以对心理进行调节，放松减压；拉格斯泳圈训练法有水中 PNF 之称，可用于抗阻训练也可用于正常运动模式的建立；步行浴槽训练可借助水的浮力抵消部分重力，使步行更早得到训练，促进步行模式的恢复。

（4）Brunnstrom 运动功能分期Ⅳ期

1）特点：开始出现分离运动。

2）水治疗体位：可处于站立位及治疗师辅助下的水中任意体位。

3）治疗设备：水中运动池，步行浴槽。

4）建议处方：治疗可选用 1 种或 2 种设备，每日 1 次，每次 15~20min，水温 35℃左右，20 次为 1 个疗程。

5）治疗作用：水中运动池中进行 Halliwick、拉格斯泳圈训练法、Ai Chi 疗法等训练，利用手法及水温控制肌张力，增强力量，水中站立平衡，使分离运动更充分。Halliwick 中的一些旋转控制训练促进躯干肌控制能力，增强核心肌力；Ai Chi 可改善僵硬，促进平衡，释放精神压力。步行槽中的练习注意纠正异常步态。

（5）Brunnstrom 运动功能分期Ⅴ、Ⅵ期

1）特点：运动接近正常。

2）水治疗体位：可处于站立位及治疗师辅助下的水中任意体位。

3）治疗设备：水中运动池，步行浴槽。

4）建议处方：治疗可选用1种或2种设备，每日1次，每次20~40min，水温35℃左右，20次为1疗程。

5）治疗作用：水中运动池中进行Halliwick，拉格斯泳圈训练法，Ai Chi疗法等训练。以增强力量，平衡以及协调性的训练为主。治疗性游泳可在此阶段进行，既可以增强协调性又掌握了运动技能。步行槽中的练习可以提高速度，以达到增加阻力的目的；可逐渐延长训练时间，增强机体耐力。

2. 并发症的水治疗　脑卒中患者常伴有肩-手综合征、肩关节半脱位、肺炎等并发症，通过水治疗可以实现缓解症状，促进恢复之功效。

（1）肩-手综合征：避免上肢外伤，疼痛，过度牵伸，长时间悬垂，可在9.4~11.1℃的冷水中浸泡患手30min，1次/d。主动和被动运动应首先进行肩胛骨活动，可以在进行水中减重下主动运动，不应练习患侧上肢伸展的持重活动。

（2）肩关节半脱位：可以在Hubbard浴槽中进行肩关节的主动运动，训练肩关节周围肌群力量，来加强肩关节稳定性。

（3）肺炎：可以利用静水压力进行呼吸训练。

（4）压疮：可通过涡流浴疗法及脉冲灌洗两种方法清洁创口。注意新生肉芽的伤口不要进行涡流浴治疗，因为新生的脆弱组织易被破坏。

（5）肌张力增高：可利用水中指压按摩疗法技术温和的牵张，配合水的温热效应可有效地降低肌张力并提高关节活动度。

二、颅脑损伤

（一）概述

颅脑损伤（traumatic brain injury，TBI）是一种常见的中枢神经系统损伤，其发生率约占全身各部位损伤数的20%，发生率仅次于四肢伤，病死率居于首位。颅脑损伤患者可能存在痉挛、无力、共济失调等症状，在生命体征稳定后患者即可介入水治疗，促进恢复。初期即使伴有意识障碍创伤较重的患者也可进行特定水治疗手法和水流刺激，不仅可以帮助促醒，还可以防止压疮、肺感染等并发症发生；恢复期水治疗可以针对性地应用于降低肌张力、改善关节活动度、促进运动、步行训练等。

1. 定义　头部受到钝力或锐器作用力后出现脑部组织损伤而导致脑功能的损伤。颅脑损伤分为头皮损伤、颅骨损伤和脑损伤。三者可同时发生也可独立存在。头皮损伤包括头皮血肿、头皮裂伤、头皮撕脱伤。颅骨损伤包括颅盖骨线状骨折、颅底骨折、凹陷性骨折。脑损伤包括脑震荡、弥漫性轴索损伤、脑挫裂伤、脑干损伤。

2. 流行病学　全球每年大约有1 000万患者因颅脑损伤而入院治疗。在发展中国家，颅脑损伤发生的主要原因是交通伤。在发达国家，老年人跌伤导致的脑挫裂伤逐渐增多。由于老年患者常伴其他疾病并有其他药物服用史，给诊治带来新困难。随着我国机动车保有量逐年上升，同时我国又将进入老龄化社会，所以颅脑损伤及其康复值得关注。

3. 病因及病理生理　和平时期颅脑损伤的常见原因为交通事故、高处坠落、失足跌倒、工伤事故和火器伤；偶见难产和产钳引起的婴儿颅脑损伤。战时导致颅脑损伤的主要原因包括房屋或工事倒塌、爆炸性武器形成高压冲击波的冲击。

在颅脑损伤的全部病理生理过程中,脑组织不仅可因暴力的直接作用产生原发性损伤,还可出现继发性损伤而使病情复杂化。原发性脑损伤是暴力作用于头部时直接造成的脑损害,如脑震荡、脑挫裂伤等。原发性脑损伤其病变性质与严重程度在受伤当时已经决定,并立即出现相应的临床症状与体征。继发性脑损伤指在受伤一定时间后在原发性脑损伤基础上出现的脑病变,主要为脑水肿、颅内血肿、颅内压增高、脑移位和脑疝等,其症状和体征是在伤后逐步出现或加重,因而有别于原发性脑损伤,且其严重程度并不一定与原发性脑损伤的严重程度一致。

4. 分型 颅脑损伤按损伤发生的时间和类型又可分为原发性颅脑损伤和继发性颅脑损伤。根据伤情程度又可分为轻、中、重、特重4型。按颅腔内容物是否与外界交通分为闭合性颅脑损伤和开放性颅脑损伤,以前者更为常见。闭合性颅脑损伤多为头部接触较钝物体或间接暴力所致,头皮、颅骨和硬脑膜三者中至少有一项保持完整,因而脑组织与外界不相同,无脑脊液漏;开放性颅脑损伤多由锐器或火器直接造成,头皮、颅骨和硬脑膜三者均有破损,颅腔与外界沟通,有脑脊液漏。

5. 临床诊断标准及临床治疗

(1)临床诊断标准:颅脑损伤的诊断应从以下几方面入手。①外伤病史:注意受伤部位、致伤方式、伤后意识情况等;②神经系统检查:注意瞳孔变化、眼球活动、评定昏迷程度、检查神经系统定位体征和脑膜刺激征;③全身检查:包括血压、脉搏、呼吸等;④实验室检查:脑脊液检查;⑤影像学检查:X线、CT、MRI检查。

(2)临床治疗:临床治疗包括一般治疗和局部治疗。一般治疗包括:脱水降颅内压、改善脑细胞代谢、维持水电解质平衡、营养支持等。局部治疗包括:创口清创、骨折处理、脑损伤去骨瓣减压或颅骨开窗减压等,注意根据指征选择是否手术。

(二)康复评定

1. 陆上评定

(1)意识状态评定:包括格拉斯哥昏迷评分(GCS)、Galveston定向力及记忆遗忘试验(Galveston Orientation and Amnesia Test,GOAT)等。

(2)认知功能障碍评定:包括记忆功能评定、注意的评定、思维的评定、严重认知障碍的评定等。

(3)感知障碍的评定:包括失认症的评定、失用症的评定等。

(4)行为障碍的评定:颅脑损伤患者常见的器质性行为障碍按性质分为正性、负性和症状性3种。

(5)言语障碍的评定:颅脑损伤常见的言语障碍有错乱言语、构音障碍、失语、命名障碍、言语失用、阅读困难、书写困难等。

(6)运动功能障碍评定:颅脑损伤可致痉挛、偏瘫、共济失调等运动障碍,它们的评定与脑卒中所致运动障碍的评定相似,可参见"一、脑卒中"相关内容。

(7)情绪障碍的评定:颅脑损伤常见的情绪障碍为焦虑和抑郁。可用汉密尔顿焦虑量表(HAMA)和汉密尔顿抑郁量表(HAMD)进行评定。

(8)日常生活活动(ADL)能力的评定:评定基础性日常生活活动(basic activities of daily living,BADL)可用Barthel指数(Barthel index,BI)或改良巴塞尔指数(MBI),更推荐使用功能独立性评定量表(FIM),评定工具性日常生活活动(instrumental activities of daily living,IADL),可用社会功能活动问卷(functional activites questionnaire,FAQ)。

2. 水治疗相关评定（详见第二章第二节）

（1）Alyn 水中适应性测试量表（WOTA）。

（2）牛津肌力分级（水中改良版）。

（3）基于 ICF 与 Halliwick 理念的水治疗评定。

（4）Humphries 水中敏捷性评定。

（5）水中独立性测试量表。

（三）水治疗

1. 水治疗目标及作用　颅脑损伤患者不同恢复期的目标及水治疗的主要作用如下。

（1）急性期：此期康复治疗的目标是稳定病情、防止各种并发症、提高觉醒能力、促进创伤后的行为障碍改善、促进功能康复。急性期水治疗的主要作用是促醒和预防并发症。

1）促醒：昏迷是一种丧失意识的状态，既不能被唤醒也没有注意力，常存在于损伤早期阶段，通常不超过 3～4 周。严重的颅脑损伤的恢复，首先从昏迷开始，大致顺序为：昏迷→自发睁眼→觉醒周期变化→逐渐能听从命令→开始说话。

水治疗主要利用水的静水压力、机械冲击力刺激患者皮肤，可同时小范围活动肢体，帮助本体感觉恢复。

2）预防并发症：颅脑损伤常见并发症有压疮、肺感染等。水治疗对预防压疮及肺感染具有良好的效果。治疗时利用仰卧位漂浮，减轻局部压力，避免压疮的形成。静水压力对胸部的压力，反射性地促进呼吸，患者的呼吸肌力量增强，则咳嗽排痰能力增强，减小了肺感染的风险。

另外，外力造成颅脑损伤的同时，也常会造成四肢和脊柱的骨折。对于骨折后存在肢体水肿的患者，根据帕斯卡定律，让患者在深水区进行运动训练，将有助于减轻肿胀，减少骨折并发症。

（2）恢复期：恢复期为急性期过后，生命体征稳定后的 1～2 周，此时可开始恢复期康复治疗。

恢复期康复治疗的目标是最大限度地恢复患者的运动、感觉、认知、言语等功能和生活自理能力，提高生存质量。此期可以介入水治疗康复。需注意的是颅脑损伤患者进行水治疗前一定要确认手术伤口是否已经愈合，避免感染。

水治疗的主要作用：①降低肌张力；②刺激运动的产生；③刺激正常反应的产生；④增加受限的关节活动度；⑤刺激各种运动模式的产生；⑥进行呼吸训练及发声训练；⑦进行认知训练。

（3）后遗症期：经过临床处理和正规的急性期、恢复期康复治疗后，各种功能已有不同程度改善，大多可回到社区或家庭，但部分患者仍遗留有不同程度的功能障碍。

后遗症期康复治疗的目标是使患者学会应对功能不全状况，学会用新的方法来代替功能不全，增强患者在各种环境中的独立和适应能力。

水治疗的主要作用：①积极的心理影响；②提高心血管的功能；③提高社会参与感。

患者的娱乐性训练可逐步地加入集体活动。颅脑外伤的患者，通常存在社交、知觉或者行为方面的问题。进行集体训练可帮助患者学习社交技巧而融入社会生活中。

2. 并发症的水治疗　颅脑损伤的患者病情相对严重，急性期病情不稳定，易加重，在水治疗介入的时间上一定要本着安全、谨慎的原则，与医师充分沟通讨论。且颅脑损伤患者容易出现认知、情绪方面障碍，如易冲动，攻击性等，在制定治疗方案时一定要谨慎。

对于预防压疮、肺感染等颅脑损伤并发症，水治疗具有良好的效果。利用仰卧位漂浮，可以减轻局部压力，避免压疮的形成。静水压力对胸部的压力，反射性地促进呼吸。同时在水中患者的手臂、腿、躯干、颈部和头部增加漂浮物，可提供浮力，颈部和腹部肌肉的张力下降，处于松弛状态，治疗师可指导患者正确利用腹部肌肉进行呼吸，控制呼吸频率及吸气与呼气的时间。患者的呼吸肌力量增强，则咳嗽排痰能力增强，减小了肺感染的风险。针对颅脑损伤伴有肢体骨折患者，静水压力有助于减轻肿胀，减少骨折并发症。

另外需要注意的几点是：①若是开放性损伤或脑外伤去骨瓣减压术、引流术后，一定要确保伤口已愈合，或做好防水防护再进行水治疗，防止伤口感染。②癫痫是颅脑损伤后常见后遗症。频发癫痫是水治疗禁忌证，而稳定可控的癫痫，在服用抗癫痫药物的情况下可尝试进行水治疗。而水治疗项目应选择无障碍浴槽，方便出入。治疗时需密切观察患者状态，若有发作立即出浴，最大限度地保证患者安全。③气管切开术后患者进行水治疗时，一定要在气管切开处（伤口处）进行包裹，防止水误溅造成感染或呛咳甚至是水流进气管造成生命危险。治疗方式以轮椅浴槽和蝶形浴槽为主，起始水位应为肺部以下。国内尚无此类患者在大型水中运动池中训练的经验，但是国外偶有报道在严格控制水位高度以及辅助设施齐备的情况下，可以在大型水中运动池中进行治疗。

（王轶钊　时旺然）

第二节　脊　髓　损　伤

一、概述

脊髓损伤（SCI）是指由各种原因导致椎管内神经结构（包括脊髓和神经根）及其功能的损害，出现损伤水平及以下脊髓功能（运动、感觉、反射等）障碍。根据致病因素分为创伤性及非创伤性两大类。

（一）脊髓损伤的分类

1. 不完全性脊髓损伤　神经损伤平面以下，包括最低骶髓节段（$S_4 \sim S_5$）保留任何感觉和/或运动功能（即存在骶残留）。

2. 完全性脊髓损伤　最低骶髓节段（$S_4 \sim S_5$）感觉和运动功能丧失（即没有骶残留）。完全性脊髓损伤应在脊髓休克结束后确定，脊髓损伤48h后仍表现为脊髓休克，检查确认鞍区无感觉和运动功能，按完全性脊髓损伤诊断。

（二）流行病学

随着社会的发展，脊髓损伤发生率在逐年升高。发达国家脊髓损伤的年发生率为13.3/100万~45.9/100万。在西方国家，交通事故伤、暴力伤、运动伤是脊髓损伤的主要病因。在我国主要的致病因素为交通事故、坠落伤、重物砸伤。

（三）病因及病理

根据影像及病理解剖学研究，脊髓神经损伤致伤因素主要为受伤椎体骨折片或部分椎间盘突进椎管内压迫神经组织。急性脊髓损伤分为原发性损伤和继发性损伤两个阶段。原发性损伤是指受伤时由于骨折的移位、脱位引起椎间盘脱入椎管及骨折片刺入脊髓而造成的急性脊髓压迫、冲击、撕裂、挫裂及剪切伤，是在受伤的一瞬间由外力产生的决定性的、不可逆的损伤,无法针对其进行有效的治疗。继发性损伤是脊髓原发性损伤之后由于各种因素引起的脊髓再损伤,所产生的脊髓损害远远超过了原发性损伤。

(四)脊髓损伤临床诊断

可根据明确的病史,脊髓休克、运动和感觉障碍、体温控制障碍及痉挛、排便和排尿障碍等症状,并通过神经学检查、影像学检查、诱发电位检查、血液流变学检查等检查来进行诊断。

二、康复评定

(一)陆上评定

1. 综合功能　美国脊髓损伤协会(American Spinal Injury Association, ASIA)损伤量表。
2. 日常生活活动能力　改良巴塞尔指数(MBI)。
3. 肌痉挛　改良 Ashworth 量表(Modified Ashworth Scale, MAS)。

(二)水治疗相关评定

1. 水中独立性测试量表。
2. 基于 ICF 与 Halliwick 理念的水治疗评定。
3. 游泳独立性测试量表。
4. Humphries 水中敏捷性评定。
5. Alyn 水中适应性测试量表 2(WOTA2)。

三、水治疗

脊髓损伤的直接结果是瘫痪,随时间进展导致关节出现僵硬和关节活动度(ROM)受限。原发病损和继发损害常常导致活动能力明显受限,包括步行、取物和进行日常生活活动(ADL)的能力。水治疗可以改善多系统损伤,可为脊髓损伤患者的功能障碍、活动受限和参与限制提供了一种独特、通用、有效的康复方式。

(一)作用原理

水治疗对脊髓损伤的最大治疗价值在于,可以让患者进行许多陆上无法完成的运动训练,并加强治疗效果。对于瘫痪患者,浮力明显减轻脊柱重力轴向压力和剪切力,水中阻力控制运动速度,还可以借助训练器具设计动作,从而提高安全活动范围。水治疗还具有缓解疼痛、调节肌张力、减轻痉挛、提高舒适度、缓解疲劳等作用,有利于脊髓损伤患者的康复。

(二)介入时间

脊髓损伤的治疗大体可分为急性期(伤后2周内)、亚急性期(伤后2~4周)和恢复期或慢性期(伤后4周以上)。一般而言,水治疗康复的介入时间在伤后或术后4周以后,此时患者生命体征稳定,症状不再进展,并且通常已经进行了一定时间的基础性康复治疗。需要强调的是,脊髓损伤患者病情复杂,具体介入时间需要仔细评定损伤程度、损伤节段、是否进行过手术治疗等因素,必须与临床医生、患者本人和家属充分沟通,认真评定,在确保患者安全的前提下进行。

(三)水治疗康复方法

脊髓损伤水治疗康复方法种类多样,内容丰富,技术分类不一。水治疗技术分为冲浴法、浸浴法和水中运动治疗。其中浸浴法和水中运动治疗较常用于脊髓损伤的水治疗,冲浴法应用较少。

1. 水中运动治疗　水中运动治疗,简称水中运动(aquatic exercise),即在水环境中进行的一种运动疗法,是指在泳池或浴槽中起治疗作用的任何以水为基础的运动。游泳、水中有氧训练、水中力量训练、平衡训练、Ai Chi疗法和尊巴等都可能对脊髓损伤患者有益。水中运动治疗可以明显改善脊髓损伤患者的平衡能力、步行能力、心肺呼吸功能、体温调节能力等,并减轻痉挛。水中步行训练是减重步行训练的一种形式,减重的大小可以通过调节水深来改变浮力来实现,可以为疼痛、无力或负重障碍的患者提供合适的负重。与悬吊式减重训练设备相比,水中步行训练更为舒适自然。同时,水的温热、水流冲击等作用可以起到减轻疼痛、缓解痉挛、促进放松等作用,在脊髓损伤患者中应用较多。

2. 全身浸浴治疗　全身浸浴治疗包括在Hubbard浴槽、轮椅浴槽、气泡涡流浴槽等经典水治疗设备中进行的浸浴治疗,可以结合小范围的主动或被动运动训练,其中Hubbard浴槽最为常见,此类治疗以被动浸浴为主,可进行的主动运动较为有限。

（四）水治疗方案应考虑的因素

1. 水深　脊髓损伤可能累及呼吸肌,所以不同的水深不但能够提供不同的浮力,还可调节水深至胸腹部,利用静水压力达到训练呼吸肌的目的。由于浮力随身体浸入水中的深度增加而增大,站立困难的患者在略深的水中活动通常更容易。因此训练往往先在深水中进行,逐渐转移到更浅的深度。但上肢训练例外,在浅水中活动上肢或抗阻划水训练时可以避免上肢完全浸入水中产生最大浮力辅助。

2. 单侧与双侧运动　水中运动时的阻力使患者付出更多努力。当水中肢体运动时,患者越努力运动其躯干和邻近部分越不稳定。如果患者仅仅运动单个肢体需要的动力就相应减少,尤其是其他肢体提供额外稳定性的情况下,比如扶住水池边或站在水池底面上。当患者的稳定提高后开始尝试做双侧肢体运动。考虑到水中运动的阻力和提供身体近中央部分的稳定性,相对于对称性的双侧运动(例如双肩同时前屈)通常更容易执行非对称性的双侧运动(例如右肩前屈同时左肩后伸)。

另外,Brown-Sequard综合征(又称脊髓半切综合征)可导致同侧运动功能障碍以及对侧的痛温觉障碍。应根据具体的情况实施治疗。

3. 远端稳定性　当患者身体运动部分的远端接触到具有稳定性的物体,受到一种支撑力从而为执行水中活动增加了稳定性。因此,远端稳定状态下比运动状态(远端没有支撑)更容易完成水中动作。提供稳定支撑的物体不一定必须是固定不动的,比如不是固定到水池上漂浮的浮力圈依然具有稳定作用。远端稳定的水中动作包括一手放在浮板上,在肩水平的水面上做外展内收划水动作。远端自由的水中动作没有外界物体的额外支撑,比如游泳动作或者深水跑步。

4. 水中运动的速度和幅度　人在水中只要增加一点运动速度就能感受到明显的水阻力,同样患者增加关节运动范围,水中活动的难度也会增加。患者开始训练时应从慢速和小活动范围开始,当能力提高时再逐渐增加。通常原则是指导患者在舒适、正确完成动作的情况下尽可能快速运动,如果出现运动模式异常说明患者的动作速度和范围过量了。

5. 患者体位　与在陆地类似,在水中特定的体位下控制身体更容易。水池训练体位有4种:球式、立方式、三角式、杆式。这些体位顺序从最稳定到不稳定。尽管球式体位是最稳定的,但临床中很少使用。立方式是在实践中最常用的,身体浸入水中取类似坐姿,双上肢伸展,此种体位下躯干和四肢受到水浮力支撑最大。随着技能提高患者能够越来越独立,可以尝试三角式或杆式,身体浸入的深度减小,水浮力的支撑力减小。技能差的患者首先在更稳定的体位下训练,随着技能提高再过渡到不稳定的体位。

6. 水温　脊髓损伤患者可能伴有二便障碍,温水可调整膀胱平滑肌及肛门外括约肌、尿道外括约肌等功能。但 SCI 患者可能存在体温调节障碍,过高的水温可能会导致患者虚脱。

(五)初期(卧床阶段)的水治疗

1. 治疗目的　改善呼吸功能,缓解疼痛,预防压疮,预防肌肉萎缩和关节挛缩,维持残留肌功能,促进感觉功能的恢复是康复的重点。

2. 治疗设备　Hubbard 浴槽行全身康复水治疗。

3. 建议处方　每日 1 次,每次 15～20min,水温 38℃左右,20 次为 1 个疗程。

4. 治疗步骤

(1)询问并检查患者,排除禁忌证。

(2)向患者解释治疗方案并签署知情同意书。

(3)准备适当的温度和水量的治疗用水,并检查设备是否正常运行。

(4)在患者入水之前再次确认水温。

(5)使用无障碍设备将患者运送入水中。

(6)根据需要打开机械刺激治疗装置。

(7)帮助并指导患者在水中运动。

(8)对于因肥胖和其他原因使身体暴露在水面上较多的患者,用毛巾盖住胸部和肩部并不停向上倒水以保持温暖和湿润。

(9)治疗持续 15～20min,在提示患者之后,使用无障碍设备将他们运送出水中。

(10)如果患者在治疗期间或治疗后感到头晕,不应立即起身,根据情况,采取降温、饮用温热的淡盐水、补充甜食等措施,症状缓解后,可尝试慢慢站起离开。

(11)对于治疗后感到非常疲倦的患者,短暂的冷水淋浴可以帮助恢复精力,但大多数患者不喜欢这样,所以最好让患者自行选择。

5. 治疗内容

(1)关节活动训练:治疗师有必要指导、帮助患者对全身各个关节进行被动或辅助运动。这样做不仅能预防关节挛缩,也可以维持肌肉的弹性,延缓其萎缩。被动运动必须对每个关节做各个轴向的全范围运动,每个关节的每个方向活动 3～5 次,每次在极限位置停留 1～2s。治疗师必须引导和协助患者全身的各个关节做被动或辅助运动。这不仅可以防止关节挛缩,还可以保持肌肉弹性并延缓其萎缩。被动运动需要每个关节的全范围运动,每个关节在每个方向活动 35 次,每次在极限位置停留 1～2s。

(2)康复水治疗瑜伽:康复水治疗瑜伽是在普通初级瑜伽的基础上结合残障人士水中运动的特点设计出的一种达到身体、精神与心灵和谐统一的运动,包括调息的呼吸法、调身的体位法、调心的冥想法。在对身体各部位进行以牵伸为主的运动训练的同时,配合腹式呼吸训练,可明显改善运动和呼吸功能。因此,康复水治疗瑜伽是非常适合包括脊髓损伤患者在内的广大残疾人的康复水治疗技术。脊髓损伤患者初期需在治疗师的指导和监护下,自主完成调息和冥想,一般需要一对一辅助。随着功能的改善,可逐步脱离辅助。

(3)水中按摩:在 Hubbard 水治疗过程中加入手法按摩技术,可以使脊髓损伤患者各种症状得到有效的缓解。

（4）带有添加剂的 Hubbard 水治疗：要改变或增强常规 Hubbard 槽浴的治疗效果，可以考虑将一些价钱便宜、容易找到、无防腐剂并且对皮肤、肌肉、关节或神经系统具有良好作用的化学制剂中加入治疗用水中。适用于脊髓损伤患者的添加剂有①硫酸镁浴：硫酸镁是矿物质"七水硫酸镁"的常用名，最早是从英国埃普索姆的矿泉水中提取的。因其有肌肉松弛作用（镁可以减少横纹肌的收缩），可以将其用于水治疗中，辅助治疗脊髓损伤的反射亢进，减轻运动后的酸痛以及因肿胀和挫伤所致的炎症。②海盐浴：海盐浴并非必须使用真正的"海盐"，而是在治疗用水中加盐，以达到普通海水的含盐量。盐水可以增加皮肤细胞膜的通透性，促进水分和毒素排出，加入温水可以更好地保持热量，促使脊髓损伤患者身体适当排汗，增强水治疗的镇静和放松效果，并能够提供更大的浮力，更好地协助脊髓损伤患者进行运动训练。

（六）中后期（轮椅和步行阶段）的水治疗

不同的损伤水平预后是不同的。一般来讲，从生活自理角度看，C_7 损伤患者基本能自理，C_7 以下完全自理，C_7 以上只能部分自理或不能自理。从步行功能看，$T_3 \sim T_{12}$ 损伤可完成治疗性步行，$L_1 \sim L_5$ 损伤可完成功能性步行。因此，可根据损伤平面水平制订相应的康复目标。

1. 治疗目的　增强肌肉力量、肌肉耐力、提高使用轮椅的能力或步行能力是此阶段康复治疗的重点。

2. 治疗设备　无障碍浴槽（轮椅式）及 Binary 步行槽、水中平板步行系统和水中运动池。

3. 建议处方　每日 1 ~ 2 次，每次 15 ~ 30min，水温 35 ~ 38℃。具体推荐无障碍浴槽（轮椅式）：水温 38℃，15 ~ 20min。水中平板步行系统：水温 36.5℃，20 ~ 30min。水中运动池：水温 34 ~ 35℃，30 ~ 40min。20 次为 1 个疗程。

4. 治疗作用与原理　轮椅式无障碍浴槽等被动水治疗模式主要利用水的温度、静水压力、机械冲击力等改善患者血液循环、心血管功能、呼吸功能、感觉功能等。

水下跑台和水中运动池中进行的主动水治疗模式主要利用水的浮力、阻力及水的特殊物理特性，帮助患者更快地实现坐、站、行走、平衡等功能，实现陆地上难以完成的漂浮、旋转等核心控制训练。此外，大型水中运动池还可进行游泳训练，一对一指导及群体治疗。游泳训练可提升患者耐力及心肺功能；一对一指导可针对性、个体化地训练不同患者，提高运动功能和生活质量；群体治疗具有较强趣味性并促进患者的社会化进程。

5. 治疗步骤　一般来说，治疗从坐位开始，逐渐过渡到站立位，之后进行步行训练及水中各种功能训练，最后进行治疗性游泳。相应的设备可选择无障碍浴槽（轮椅式）或 Binary 步行槽→水下跑台→水中运动池。具体某项设备操作步骤不再详述。

6. 治疗内容　此期患者脊柱骨折稳定性已基本恢复，可离床训练，治疗主要围绕增强残存功能、预防并发症而进行。

在开始阶段，水中坐位训练是重点训练项目之一，轮椅式无障碍浴槽是较理想设备。这类设备采用与普通轮椅乘坐感受类似的特制轮椅作为无障碍装置，适用于能维持半坐位的患者。轮椅靠背可进行多角度调节，如果需要，水甚至可浸没患者双肩。通常都集成气泡及涡流发生装置，患者在其中接受水治疗时还可以进行某些简单运动训练，如颈、肩、上肢运动及肌肉等长收缩。

脊髓损伤患者最理想的水治疗设备是 Binary 步行槽，它可辅助脊髓损伤患者完成从卧位→长坐位→端坐位→站位,直至步行的训练过程。水温38℃左右。初期患者可以尝试在治疗水槽中的担架上做上肢支撑、下肢屈伸等运动训练,随后可以通过逐渐调节水中担架靠背角度的方式,逐步过渡到坐位训练,折叠下肢托架后,可以完成从坐到站的练习,取出担架后即可进行水中站立、重心转移、步行甚至水中跑步练习。除了巩固和加强前期疗效之外,对于可能恢复实用步行功能的患者,推荐使用水中平板步行训练系统,尽早进行以站立和步行为主的水中活动平板训练,水温36℃左右。患者也可先在安全性较高的Binary步行槽中完成站位平衡训练、重心转移以及自主步行训练,再到活动平板上采用不同的速度、不同的水深进行水中步行训练。应按照"水温中性,水深适宜,强度合理,由慢到快,由深到浅,由易到难"的原则循序进行。

对于功能较好的脊髓损伤患者,可以在水中运动治疗池中通过一对一和群体性水中运动训练,采用包括Halliwick、拉格斯泳圈训练法、水中指压按摩疗法、水中太极、水中瑜伽以及游泳在内的多种训练方法,推荐水温34~35℃,也可采取任务训练法。任务训练法是以任务为主导的训练方式,通过具有功能性活动的姿势训练,强调干预患者的失能。进一步说,鼓励患者成为主动者去解决他们的运动功能障碍,而不是接受者被动接受治疗师手法和语言指导。任务训练法不是一种治疗技术,而是用以指导治疗师为患者的功能障碍设计治疗方案的一套原则。

任务训练法通用原则如下:①选择可接受的最浅水深;②作为一个整体做功能性活动;③系统地去除患者外部的稳定辅助;④鼓励通过所选身体部位的运动训练直立位下稳定性肌群的收缩;⑤鼓励快速、交互的运动;⑥鼓励主动参与解决困难;⑦循序渐进增加任务难度。

（杜科涛　石罗毅）

第三节　周围神经损伤

一、概述

周围神经(peripheral nerve)由神经节、神经丛、神经干和神经末梢组成,分为脑神经、脊神经和自主神经。周围神经多为混合性神经,含有感觉神经纤维、运动神经纤维和自主神经纤维。周围神经病是指原发于周围神经结构或功能损伤的疾病,主要症状为躯体运动障碍、感觉功能障碍和自主神经功能障碍及反射改变等。

（一）分类

周围神经病目前尚无统一的分类标准,临床上常见的分类包括按病因、病理、神经功能及受累神经分布范围等分类,各种分类之间有重叠。

1. 按病因分类　分为周围神经损伤和周围神经病。周围神经损伤是由于周围神经丛、神经干或其分支受外力作用而发生的损伤,如挤压伤、牵拉伤、撕裂伤、切割伤等;周围神经病是指周围神经的某些部位由于炎症、中毒、缺血、营养缺乏、代谢障碍等引起的病变,旧称神经炎。

2. 根据病理分类　分为轴索变性和脱髓鞘性病变。轴索变性常见于中毒、营养缺乏及代谢异常、遗传性运动感觉性周围神经病、结节性多动脉炎等原因所致的周围神经病;脱髓鞘性病变常见于吉兰-巴雷综合征(Guillain-Barré syndrome,GBS)、遗传性压迫易感性神经病、部分糖尿病性多发性神经病及部分癌性神经病等。

3. 按受损神经的功能分类　分为感觉性周围神经病、运动性周围神经病及自主神经性周围神经病。感觉性周围神经病,见于部分糖尿病性、淀粉样变性、癌性和遗传性感觉性周围神经病;运动性周围神经病,见于GBS、铅中毒、白喉等;自主神经性周围神经病,见于自主神经功能不全及部分运动感觉性周围神经病伴自主神经功能不全。

4. 按受累神经分布范围分类　分为单神经病、多发性单神经病及多发性神经病。单神经病,也称局部性神经病,指某一神经干或神经丛的局部病变,病因通常为机械损伤、血管病变、肉芽肿、新生物或其他浸润性病变等;多发性单神经病,指同时或先后累及两条或两条以上单独的、非邻近的神经干称为多发性单神经病,多见于血管炎、结缔组织病和炎性脱髓鞘等;多发性神经病,指广泛分布的、双侧对称性的四肢远端受累为主的周围神经病,通常由中毒、营养缺乏、代谢异常及免疫功能障碍等所致。

(二)流行病学

有研究显示55岁以上者周围神经病的患病率约为8%,一般人群为2.4%。在糖尿病患者中最常见的是糖尿病性周围神经病,其患病率高达60%~90%,是糖尿病致残率甚至病死率增加的一个主要原因。研究结果显示,10%~20%的2型糖尿病(diabetes mellitus type 2,T2DM)患者在确诊糖尿病时就已经存在周围神经病。在血管性疾病的患者中,60%~70%患有周围神经病。

(三)病因及病理生理

各种原因累及周围神经均可导致周围神经病。病因复杂,可能与前角运动细胞病变、结缔组织病变、自身免疫介导、中毒性周围神经病、营养缺乏、代谢性异常、遗传性疾病等原因相关。它们选择性地损伤周围神经的不同部位,导致相应的临床表现。周围神经病的病理改变主要有:沃勒变性、轴索变性、神经元变性、节段性脱髓鞘。在周围神经病发病机制中轴索运输意义重大。轴索内有纵向成束排列的神经丝和微管,通过横桥连接,从神经元胞体运输神经生长因子和轴索再生所需的多种物质至轴索远端,起营养和代谢作用;也可影响神经元传递信号,增强其代谢活动。病变时正向运输受累可致轴索远端细胞膜成分及神经递质代谢障碍;逆向运输受累可引起轴索再生障碍。

(四)临床表现

周围神经病损害的临床表现主要有:①感觉障碍,局部麻木、灼痛、刺痛、感觉过敏、实体感缺失等,感觉障碍的分布呈手套或袜套式;②运动障碍,弛缓性瘫痪、肌张力降低、肌肉萎缩等;③自主神经功能障碍,局部皮肤光润、发红或发绀、无汗、少汗或多汗、指(趾)甲粗糙脆裂等;④反射障碍,腱反射减弱或消失等。

(五)临床诊断

周围神经病的诊断和其他疾病一样,主要依据病史、临床表现和辅助检查。详细地询问病史是病因诊断不可缺少的依据,如有明确的家族史或缓慢发展的病程,应考虑遗传性周围神经病;进行性病程伴有全身消瘦应考虑代谢性、免疫或副肿瘤性周围神经病等;有明确的毒物接触史和群体发作首先应考虑中毒性周围神经病。

肌电图和神经传导速度测定,是诊断周围神经病最常用的客观检测手段。

周围神经活检,属有创检查,主要适应证是原因不明的周围神经病,可提供特异性的诊断。

（六）临床治疗

首先是病因治疗；其次给予对症支持处理，如给予止痛药物及 B 族维生素等。

二、康复评定

（一）陆上评定

由于周围神经干是由运动、感觉和自主性神经纤维组成的，因此周围神经病会引起该支配区的运动、感觉和自主性神经功能障碍。周围神经病的康复首先是对于损伤状况的评定，正确了解周围神经病损伤部位、程度非常重要。

1. 肢体形态评定。

2. 运动功能评定。

3. 感觉功能评定。

4. 周围神经电生理学评定。

对于神经损伤部位、程度和损伤神经修复后其恢复情况的准确判断，则需要周围神经电生理学检查作为辅助的检查。

（二）水治疗相关评定

1. 水中独立性测试量表。

2. 基于 ICF 与 Halliwick 理念的水治疗评定。

3. Humphries 水中敏捷性评定。

4. 牛津肌力分级（水中改良版）。

三、水治疗

（一）水中指压按摩疗法

水中指压按摩疗法（Watsu）由加利福尼亚州 Harbin 温泉疗养院的 Harold Dull 发明。水中指压按摩疗法可以提高身体紧张部分的灵活性，还能够减少神经功能障碍中脊髓水平兴奋增高引起的肌肉收缩。慢速、节奏性转动动作刺激前庭系统沿脊髓前庭侧索向下发送抑制输入信号，增加感觉刺激。治疗神经功能障碍时有特殊的动作，包括髋旋转（促进髋内旋和外旋）、蹬踏（促进髋伸展）和折叠（髋和躯干屈曲）等。

（二）拉格斯泳圈训练法

拉格斯泳圈训练法（BRRM）起源于 20 世纪 30 年代瑞士 Bad Ragaz，与 PNF 同样被治疗师用于指导患者通过特殊的运动增加肌力和关节活动范围。两种技术均有主动和被动活动，包括上肢、下肢和躯干运动，可以做单侧和双侧运动。双侧运动中，一些是对称性的，另一些是非对称性的。

拉格斯泳圈训练法主要是为了肌肉骨骼系统设计的治疗各种运动障碍的技术。然而，治疗周围神经病引起的功能障碍也有效，这些障碍包括自主运动不足、无力和关节活动范围减少。神经功能障碍的患者往往缺少稳定身体多个部分的能力，甚至不能在水中水平地支撑。因此，有必要为这些患者提供躯体漂浮支撑器具以保证安全。对自主运动不足的患者，重点做关节的平滑运动相反，快速、抗阻运动用于提高肌力。

（三）Halliwick 理念

由于应用 Halliwick 理念指导游泳的训练方法所具有的训练健身效果，此方法对于任何人都具有基本的治疗作用，尤其对神经功能障碍原发病损和继发残疾都有作用。此方法也可以直接用来治疗运动障碍，例如，以伸肌运动模式为主的患者能够在向前的垂直转动动作中获益，这个动作帮助患者主动控制屈肌肌群并抑制伸肌肌群，通过静态平衡控制训练获得的技巧能力可以持续保持，并改善功能性活动中的姿势稳定性。

（李　岩）

第四节　帕金森病

一、概述

帕金森病是一种慢性进展性病变，康复治疗干预可以有效延缓病情的发展，从而减轻功能障碍的程度，提高患者的社会参与能力以及日常生活活动能力，回归社会。运动疗法对帕金森病运动和非运动症状改善乃至对延缓病程的进展可能都有一定的帮助，特别是帕金森病患者多存在步态障碍、姿势平衡障碍、语言和／或吞咽障碍等轴性症状，这些症状对于药物疗效甚微，但是可以从运动疗法中获益。然而帕金森病患者在地面上运动常会对身体造成一定的压力，从而产生疼痛，不得不中止锻炼，而在水中运动可以避免这些问题，同时还可以缓解疼痛，也增加患者康复锻炼的兴趣。

（一）流行病学

帕金森病的患病率可随着年龄的增长成倍增加，根据世界各国的帕金森病流行病学调查报告，发展中国家帕金森病的患病率总体低于发达国家。年龄超过 65 岁的人群帕金森病的患病率为 1%～2%，年发病率为（10～21）/10 万。随着我国人口老龄化的加剧，到达 2050 年我国帕金森病患者的数量预计将增加至 800 万左右。

（二）病因

帕金森的病因尚未完全明确，发病机制十分复杂，可与年龄因素、环境因素及遗传因素有关。

1. 年龄因素　帕金森病的患病率和发病率随着年龄的增长而增加，提示年龄因素是帕金森病的危险因素之一。在正常年龄老化过程中 DA 能神经元出现变性坏死的程度并不足以导致发病，因此目前普遍认为神经系统老化只是帕金森的促发因素之一。

2. 环境因素　流行病学和社会学研究发现长期接触环境中的有毒化学物质（除草剂、杀虫剂等）和特定的生活条件及饮食习惯可能增加帕金森的发病率。目前被广泛报道的包括吸烟、咖啡、饮茶习惯、非甾体抗炎药、钙通道阻滞剂等因素可能对帕金森的发病起到保护性作用。研究显示长期吸烟可以使帕金森病的患病风险降低 36%～50%，其原因可能是由于尼古丁等神经保护性成分的存在。研究报道高尿酸水平的保护性作用相比于低尿酸水平可以使帕金森病的患病风险降低 33%，并且与帕金森病的认知功能障碍有关。

3. 遗传因素　根据遗传史可分为家族性与散发性两种，其中家族性帕金森病占帕金森病患者总数的 10%～15%，主要的病因是遗传基因的缺陷。而散发性帕金森病则占帕金森病患者的 85% 以上，是遗传与环境等因素共同作用的结果。遗传形式一般为常染色体显性及隐性遗传，发病年龄一般相对较早。常染色体显性遗传性致病基因有 *SNCA* 基因、*LRRK2* 基因，常染色体隐性遗传性致病基因有 *Parkin* 基因、*PINK1* 基因、*DJ1* 基因、*GBA* 基因。随着帕金森病致病基因的发现，遗传因素被证实在帕金森病中起到至关重要的作用。

（三）临床表现

1. 震颤 震颤常是患者的首发症状，静止性震颤为典型表现，但也有少数患者表现为手部的动作性震颤。经典的静止性震颤表现为手指"搓丸样动作"和手的"伸 - 屈""旋前 - 旋后"样震颤。震颤在患者情绪激动或精神紧张时加剧，睡眠中可完全消失。在疾病早期，症状仅限于身体的一侧，通常从某一侧上肢远端开始，以拇指、示指及中指为主，然后逐渐扩展到同侧下肢和对侧肢体，呈"N"字形发展。晚期可波及下颌、唇、舌和头部。

2. 运动障碍 运动障碍包括自主活动的减少、随意运动的幅度减低、启动动作缓慢。书写缓慢和幅度减小，呈"小写症"；面部表情肌少动，表情呆板，呈"面具脸"；冻结是帕金森最严重的运动障碍之一，也称为运动阻滞。指机体在活动过程中突然出现短暂的不能运动。最常见的形式是冻结步态，冻结也有可能会影响上肢或眼睑，或者语言冻结，语言冻结通常指患者讲话总要重复每个单词的第一个音节。睁眼困难也是冻结的一种形式。

3. 肌僵直 当肢体在活动范围内被动运动时肌张力增高，会产生"齿轮样"或"铅管样"阻力。与痉挛不同，肌僵直屈肌和伸肌张力都增高。

4. 姿势步态异常 随着疾病进展，患者开始出现"屈曲姿势"，步行时肘部弯曲，前臂置于身体前方，手臂的摆幅降低，膝盖轻度弯曲。最终可能形成严重的躯干前屈或者明显的脊柱后凸、侧弯畸形。后期会出现姿势反射的消失，在身体失去平衡时难以矫正自行恢复至平衡状态。姿势反射消失的患者如果伴有躯干前屈，可以导致慌张步态，患者为了赶上自身的重心不致跌倒会越走越快。"慌张步态"是帕金森病患者的特有体征，行走时起步困难，不能立即停步或转弯。

5. 其他症状 由于口、咽、腭肌运动障碍，可导致流涎、讲话缓慢、语调低沉、吞咽困难等。在自主神经系统功能障碍中主要包括便秘、皮肤病变、排尿困难等。晚期可出现肺部感染、褥疮、骨折、关节固定甚至功能丧失。

（四）临床诊断

帕金森的诊断主要依据临床症状、病史以及体征。常规结构影像多无特异性改变，但有助于与其他帕金森综合征的鉴别诊断。通过 PET 显像技术来评定多巴胺功能的分子影像技术是目前最为敏感的诊断技术，但尚未在国内常规开展。在静止性震颤、肌僵直、运动障碍、姿势步态异常"四主征"中至少具备两项，前两项中至少具备其中一项，无锥体束征。

（五）临床治疗

1. 药物治疗 药物治疗是帕金森病治疗的首选方法。常用药物有多巴胺替代药如左旋多巴及其复方制剂，抗胆碱能药物如苯海索，多巴胺能增强剂如金刚烷胺，多巴胺受体激动剂如溴隐亭等。药物治疗在不同程度上减轻患者的临床症状，但不能阻止病情的进展，常需终生服药，根据患者情况规范用药。

2. 外科治疗 外科治疗对于中晚期、药物疗效欠佳或药物副作用大而不能耐受的患者，可以采用立体定向手术治疗，手术治疗只能缓解症状，术后易复发。

3. 康复治疗 康复治疗如松弛和呼吸训练、关节活动度训练、姿势训练、步态训练、平衡训练等康复锻炼与水治疗结合，以及中医传统康复治疗等。

二、康复评定

（一）陆上评定

针对帕金森病患者的康复评定一般包括定性评定和定量评定两种方法，前者为主观评定,用量表来评定患者的症状、体征和功能障碍,后者即客观评定,用简单或复杂的实验方法对生理指标进行测量。一般将这两者结合起来进行评定。

1. 定性评定 操作简单,临床上采用较多,通过治疗人员的观察主观将患者的症状、体征和患者的功能进行分级,如统一帕金森病评定量表(UPDRS)。该量表是 Fahn 等人在1987 年发明的,因其观察项目多,较为精细,因而成为科研和临床观察的重要指标。UPDRS包括 42 项,分为 4 个部分:①精神、行为和情绪;②日常生活活动;③运动检查;④治疗的并发症。

2. 定量评定 利用神经生理学试验等来较客观反映患者的功能变化,因操作较复杂一般作为科研设计方法而较少用于临床康复评定,此处不详述。

(二)水治疗相关评定

1. 水中独立性测试量表。

2. 基于 ICF 与 Halliwick 理念的水治疗评定。

3. 游泳独立性测试量表。

4. Humphries 水中敏捷性评定。

5. Alyn 水中适应性测试量表 2(WOTA2)。

三、水治疗

(一)水治疗的原理

患者在进行水中运动时,水的浮力会支撑身体的部分重量,身体重量作用在关节上的重量只有体重的 1/10;而地面上运动作用在关节上的重量则是体重的 3 倍,也就是地面上运动对关节的压力是水中运动的 30 倍。因此在水中,关节比较容易活动,对肌肉和骨骼的压力较小,运动伤害的概率也比较小。

在美国内布拉斯加州(Nebraska)奥马哈市(Omaha)的康复中心设有水治疗运动课程,鼓励帕金森病患者参与。该课程利用水中运动 4 项主要原理开展。

1. 浮力 因为水中的浮力和地心引力是呈现相反的方向,因此当患者在水中运动时,其关节、骨骼和肌肉所受到的压力都会相对地减低。

2. 阻力 在水中运动,水会提供肌肉各方向的平衡,以及可利用阻力训练拮抗肌。并且随着肢体在水中摆动的速度不同,可产生比在陆地上大 4～42 倍不等的阻力。

3. 静态水压 躯干浸泡在水中的区域,都会产生静水压的作用力,这可增进循环系统的能力,尤其是离心脏较远的肢体末端。而且也可训练呼吸肌,增进心肺功能。

4. 保暖 由于水治疗池或温泉大多为温水区,可达到放松肌肉,减少关节僵硬及促进血液循环的效果,减轻疼痛。因此在温水中,可使关节运动达到最大的运动范围。

由于水的浮力能够减少肌肉和骨骼的压力而减轻行动缓慢和僵硬的现象,所以,患者在水中比较能够活动自如。水中运动还能够帮助患者控制肌肉的活动,减轻僵硬的症状。身体失去平衡是患者在早期就发生的症状,由于水压对身体的支撑,患者在水中比较能够维持身体的平衡,水中运动还能练习并加强身体的平衡感,帮助日常的活动。

(二)治疗目标

1. 减少疼痛。

2. 达到更大的关节活动度及肌肉的延展性。

3. 保持或增强肌肉的力量。

4. 重获或增进平衡感。

5. 保持或增进心肺的功能。

（三）水治疗原则

在水中运动时，要遵循以下原则：①不能过累，否则会因为疲劳而影响水中的应变能力；②水温也不宜过高，以避免昏眩；③循序渐进：开始水中运动时，可以每周 3 次，每次 20min。然后逐步增至每次 30min，40min 至 1h。一个良好的运动后应精神焕发，而不是感到很疲倦。

（四）运动前的准备工作

水中运动治疗项目包含了 3 个主要的成分：①心肺适能训练；②延展性训练；③强度训练。为了使患者能达到理想的训练目标，美国国家康复医学协会（American Congress of Rehabilitation Medicine，ACRM）设计了以下的准则来刺激全身的肌肉群。

1. 帕金森病患者每天需运动 15～20min。其中并不包括换衣、到达运动场所、暖身及洗浴的时间。运动时间也该需视个人的病况程度、服药状况及身体耐力而定，这方面的评定可请教专业的物理治疗师或是水疗师。

2. 帕金森病患者在开始运动之前应要做 5～10min 的热身运动。主要以一些轻微的伸展运动及四肢连续性的缓慢运动，例如手臂绕环、原地踏步等。热身运动主要目的在于增进肌肉的血液循环以避免运动伤害的产生。

3. 帕金森症患者应尝试正确地将动作完成，发挥完全的潜力。陪伴者或水疗师也应给予正面、有效的视觉以及口头的指导。

4. 在增加运动强度之前，先确定该阶段运动已完成 4～5d，并在每一次的运动中，患者皆感觉在轻松、无困难中完成，方可增加运动强度。

5. 加强沟通。有些患者觉得自己是个负担。不过对于患者本身及家人而言，最重要的观念就是这些努力以及时间的花费，都是非常值得的。假如没有良好的活动力，不能掌握自己的人生，才是真正会造成家人及自己的负担。

（五）水治疗技术

1. 水中慢步　在做此运动时，水深适宜在腰部或是胸口的高度，当然应视患者具体的病情而定，前面也讨论到，水中的静水压与水深成正比，因此水面愈高，对患者的负荷也就愈大。患者最好靠近池边，一手可支撑做平衡，若要求更高的稳定度，建议患者的双手臂及背肩靠在池边，不过热身的范围将只有下半身而已。

在进行此运动时，患者可在水中缓慢踏步，上肢可进行前后的绕圈运动。此时水疗师可适时地给予口头指示："尽力将膝盖抬到最高，缩下巴，眼睛注视正前方，手臂可自由的向前后做绕环运动"。此热身运动可进行 3～5min。

2. 抬腿运动　水深最好在腰部或胸口左右，患者位置应永远保持在池边与水疗师之间。站立时，患者可将单脚上提，水疗师可将手掌置于患者正前方的腰部高的水面，提醒患者用膝盖来碰触手掌。同时水疗师须随时注意患者是否有身体向前倾或是倒向另一侧的情形发生，此时以口头提醒患者："将身体直立、缩下巴、注视前方"。水疗师亦可先示范一次，再带领患者。此运动也可持续 3～5min。

3. 站高运动　这项运动的目的是为帕金森病患者修正站立姿势。首先，让患者背靠在约手臂高的池边，水疗师立在患者正前方，两手牵着患者。水疗师此时须再一次提醒患者，保持上身的直立，并注视正前方，接着嘱患者右脚向前跨一步，水疗师此时应视患者需要而给予支持和协助,完成跨步后,再将右脚收回(往后跨回原位)。在每一次的跨出或跨回前,水疗师应再次提醒患者其上身的直立姿势。此热身运动可双脚交替进行,各 5 ~ 10 次。

4. 水中步行　在腰高或胸高附近的水深高度,水疗师可伸直手臂放在患者两肩上,接着向后退带领患者向前走,当患者跨出右脚时,水疗师可轻轻将患者的左肩向后、右肩向前推动。左脚则相反。此运动可以增进患者的步态,减少"拖曳步"的现象,以及解决帕金森病患者的启动困难。水深可由患者的舒服程度做调整,可愈走愈深或是保持在同一水深。此运动主要为增强心肺耐力,通常做 10 ~ 15min。

5. 抬踢腿步行　水疗师站在患者的斜前方,另一边依然是池边手可扶到之距离。患者在水中先抬大腿再将小腿伸直,水疗师可在其抬大腿时给予口头指令:"将膝盖碰触我的手掌",接着患者要将小腿伸直时,水疗师仍可将手置于稍前方腰深位置,并给予口头指令:"将脚踢直碰到我的手"。此运动是增进平衡感、协调性并可改善步态的运动。当患者伸直做完踢的动作后,便成一个大跨步,接着再站好后;另一只脚重复动作。

6. 跖屈运动　此运动主要在增进后大腿肌的强度。患者站立于适当深度的水中,两手平开(当然一边以可摸到池边为原则),此时患者将其中一侧膝关节屈曲,向后方做踢水的动作。水疗师可在旁示范作为患者的视觉指示,同时也可给予口头指示:"将脚尽力抬到最高,膝盖保持向着池底",此运动可进行 10 ~ 15min。或是患者可直接面向池边,两臂伸长可及的距离,做上述运动。

7. 侧行运动　主要在增进患者大腿内外侧的肌力强度以及平衡能力。水疗师与患者面对面,患者向其右方或是左方像螃蟹般地跨行,再将另一只脚合拢达到向旁侧移动的效果。患者和水疗师可沿着池边,从一侧走到另一侧。此运动可持续 10 ~ 15min。

8. 手臂交叉运动　此运动主要为加强手臂、肩膀、胸部、腹部及上背部的肌肉强度;也可训练平衡能力。患者站立于水中,脚张开与肩同宽,膝关节微弯,双臂从身旁向上展开,再慢慢向下到身体前方交叉;再向上展开后,向下至身后方交叉。前后各做 10 次。由于在手臂上升及下降的过程中,水给予的阻力可以训练肌肉力量,帮助帕金森病患者降低背部较高的张力并保持直立姿势。水疗师亦可站在患者前方给予视觉指示或是口头指示"将手臂尽量展",并且注意患者的姿势要保持直立。

9. 手臂绕环运动　站立姿势与上述手臂交叉运动相同。不过此时将上臂完全打直,向旁张开约 45° 后,向前方和后方交叉划水。以手掌面与水的接触多少而自我调整阻力的大小。此训练除了增强肩膀的肌力外,也可促进更好的平衡感。水疗师可站立在患者前方给予口头指示。运动过程中,尤其要注重向后划的动作,因为对患者而言,向后划水的难度要比向前划水大得多。另一种方式为双手各放在两边的肩膀上,将手肘向内及向外开合,同样地,患者应着重向外张开的动作。

10. 手腕划"8"　此运动主要在增加前臂及手腕处的肌力。站立于水深约胸部高的水中。手臂置于身体前方,利用手腕在水中写"8",重复 10 ~ 12 次,或是固定手腕,利用上臂在水中写"8"。

11. 旋转躯干　主要在增进躯干肌肉,尤其是斜向肌肉,也可增进身体的协调性。双手合十,在水中手臂由 12 点钟方向利用腰部慢慢转到 3 点或是 9 点方向,慢慢地左右来回重复 10 ~ 12 次,可渐渐增加到 20 ~ 30 次。

(苑杰华　常有军)

参 考 文 献

1. 李建军, 杨明亮, 杨德刚, 等. "创伤性脊柱脊髓损伤评定、治疗与康复" 专家共识[J]. 中国康复理论与实践, 2017, 23(3):274-287.

2. CHAPELA D, SOUSA S, MARTINS I, et al. Author Correction: A zebrafish drug screening platform boosts the discovery of novel therapeutics for spinal cord injury in mammals[J]. Scientific Reports, 2020, 10(1):749.

3. 邱贵兴. 骨科学高级教程[M]. 北京: 中华医学电子音像出版社, 2016.

4. 王正国. 脊柱脊髓损伤[J]. 中华创伤杂志, 2019, 35(1):1.

5. 刘楠. 脊髓损伤精要[M]. 山东: 山东科学技术出版社, 2019.

6. 韩玉, 尹洪娜, 郭玉怀, 等. 脊髓损伤的临床治疗进展[J]. 中华中医药学刊, 2019, 37(5):1115-1119.

7. BRUCE B E, ANDREW J C. 综合水疗学[M]. 黄东锋, 李建新, 王宁华, 译. 3版. 北京: 金盾出版社, 2015.

8. RECIO A C, KUBROVA E, STIENS S A. Exercise in the aquatic environment for patients with chronic spinal cord injury and invasive appliances: successful integration and therapeutic interventions[J]. American Journal of Physical Medicine & Rehabilitation, 2020, 99(2):109-115.

9. WALL T, FALVO L, KESTEN A. Activity-specific aquatic therapy targeting gait for a patient with incomplete spinal cord injury[J]. Physiotherapy Theory and Practice, 2017, 33(4):331-344.

10. 丛芳, 崔尧, 李建军, 等. 脊髓损伤水疗康复中国专家共识[J]. 中国康复理论与实践, 2019, 25(1):34-43.

11. FRYE S K, OGONOWSKA-SLODOWNIK A, GEIGLE P R. Aquatic exercise for people with spinal cord injury[J]. Archives of Physical Medicine & Rehabilitation, 2017, 98(1):195-197.

12. ELLAPEN T J, HAMMILL H V, SWANEPOEL M, et al. The benefits of hydrotherapy to patients with spinal cord injuries[J]. African Journal of Disability, 2018, 7:450.

13. MARINHO-BUZELLI A R, BONNYMAN A M, VERRIER M C. The effects of aquatic therapy on mobility of individuals with neurological diseases: a systematic review[J]. Clinical Rehabilitation, 2015, 29(8):741-751.

14. HAUPENTHAL A, FONTANA H, HAUPENTHAL D, et al. Prediction of ground reaction forces while walking in water[J]. PLoS ONE, 2019, 14(7):e0219673.

15. LOUDER T J, SEARLE C J, AND E. Bressel, Mechanical parameters and flight phase characteristics in aquatic plyometric jumping[J]. Sports Biomech, 2016, 15(3):342-356.

第五章 肌骨疾病水治疗

第一节 四肢骨折术后康复

四肢骨折发生于四肢长骨，由于外伤或疾病所引起的骨结构的完整性或连续性受到破坏，以疼痛、肿胀、功能障碍、畸形及异常活动等为主要临床表现。为了恢复骨组织的完整性和连续性，患者须进行手术介入，通过外固定或内固定等方法达到解剖复位或接近解剖复位的治疗效果。手术后，患者大多残留不同程度的关节活动受限，肌肉萎缩或神经功能障碍，一旦术口愈合，可采用水治疗进行对症处理。

一、康复评定

（一）陆上评定

1. 骨折愈合情况评定　综合影像学检查显示的骨折对位对线、骨痂形成情况进行评定，注意观察是否存在延迟愈合或未愈合、假关节形成、畸形愈合等愈合不良情况；注意有无感染、血管破裂、神经损伤、关节挛缩及骨化性肌炎等并发症。

2. 疼痛评定

（1）视觉模拟评分法（VAS）。

（2）简式麦吉尔疼痛问卷。

3. 关节活动度评定

（1）关节活动度的测量：建议分别测量关节活动度和主动活动度。

（2）测定数值的表示：关节活动度的测定值以基本体位 0° 位作为基准来表示，测量关节活动度时，如根据病例采取不同的测量方法或者与关节活动度有关内容应该随测量值一并记入。

4. 肌力评定　建议使用徒手肌力评定法和等速肌力评定法。1983 年美国医学研究委员会（Medical Research Council）在 Lovett 肌力分级基础上进一步细分，如被测的肌力比某级稍强时，可在此级右上角加"+"，稍差时则在右上角加"-"，所以最终肌力分为 14 级。

（二）水治疗相关评定

1. 水中独立性测试量表。

2. 游泳独立性测试量表。

3. Humphries 水中敏捷性评定。

4. 基于 ICF 与 Halliwick 理念的水治疗评定。

5. Alyn 水中适应性测试量表 2（WOTA2）。

二、水治疗

（一）水治疗的目的和优势

1. 促进肿胀消退。

2. 预防或减轻肌肉萎缩。

3. 防止关节粘连、僵硬。

4. 促进骨折愈合。

5. 提高功能障碍恢复效果。

6. 降低跌倒风险。

7. 降低关节内炎症反应。

8. 减轻关节压力。

9. 改善肌力和活动度。

10. 帮助减少并发症。

11. 帮助患者在水中进行姿势矫正。

（二）水治疗的原则

为便于临床康复治疗，四肢骨折术后的康复大致以时间划分为骨折固定期（早期）和骨折愈合期（后期）两个阶段。在这两个阶段应遵循的水治疗原则如下所述。

1. 早期介入　早期介入水治疗有助于预防关节粘连僵硬和肌肉萎缩，为后面的进一步功能恢复打下良好的基础。

2. 循序渐进　所有的骨折患者我们都应遵守循序渐进这个康复原则，患者的活动度应该从小到大，肌肉的力量练习应该从弱到强，负重练习应该从少到多，逐渐让患者恢复到或接近伤前的状态。

（三）水治疗技术

1. 在水中固定体位　在水中可以通过以下方法固定患者的体位。让患者平躺在水中治疗床或托板上，或者让患者坐在水中的椅子上。扶着水中的双杠在减重下练习站立，早期的患者由于时间较短不易进行动态练习，所以此时期的患者主要以减重下的静态负重练习为主。

2. 利用器械进行辅助练习　在此阶段的患者，可以利用一些水中的康复器械对骨折的肢体进行有针对性的辅助练习，如水中篮球、水中体操棒、水中平衡杠以及一些漂浮性文体用品，此时期的患者主要以肢体的主动运动为主，尽量避免一些有阻力的练习。

3. 水中平衡练习　通过在患者周围制造湍流或向患者推水，破坏患者在水中的平衡状态，让患者通过自己的躯干和肢体去重新建立平衡，也可以让患者进行水中主动的平衡训练，例如：向各方向运动，原地转身等平衡的练习。

4. 水中协调性练习　条件允许的患者可以学习和掌握游泳技术，以患者四肢的协调性练习，如：练习划水动作，可以先练习自由泳或者蛙泳的划水动作，然后双手扶池边进行下肢的打腿练习，最后再做上下肢协调性划水练习，从而改善四肢的肌力、关节活动度和协调性。

5. 水中步行练习　让患者在水中进行步态训练，步态练习可以分为向前步行、向后步行、横向步行、交叉步行，建议在步态训练的同时让上肢也参与进来。

四肢骨折患者在水治疗过程中，应在不同时期选取不同的训练方式，使骨折的肢体逐渐消除肿胀，提高肌力，增加关节活动度，加速四肢骨折康复。

（梁　虎）

第二节　脊柱骨折术后康复

脊柱是人体的支柱,具有负荷重力、缓冲、支撑身体、保护脊髓和体腔脏器的功能,脊柱骨折是骨科常见疾病,占全身骨折的 5% ~ 6%,多因创伤导致。胸腰段脊柱作为脊柱生物力学应力的集中点,被认为是脊柱的最薄弱区域,因此胸腰段骨折最常见,90%的脊柱骨折与胸腰椎有关,多由间接外力引起,高空跌落,臀部或足部着地、冲击力向上传至胸腰段从而发生骨折,临床表现是脊柱畸形、疼痛,常常并发脊髓损伤。

一、康复评定

要进行全面系统的临床检查与康复评定。其中,临床检查主要是为了排除危险因素,预测恢复潜力;康复评定主要是了解功能障碍,细化康复方案。需要注意的是,接受水治疗时,大多数临床检查及陆上康复评定已由康复团队其他成员完成,水治疗康复团队可以通过查阅临床资料收集相关信息。需要强调的是,对于水治疗过程中的危险因素,要进行全面仔细的专科评定,比如,伤口与皮肤完整性、骨折愈合情况、造瘘及切口情况、二便控制能力、心肺功能情况、压疮或烧伤的严重程度、下肢深静脉血栓以及血管内斑块的严重程度、危险意识、自我保护意识等。

（一）陆上评定

包括肌力、肌张力、平衡、疼痛、水肿、感觉、疲劳及体力活动消耗水平、肺功能、心功能、心理、睡眠、压疮、身体成分及营养状况、认知、日常生活活动能力评定和步行能力。

（二）水治疗相关评定

对于进行水中运动治疗的患者,需要对患者的水中功能活动能力进行评定,推荐使用Alyn水中适应性测试量表（WOTA）或水中独立性测试量表（AIM）进行水中心理适应能力、呼吸控制能力及运动能力的评定。

二、水治疗

脊柱骨折是指因脊柱骨折引起的脊髓结构和功能的损害,造成损伤水平以下脊髓神经功能的障碍,包括运动、感觉、自主神经功能等的障碍。

1. 水治疗原理及作用　基于水的物理性质和人体处于水环境的特殊生理效应,水治疗康复应用于脊髓损伤患者有着坚实的科学基础与明确的治疗效应,水的温度作用、机械作用及化学作用可以在ICF各个维度上为患者带来积极影响。在水中康复时,患者可以进行许多陆上无法完成的运动训练并加强治疗效果,比如,浮力提供了很自然的减重环境,陆上行动不便甚至无法脱离轮椅的患者可以在水中独立进行站立、蹲起、步行、漂浮、游泳、体位转移等康复训练,静水压力均匀的作用于胸廓,可以进行呼吸肌强化训练,结合水中其他有氧训练,能够有效增强心肺功能,相对于陆上物理治疗方法具有一定的优势;水的黏滞阻力,使得水中运动的力学冲击较小,且运动速度较慢,患者在其中进行运动更为安全,发生跌倒时有足够的时间做出反应,这可极大地缓解摔倒恐惧心理,减少跌倒损伤的发生,综上所述,水中运动康复可带来一定的心理益处;在身体、心理方面,使患者都有所进步。同时,水治疗也具有缓解疼痛、减轻肌张力、减轻阵挛、缓解疲劳等作用,有利于脊髓损伤患者的康复。

2. 水治疗技术

（1）水中运动疗法：即在水环境中进行的运动疗法，是指通过浸于水中进行针对性运动治疗，充分利用水的物理性质，发挥水治疗的主动及被动治疗效应以改善患者的身体结构和功能、活动及参与能力的一种康复治疗方法，多在大中型运动水治疗池中进行。水中运动疗法可以明显改善脊髓损伤患者的身体功能、有氧运动能力、整体健康状况并缓解疼痛；此外，可以改善身体成分、肌力、平衡能力、步行能力、心肺功能（肺活量、第一秒用力呼气量、心肺耐力、心率等指标）及功能独立性。水治疗技术包括 Halliwick 技术、拉格斯泳圈训练法、水中指压按摩疗法等。

（2）水中步行训练：水中步行训练是指在水环境中进行的以步行功能为主的运动治疗，可以在运动水治疗池中进行，也可在专用的步行浴或水中平板步行训练设备中进行。水中步行训练是减重步行训练的一种形式，减重量的大小可以通过调节水深来改变浮力实现，与悬吊带式的减重训练设备相比，水中步行训练更为舒适自然；同时，水的温热、水流冲击等作用可以起到减轻疼痛、缓解痉挛、放松等作用，水中步行训练可以提高患者的下肢肌力、步行速度、步行稳定性、移动效率以及心肺功能与整体健康状态。

（3）浸浴治疗：浸浴疗法包括在 Hubbard 浴槽、无障碍浴槽、气泡涡流浴、半身浴槽、四肢浴槽等水治疗设备中进行的浸浴治疗，可以结合小范围的主动或被动运动训练，其中 Hubbard 浴槽最为常见，此类治疗以被动浸浴为主，可进行的主动运动较为有限，可缓解痉挛、减轻疼痛。

3. 注意事项

（1）治疗师严格检查患者，排除禁忌证，如患者存在禁忌证情况，严禁下水治疗。

（2）饮酒后、餐后 0.5h 内不宜下水治疗。

（3）治疗过程中，如出现头晕、心悸，应立刻停止治疗并出水通知医生查看情况。

（4）严格控制治疗水温、治疗时间。根据不同损伤程度，使用不同的水深度。

（范春亮）

第三节　软组织损伤（肌肉韧带关节）

一、概述

软组织损伤是指各种急性外伤或慢性劳损以及自身疾病病理等原因造成人体的皮肤、皮下浅深筋膜、肌肉、肌腱、腱鞘、韧带、关节囊、滑膜囊等组织的病理损伤。临床表现：疼痛，肿胀，畸形，功能障碍。软组织损伤可分为开放性和闭合性、急性和慢性、单发与多发。急性软组织损伤多为机械力作用造成的扭伤、挫伤、挤压伤、擦伤等。慢性多为软组织劳损，由肌肉、肌腱和韧带过度的负荷所致。慢性疼痛涉及脊柱的软组织损伤，十分多见，尤其是颈部及腰部慢性劳损性损伤，损伤后所引起的肌纤维炎等更为多见。

（一）病因病理

1. 外因　外力伤害是指外界暴力所致的损伤。根据外力的性质不同，一般可分为直接暴力、间接暴力和持续劳损 3 种。

（1）直接暴力：是指直接作用于人体而引起组织损伤的暴力，多指引起钝性挫伤的暴力，如棍棒打击、撞压碾轧等。

（2）间接暴力：是指远离作用部位，因传导而引起组织损伤的暴力，多指引起撕裂性伤的暴力。

（3）持续劳损：是指反复、长期地作用于人体某一部位的较小的外力作用所致，是引起慢性软组织损伤的病因之一。

2. 内因　内因是指受人体内部因素影响而致软组织损伤的因素。无论是急性损伤还是慢性劳损，都与外力作用因素有着密切关系，但是一般都有相应的各种内在因素和对应的发病规律。

（1）年龄：年龄不同软组织损伤的好发部位和发生率也不一样。小儿多易发生扭伤、错缝、桡骨头半脱位等。青壮年活动能力强，软组织的撕裂、断裂伤较为常见。老年人关节劳损、筋膜、肌肉粘连或活动功能障碍的疾病较为多见。

（2）体质：体质的强弱和软组织损伤的发生有密切关系。体质因素与先天因素和后天摄养、锻炼有关。

（3）局部解剖结构：局部解剖结构对软组织损伤的影响表现在两方面。一是解剖结构的正常与否对软组织损伤的影响；二是局部解剖结构本身的强弱对软组织损伤的影响。

（4）职业：职业不同，所处的工作环境和工作性质不同，常见的软组织损伤也不同。

（二）分类

可以按受伤性质、时间、程度和受伤后皮肤有无伤口进行分类，以下简述前两种。

1. 按受伤的性质分类

（1）关节的任何扭伤，由于旋转、牵拉或肌肉猛烈而不协调的收缩等间接暴力，使其突然发生超出正常生理范围的活动时，会使肌肉、肌腱、韧带、筋膜或关节囊被过度扭曲、牵拉或引起撕裂、断裂或移位。

（2）挫伤是指因直接暴力、跌倒撞击、重物挤压等作用于人体而引起的闭合性损伤，以外力直接作用的局部皮下或深部组织损伤为主。

（3）碾压伤由于钝性物体的推移挤压与旋转挤压直接作用于肢体，造成以皮下及深部组织为主的严重损伤，往往形成皮下组织的挫伤及肢体皮肤的撕脱伤。

2. 按受伤的时间分类

（1）急性软组织损伤是突然暴力造成的损伤，一般指伤后不超过2周的新鲜损伤。

（2）慢性软组织损伤一般是指急性损伤后因失治或治疗不当而形成的2周以上未愈的慢性损伤。慢性劳损造成的软组织伤也属此类。

（三）临床表现

1. 软组织损伤的症状

（1）疼痛：急性损伤疼痛较剧烈，慢性损伤疼痛较缓和，多为胀痛、酸痛，或与活动牵拉有关。神经挫伤后有麻木感或电灼样放射性剧痛。肌肉、神经或血管损伤一般在受伤后立即出现持续性疼痛，而肌腱、筋膜、肋软骨等损伤产生的疼痛常在突然发作后缓解一段时间，然后疼痛又渐渐加重。

（2）肿胀：一般软组织损伤均有不同程度的局部肿胀，其肿胀程度多与外力的大小、损伤的程度有关。外力小，损伤程度轻，局部肿胀也就轻；外力大，损伤程度重，局部肿胀就较严重。

（3）畸形：软组织损伤畸形多由肌肉、韧带断裂收缩所致。如肌肉、韧带断裂后，可出现收缩性隆凸，断裂缺损处有空虚凹陷畸形。

（4）功能障碍：软组织损伤后的肢体由于疼痛和肿胀，大多会出现不同程度的功能障碍。检查关节的运动和活动范围及肌力,对于损伤部位的诊断帮助很大。有无超过正常运动范围的活动,对鉴别肌肉、肌腱或韧带等是撕裂伤还是断裂伤有很大意义。

2. 软组织损伤的一般体征

(1)压痛:根据压痛的部位、范围、程度来鉴别其损伤的性质。

(2)肿胀:软组织损伤早期的肿胀是局限性的,陈旧性软组织损伤肿胀不明显。肿胀而有波动感,说明内有积血或积液。

(3)畸形:软组织损伤可能引起肢体畸形,但软组织损伤畸形往往没有骨折、脱位畸形明显。

(4)肌肉萎缩:常见于慢性损伤患者,由于长期不能做某种动作导致失用性萎缩。

二、康复评定

(一)陆上评定

1. 肢体测量

(1)关节活动范围的测量:目前临床上较为常用的测量方法是以中立位为 0°计算的,简称为中立位 0°法,在测量时应注意除去关节周围的附加活动。如测量肩关节活动,应固定肩胛骨。测量髋关节活动时,应固定骨盆。还应注意正常人体关节活动范围的差异,必要时要进行两侧关节活动对比。

(2)肢体长度的测量:肢体长度的测量主要用于软组织损伤与骨折、脱位、先天性或继发性畸形的鉴别诊断。将肢体放在对称位置,以骨性标志为基点进行测量。如肢体挛缩不能伸直可分段测量,测量下肢时应先将骨盆摆正。

(3)肢体周径的测量:测量其肿胀或萎缩的程度对于了解病情轻重、评定治疗效果很有帮助,要求两侧肢体取相对应的同一水平测量比较。

(4)轴线测定:正常人站立时背面相,枕骨粗隆垂线通过颈、胸、腰、骶椎棘突以及两下肢间;前臂旋前位伸肘时上肢呈一条直线,旋后位即呈10°~20°的肘外翻(称为携带角);下肢伸直时髂前上棘与第1、2趾间连线经过髌骨中心前方。

(5)畸形的测量

1)肘内翻或肘外翻:上肢伸直前臂旋后位测量上臂与前臂所成的角度。

2)膝内翻:两内踝并拢,测量两膝间距离。

3)膝外翻:两股骨内髁并拢,测量两内踝距离。

2. 神经系统检查法

(1)感觉检查:包括触觉、痛觉、温度觉、位置觉、振动觉等。

(2)运动检查:包括肌容积、肌张力、肌力、运动功能等检查。

(二)水治疗相关评定

1. 水中独立性测试量表。

2. 基于 ICF 与 Halliwick 理念的水治疗评定。

3. 牛津肌力分级(水中改良版)。

三、水治疗

(一)急性炎症期

组织损伤后,断裂处出血,在创伤局部形成大小不一的血肿。随后出现炎症反应,毛细血管扩张,通透性增加,渗出液增加,出现组织水肿。此阶段的治疗重点是止痛、止血,防止肿胀。应用"RICE(rest、ice、compression、elevation)"原则常规治疗,即局部休息、冰敷、加压包扎及抬高患肢。

此阶段水疗建议冷水浴治疗,控制继发性缺氧损伤和水肿,降低皮肤和肌温度,降低神经传导速度,提高痛阈和耐受性,减轻疼痛。出血停止后可进行冷热交替浴治疗。在浴槽内进行关节活动训练,保持正常的关节活动度。

(二) 组织机化期

坏死组织不能完全溶解或分离排出,则由肉芽组织长入坏死区、代替坏死组织的过程称为机化。此阶段的治疗重点是对损伤肢体关节活动度、平衡及协调性、耐力、简单的日常生活功能进行训练。不同部位的软组织损伤组织机化期持续时间不同,3~12周不等。

此阶段水治疗建议温水浴局部或全身浸泡(气泡浴、涡流浴),可在浴槽内添加相应的药物如中药或西药进行药物离子导入。中药蒸气浴熏蒸治疗对于组织机化期的恢复也有帮助。水中运动针对此阶段的患者有不可替代的疗效。早期的负重训练可以在水中进行,可在步行浴槽内进行早期的负重、步行训练以及关节活动度训练。Halliwick 技术、Ai Chi 疗法以及水中十二段锦可以改善协调及平衡稳定性。水中运动可以有效改善患者心肺功能,降低静息心率。

(三) 功能重塑期

组织机化期过后可以进行力量训练,以恢复中高强度的日常生活功能。针对有竞技需求的患者,要做到尽快治愈,患肢功能尽可能完全恢复,达到竞技功能水平。

利用水的流体力学原理可以进行高强度的功能训练,并且降低运动损伤的风险。拉格斯泳圈训练法用来改善本体感觉,增强肌力。深水跑步、上下台阶、跳跃、下蹲等可以作为陆地上高强度功能训练的过渡,提高日常生活及运动功能。

(张　保)

第四节　手　外　伤

一、概述

(一) 定义

手外伤是手部组织因外力作用造成的各种损伤。手外伤是常见的外伤,手部解剖结构精细、功能特殊,外伤后可造成血管、神经、肌腱、骨和关节的损伤,复合性的骨骼损伤常与软组织伤同时存在,制动后失用性变化和瘢痕挛缩易遗留不同程度的畸形,导致手部功能损害。

手是非常精细的工作和感觉器官,也是重要的表情器官。有资料表明,每3起人身伤害事故中就有1起累及到手。

(二) 常见原因

常见的有刺伤、锐器伤、钝器伤、挤压伤、切割伤、撕脱伤、烧伤、神经损伤、骨折、脱位等。

(三) 按损伤部位分类

包括皮肤损伤、肌腱损伤、骨折、神经损伤。

（四）手外伤后遗症

感染、疼痛、感觉障碍、水肿、肌肉萎缩、肌腱挛缩畸形、瘢痕等。

（五）适应证与禁忌证

1. 适应证 凡是手外伤后经临床治疗，生命体征稳定，内 / 外固定稳定，无出血征象，存在一定功能障碍者。

2. 禁忌证 急性传染病、恶病质、主动脉瘤、高血压、活动性肺结核、心脏功能不全、动脉硬化等。

（六）手外伤水治疗作用

积极消肿，减轻疼痛，重视皮肤损伤的处理，缓解挛缩，软化瘢痕，改善关节活动度，增强肌肉力量，促进感觉功能恢复等。

二、康复评定

（一）陆上评定

1. 一般检查 首先了解病史、受伤的原因、机制、手术记录、手部 X 线检查、组织愈合情况，包括望诊、触诊、动诊和量诊 4 部分。通过一般检查可对肢体结构与功能变化有个总体的评定。

2. 手功能康复评定 主要包括手的关节活动度、肌力、感觉、灵巧性、协调性、肿胀程度、周围神经损伤、手功能、手日常生活活动等方面的评定。

（二）水治疗相关评定

1. 水中独立性测试量表。

2. 基于 ICF 与 Halliwick 理念的水治疗评定。

3. 牛津肌力分级（水中改良版）。

三、水治疗

（一）水治疗手外伤的效应

1. 热效应 温热水可促进血液循环、新陈代谢、放松肌肉、软化瘢痕组织等。

2. 冷效应 冷水可降低疼痛感、消炎、消水肿等。

3. 净水压 消水肿、肌力训练的阻力来源之一。

4. 机械效应 产生漩涡，可用来清理开放性伤口结痂及老旧敷药等。

（二）手外伤后水治疗最佳时间

1. 肌腱修复术后固定 2~3 周，伤口拆线，有功能障碍。

2. 断指再植或再造术后断指成活，拆线后 2 周，末梢血运良好。

3. 其他手外伤或重建术后，经临床治疗 1~2 周，伤口愈合，仍有明显功能障碍者。

4. 周围神经损伤（臂丛神经、腋神经、桡神经、尺神经、正中神经、腓总神经、胫神经等）者。

5. 骨折整复后、关节损伤后有功能障碍者。

（三）水治疗具体方法

1. 冷热交替浴 治疗程序：温水浴 10min →冷水浴 1min →温水浴 4min →冷水浴 1min，重复一遍。热冷浴的水温分别为 43.7℃和 18℃。

2. 水中运动治疗 在温热水（40℃左右）中进行有针对性的腕手部关节活动范围训练

或捏握力训练,前者可利用健手或治疗师辅助进行,后者可利用弹力球作为阻力来源,训练强度和方法根据对患手功能的准确评定后设计。

(王金艳)

第五节　颈肩部疼痛

一、概述

(一)定义

由颈椎骨、关节、韧带、肌肉、筋膜及肩关节软组织病变或内脏疾病引起的颈痛、肩痛、上背部痛、上肢放射性痛及脊髓受压后产生的四肢症状等综合征。主要表现为局部疼痛。由于颈肩部解剖结构复杂,神经血管间关系密切,故引起颈肩部痛症的因素很多。

(二)病因

1. 关节疾病　如风湿性关节炎、肩关节周围炎、肩胛肌劳损等疾病和黏液囊炎和肌腱炎等都会引起肩部的疼痛。

2. 颈椎病　疼痛多为麻痛,并有向上肢及手放射的感觉,最常见的疼痛部位除颈部外,主要集中在肩上区,即锁骨上方、肩峰内上方、肩胛冈前上方的区域内。

3. 肩周炎　疼痛为持续性钝痛,疼痛常表现为酸痛和胀痛。疼痛的部位多位于三角肌区,也就是锁骨外下方,肩峰外下方和肩胛冈外下方的区域。

4. 急性颈神经根炎　多见于伏案工作或长期低头劳作的青壮年。起病较急,疼痛剧烈,且以剧烈神经根性疼痛为主要症状,其疼痛沿神经放射至肩、臂及手指,并可伴有触电样串麻感。

(三)水治疗适应证禁忌证

1. 适应证　任何原因引起的颈肩痛,生命体征稳定,无出血征象,存在一定功能障碍者。

2. 禁忌证　急性传染病、恶病质、主动脉瘤、高血压、活动性肺结核、心脏功能不全、动脉硬化。

(四)水治疗原则

找到病因再对症治疗,注意日常保健、杜绝不良姿势,及早发现、彻底治疗颈肩和背部软组织劳损。治疗原则可概括为以下3方面:①积极消肿;②减轻疼痛;③缓解挛缩。

二、康复评定

(一)陆上评定

1. 疼痛程度评定　疼痛评定多数指南推荐采用视觉模拟评分法(VAS)。

2. 颈椎关节活动度的检查　通常取坐位最为有效,仔细观察躯干的活动和肩部的稳定性。在屈曲过程中,患者的下颌部应该能够触碰到胸部;在后伸过程中,可以直视天花板;在旋转活动中,患者的下颌部可以触到肩部;在侧屈过程中,外耳距肩部的距离不能超过2个或3个手指并拢的宽度。

3. 触诊　对颈部软组织结构、张力以及骨的排列、压痛等进行触诊时,要依据患者情况决定是仰卧位还是坐位进行。

（1）上颈椎：手指尖的掌侧面触诊椎枕肌，对比双侧肌肉的肌力、肌张力和压痛点。

（2）寰枕关节的肌韧带检查：方法是将示指尖放在下颌骨与寰椎横突尖部和乳突与寰椎横突之间的区域触诊。

4. 肩关节功能的评定

（1）美国肩肘外科协会评分（American Shoulder and Elbow Surgeons Score）。

（2）牛津大学肩关节评分（Oxford shoulder score，OSS）。

（3）简明肩关节功能测试（simple shoulder test，SST）。

5. 特异性检查　冈上肌肌腱断裂试验、斯皮德试验（Speed test）。

（二）水治疗相关评定

1. 水中独立性测试量表。

2. 基于 ICF 与 Halliwick 理念的水治疗评定。

3. 牛津肌力分级（水中改良版）。

三、水治疗

（一）治疗效应

1. 热效应　温热水可促进血液循环、新陈代谢、放松肌肉、软化软组织等。

2. 冷效应　冷水可降低疼痛感、消炎、消水肿等。

3. 静水压　消水肿、肌力训练的阻力来源之一。

4. 浮力　利用水的浮力分担部分体重，较能轻松运动，作为运动的助力。

（二）具体操作方法

1. 可以施行局部热水淋浴法，水温 39~40℃，治疗时间 15~20min。

2. 在水中运动池内，由治疗师对患者进行颈、肩缓慢被动牵拉，借助浮力对肩部进行主动、被动或辅助运动，注意要在无痛的关节活动范围内进行。

对于存在明显局部痛点，经评定为筋膜相关疼痛的患者，可考虑在颈肩部主被动运动过程中同时应用水中筋膜放松枪治疗，其原理是利用高压水流冲击痛点，进行持续或脉冲式的筋膜松解，同时加快局部血液循环，促进损伤修复。

3. 可以采用冷热交替浴，一般按照下述方式进行：温水浴 10min→冷水浴 1min→温水浴 4min→冷水浴 1min，重复一遍。热水浴和冷水浴的水温分别为 43.7℃和 18℃，温水浴的温度为 36~38℃。

（王金艳）

第六节　腰部疼痛

一、概述

腰痛（lumbago）是以腰部疼痛为代表的一组症候群或症状综合征，不是一种疾病诊断，指除脊柱特异性疾病及神经根性疼痛以外原因引起的肋缘以下、臀横纹以上背部区域内的疼痛或不适，伴有或不伴有腿痛。每年由腰痛所产生的直接或间接经济损失数额巨大。据统计,仅1998年,美国因腰痛治疗的总医疗支出较上一年增加了263亿美元,每年用于支付腰部损伤性疼痛的劳动赔偿费用占年度总赔偿额度的2%。引起腰痛的原因如下所述。

1. 脊柱骨关节及其周围软组织的疾病　如挫伤、扭伤、冲击伤、挤压伤等所引起的局部损伤、出血、水肿、粘连,或者由于劳累、慢性劳损引起的肌肉痉挛、炎症等。

2. 脊髓和脊椎神经疾病　如脊髓肿瘤、脊髓炎所引起的腰部疼痛。

3. 内脏器官疾病　如子宫及其附件的感染、肿瘤可引起腰骶部疼痛。

4. 精神因素　如癔症患者也可能以腰痛为主诉,但并无客观体征,或客观检查与主观叙述不能以生理解剖及病理知识来解释的病,这种腰痛常为癔症的一种表现。

5. 其他原因　如腰骶部移行椎等先天性疾病;强直性脊柱炎、腰椎结核、化脓性关节炎等炎性疾病。

二、康复评定

腰痛作为一种症状综合征,病因复杂,患者的临床表现不一。因此,在进行腰痛的临床治疗前,必须先进行康复评定。

（一）陆上评定

1. 腰椎功能评定

（1）Oswestry 功能障碍指数问卷表（Oswestry Disability Index, ODI）。

（2）Quebec 腰痛障碍评分量表（Quebec Back Pain Disability Scale, QBPDS）。

2. 疼痛程度评定　疼痛是腰痛患者的主要症状,一般有腰背部和下肢的疼痛,神经根受到压迫或刺激时,疼痛可放射到患侧足部。疼痛评定多数指南推荐采用视觉模拟评分法（VAS）。

3. 腰椎活动度评定　腰痛患者往往伴有腰部僵直和活动受限,因此在对腰痛症状进行康复评定时,有必要对腰椎关节活动范围进行评定,以明确腰痛的严重程度。如果活动度太小,不建议做水疗。

（1）旋转。

（2）屈曲、侧屈肌力和下肢周径的评定。

（3）躯干肌力评定:包括躯干屈曲、伸展及侧屈肌力。

（4）下肢周径评定:如伴有下肢疼痛或麻痹患者,需检查下肢周径,测量髌上10cm及髌下10cm周径。

4. 特异性检查　直腿抬高试验、直腿抬高加强试验、坐骨神经牵拉试验、梨状肌紧张试验等。

（二）水治疗相关评定

1. 水中独立性测试量表。

2. 基于ICF与Halliwick理念的水治疗评定。

3. 牛津肌力分级（水中改良版）。

4. WOTA2量表。

三、水治疗

（一）水中核心肌力训练

1. 水温　控制在37°左右。

2. 水深　站立训练时以水面到患者腋下为宜,卧位训练以水深 0.5m 左右为宜。

3. 训练方法　胸部运动主要包括对肘扩胸、含胸拉背、扩胸拉肩、举臂侧腰和举臂向上 5 个动作,每个动作练习 2 组,每组 8 次;腰部运动主要包括扭腰运动、转体运动、凤凰顺翅、前俯后仰、转体推掌和脊柱蠕动 6 个动作,每个动作练习 2 组,每组 8 次。

(二)水中步行

在完成热身训练后,戴好手蹼开始进行正式的水中康复训练。在齐腰深的水池中,像平时走路一样双手摆臂,保持腰背竖直,收紧腹部,不要挺肚子或前后左右倾斜躯干,注意不要在水中踮脚尖走路。记住戴上手蹼是为了在手臂摆动过程中增加阻力,增强上肢和腰背部肌肉力量以及核心控制能力训练。如果担心在水中站不稳,可以佩戴水疗鞋,以增大摩擦力,帮助患者在水中站得更稳。治疗师在水中给予动作指导,每次 20min。

(三)躯干运动控制训练

在齐腰深的水池中,左腿作为支撑腿,站稳,将右腿直腿抬高,脚面和膝盖绷直,先按顺时针方向缓慢画圈,然后按逆时针缓慢画圈,每个方向各做 3 次为 1 组,一侧完成后,换边,继续,每侧肢体完成至少 10 组。运动过程中保持腰背竖直,身体不要有晃动。这项运动可以加强患者腰背部肌肉力量,增强脊柱的稳定性。

(四)靠墙静蹲练习

在齐腰深的水池中,靠池边站立,腰背紧贴池壁,足跟距离墙体 30~40cm,双脚分开与肩同宽,缓慢下蹲,想象自己后面有椅子,自己屈膝坐在了椅子上。动作要求:屈膝下蹲,直到大腿与池底平行,膝盖不能超过脚尖(可调节足跟距墙体的距离),腰背全程贴紧池壁,躯干不能前倾或左右晃动,同时双臂外展上下摆动。时间要求:屈膝后保持动作 30s,然后回到起始位置,重复进行,时间控制在 20min 结束。

(五)特定水治疗训练技术

物理治疗师或水治疗师的专业康复评定是进行水治疗康复的关键,根据患者评定结果决定患者的康复治疗内容和训练强度,挑选合适的技术进行训练。常用训练技术内容包括 Ai Chi 疗法、水中特殊治疗(water specific therapy,WST)技术、国际水中康复技法——Aqua T Relax 技术、水上运动(Aquatic sports)等,每次 20min。

(六)游泳

有研究表明,游泳是针对腰痛患者最好的训练方式。谢嘉明等强调游泳时人处于漂浮状态下,可减轻整个脊柱的压力,特别是腰椎和颈椎容易恢复为原有的生理曲度,游泳既锻炼了肌肉又不损害脊柱和关节。针对腰背痛不太严重的患者,可每天游泳 500m 或者持续 20min。

(马启寿)

第七节　体育运动损伤水治疗指南

一、概述

运动人群是指以竞技体育比赛或健身爱好为目的,从事竞技专项运动或业余运动,并经常性参与的一类群体,包括竞技运动员和体育业余爱好者。《全民健身计划(2021—2025

年）》中提到,到 2025 年,我国经常参加体育锻炼的人数比例达到 38.5%。县（市、区）、乡镇
（街道）、行政村（社区）三级公共健身设施和社区 15min 健身圈实现全覆盖,每千人拥有社
会体育指导员 2.16 名,带动全国体育产业总规模达到 5 万亿元。推动体卫融合。探索建立
体育和卫生健康等部门协同、全社会共同参与的运动促进健康模式。推动体卫融合服务机
构向基层覆盖延伸,支持在社区医疗卫生机构中设立科学健身门诊。推进体卫融合理论、
科技和实践创新,推广常见慢性病运动干预项目和方法,推广体卫融合发展典型经验。长
期参与特定运动容易发生过度训练和运动性损伤,由此可见,运动性损伤防治与科学化训
练同等重要。水环境是一种理想的运动损伤防治和交互训练环境,水治疗康复方法在预防
和治疗运动人群过度训练、运动疲劳和运动损伤方面发挥着积极性作用。

（一）运动人群的特点

运动人群每周至少参加 3 次运动,每次运动持续时间不低于 30min;绝大多数人长年参
与单一运动形式,缺乏科学化训练知识和安排,不重视准备活动和整理活动,是运动性损伤
的高发人群。

（二）运动人群与水治疗

运动人群为了提高运动能力,需要经常性参与大运动量和 / 或高强度专项运动,易疲
劳、易损伤。常因过度训练或不科学运动会发生运动性疲劳或运动性损伤。水环境是运动
人群理想的治疗与康复环境,可以做到:①提高运动成绩;②预防运动性疲劳与损伤;③促
进运动性损伤后的治疗与康复。

二、康复评定

（一）陆上评定

1. 骨折或软组织损伤评定　影像学检查骨折对位对线,骨痂形成情况及软组织损伤部
位愈合情况。

2. 疼痛评定

（1）视觉模拟评分法（VAS）。

（2）简式麦吉尔疼痛问卷。

3. 关节活动度评定

（1）关节活动度的测量:建议分别测量关节活动度和主动活动度。

（2）测定数值的表示:关节活动度的测定值以基本体位 0° 位作为基准来表示,测量关
节活动度时,如根据病例采取不同的测量方法或者与关节活动度有关内容应该随测量值一
并记入。

4. 肌力评定　建议使用徒手肌力评定法和等速肌力评定法。1983 年美国医学研究委
员会（Medical Research Council）在 Lovett 肌力分级基础上进一步细分,如被测的肌力比某级
稍强时,可在此级右上角加"+",稍差时则在右上角加"-",所以最终肌力分为 14 级。

5. 专项运动评定　如足球、篮球等运动技能的专项评定等。

（二）水治疗相关评定

1. 水中独立性测试量表。

2. 基于 ICF 与 Halliwick 理念的水治疗评定。

3. 牛津肌力分级（水中改良版）。

4. 游泳独立性测试量表。

5. Humphries 水中敏捷性评定。

6. Alyn 水中适应性测试量表 2（WOTA2）。

三、水治疗

（一）治疗作用

1. 水中交互训练（aquatic cross training, ACT）

（1）丰富日常运动形式和内容：依据运动目的，水中交互训练内容选择上可考虑运动形式、专项性和个性化目标，选择适合水温和浸没深度，不同的训练形式，结合自身运动专项，尽可能按照陆上训练量和训练强度训练。水中训练的多样性和有效性，为日常科学化训练提供了更多的训练组合与内容。深水跑作为有效的心肺训练方法可以替代陆上跑步训练，避免陆上单一形式训练引起的神经肌肉疲劳，能更有效地维持或提高心肺功能，避免疲劳和损伤。

（2）避免运动性疲劳和损伤：长期高强度或大运动量陆上训练，尤其专项训练，会引起局部负担量过大，造成局部疲劳而产生的微细损伤，甚至厌倦训练等。水中交互训练以减重的形式进行训练可获得同样的训练效果，避免局部负担量过大引起的运动性疲劳和损伤。

（3）类似等速训练模式：水中抗阻训练是三维全幅度活动的抗阻训练，有多大的肌力会产生多大的水阻力，类似于等速肌力练习，不易造成损伤。水的浮力和黏滞性会降低关节负荷和剪切力，能选择更多的运动形式。

（4）恢复和维持心肺功能：运动员发生运动性损伤后需要遵循 RICE 原则，不能过早地进行陆上训练，此时，水环境提供了安全又有效的训练环境。早期深水跑能维持或提高患者的心肺功能，避免有氧能力的下降。

（5）提供理想的神经肌肉训练模式：水中运动对运动者的整体性功能要求非常高，具有较高的挑战性，更容易激发训练热情，增加了技术动作的控制难度，会激活更多神经肌肉的参与，尤其小肌群的参与，更有利于维持关节的控制能力。

2. 力量素质训练　水中抗阻训练能够提高肌肉力量与耐力、核心力量和神经肌肉控制力，适合肥胖、下肢关节炎等下肢不耐受重力的运动人群，也适应于受伤患者的后期功能力量恢复。

（1）肌肉力量与耐力：利用水的黏滞性、静水压或浮力设备对抗水或涡流阻力，进行水中抗阻训练，能提高肌肉的力量与耐力。采取站立、仰卧位或俯卧位等不同姿势的水中抗阻训练，增加阻力或力臂提高肌肉力量，增加次数和组数提高肌肉耐力。水中力量训练会动员全身更多的肌群参与，可借助辅助设备（泡沫哑铃、杠铃、踢水板、脚蹼等）来进行单关节或多关节抗阻运动，动作由易到难、速度由慢到快、力臂由短到长，逐步提高肌肉力量或耐力。

（2）核心力量：运动人群为了提高运动成绩，需要较好的核心力量。核心力量不仅有助于提高专项动作的效率，也能预防运动性损伤的发生。水中核心力量训练是一种难度较高的运动形式。对于有躯干损伤患者（如椎间盘膨出或突出、非特异性下腰痛等），可以较早地进行水中核心力量训练。通过水中姿态控制性训练，加强核心肌群力量和耐力练习，改善腰背部深层多裂肌的本体感觉和耐力，从而提高核心力量。而水的浮力和温热效应会减轻水肿和疼痛，让患者或核心力量较差者更快地恢复功能，减轻疼痛。

（3）神经肌肉控制力：利用浮力设备进行水中控制性训练，能提高运动关节的本体感觉和神经肌肉控制能力,提高姿态控制能力,最终提高运动能力。在水中运动对整个人体或主要环节的平衡性、协调性和稳定性要求更高,需要积极调动全身的更多神经肌肉的参与,更加追求动作的整体性要求,从而获得神经肌肉的均衡发展。

（4）爆发力素质:水中跳跃运动比陆上更难,运动时能量消耗更多,受到向下的拖拽力更大。如在浅水中进行增强式训练能提高运动者的弹跳力,水中冲刺跑能提高陆上的冲刺能力。更为重要的是不会发生下肢运动性损伤,是陆上爆发力训练的有益补充。

3. 心肺功能训练　水中游泳、骑车、深水跑,以及对抗水流的高抬腿跑都是提高心肺功能的有氧训练,能避免长期陆上长跑等运动引起的局部负担量过大,以及关节扭转力和剪切力的影响,避免发生运动性损伤。水的浮力减轻下肢关节的重力负荷,能避免下肢运动性损伤。水的阻力能增加胸廓呼吸肌的阻力负荷,提高呼吸肌的耐力,改善肺功能;静水压促进静脉回流,提高心脏的工作效率。因此,水中有氧训练能够提高运动者的心肺功能。

4. 整理活动　运动后消除疲劳的整理活动是科学化训练的重要组成部分。日常运动过程中,合理安排水中放松训练课,会明显提高运动者的训练热情,达到机体休息调整的目的,如:运动员在大运动量训练中,安排半天水中放松运动,能够明显改善运动员外周性神经肌肉疲劳,同时也能放松心情。水中放松形式可以利用热水浸泡结合水中拉伸的方法来改善肌肉的伸展性,降低肌肉的张力,安抚神经。也可在 24～28℃ 的游泳池或康复水池中进行放松游、慢跑或骑自行车。

5. 模拟专项运动　水中模拟专项训练与陆地专项训练存在诸多差异,包括训练环境、动作速度和动作稳定性等均存在明显的不同。水中训练由于受到水的流体力学影响,动作速度较慢,参与动作的肌肉较多,尤其小肌群的参与较多。人体处在不稳定的训练环境中,对动作的稳定性要求非常高,同样的动作水中练习会比陆上练习更难,需要更加专注。因此,水中模拟专项动作训练,会更加刺激神经肌肉间的联系,更加注重协调性和稳定性,更加符合整体性运动的要求,是陆上专项训练的有益补充,而不会发生运动性疲劳的积累。对于伤病运动员的后期专项能力的恢复,以及纳入日程运动计划中,会起到事半功倍的效果。常见的水中模拟训练方法有篮球、羽毛球、排球的步伐练习、高尔夫球的挥杆动作、足球头球动作等。

（二）水治疗方法

对于运动人群,发生运动性损伤后需要采取积极性恢复治疗措施,不能绝对地静态休息。大量研究表明,运动者静态休息 3 周后会发生明显的心血管功能的下降,静态休息 6 周最大摄氧量会下降 14%～16%。对肌肉骨骼受伤患者而言,被动休息过长,不仅会引起肌肉萎缩、力量下降,还会引起心血管功能的下降,因此,运动者受伤后早期开始功能训练非常重要,水中治疗康复环境为受伤运动者创造了早期功能锻炼的有利条件。

1. 软组织损伤后的水治疗康复

（1）急性软组织损伤后的水治疗康复:运动者发生急性软组织损伤后会导致肌肉快速萎缩、无力、关节活动度下降和心血管功能下降。运动性损伤主要包括肌肉拉伤、关节挫伤、扭伤、韧带或肌腱损伤等。急性软组织损伤的主要症状是红、肿、热、痛和活动受限。急性软组织损伤的急救处原则是"PRICE",即保护、休息、冰敷、加压包扎和抬高患肢。水治疗康复目的如下。

1）消肿止痛:早期的水治疗措施同样符合 RICE 原则,运动人群损伤后可以尽早采用冰敷或冷水浸泡,适当绷带固定,利用静水压起到加压固定作用,利用水的浮力抬高患者,采取静坐水中处于休息状态。在 RICE 原则的前提下,利用水的静水压、温度效应和减重作用,降低组织液的渗出,起到消肿止痛,尽快消除急性损伤引起的红、肿、热、痛症状,避免急性损伤转为慢性损伤,从而影响到运动者的运动能力。

2)改善活动度:利用静水压和冷刺激促进组织消肿止痛的同时,在浮力协助下,渐进性改善关节活动度,减少损伤组织瘢痕组织的形成,避免组织粘连。在损伤的早期,建议在水温为 15℃ 以下的冷水中进行,采取短时多次的方法,如冷水浸泡 2～5min,在助力下缓慢改善关节活动度,会取得比较好的治疗效果。

(2)常见急性软组织损伤的水治疗康复

1)肌肉拉伤:急性肌肉拉伤(如,腘绳肌、腓肠肌等)的早期水中治疗康复原则是消肿止痛、保护受伤肌肉,避免过早拉伸受伤肌肉。通常肌肉拉伤后要及时冷敷、包扎固定。可以选择短时多次的冰敷或冷水浸泡。轻度肌肉拉伤 3d 后开始在冷水中无痛状态下缓慢延展性活动,减轻组织粘连;中度及以上的肌肉拉伤活动时间延后,但可以进行同侧远端关节的活动。随着肿胀和疼痛的消除,可适当加大水中活动频率和进度。

2)关节挫伤:运动中的关节挫伤会损伤到构成关节的骨骼,发生近关节面的松质骨水肿、关节面损伤、伤及关节周围软组织,表现为疼痛、肿胀和活动度受限。急性期避免负重、需要固定和消肿。可采用短时多次的冷水浸泡方法消肿止痛,利用水的浮力减轻关节负荷。3d 后可在深水中改善关节活动度,利用水的温热效应促进血液循环,改善关节功能。随着疼痛减轻,逐渐开展水中减重状态下的动态活动,包括关节的屈伸、旋转等各个方向的活动度,并逐渐开展负重行走,水中本体 - 控制性训练和抗阻训练等,提高关节周围肌肉功能和关节控制能力。

3)韧带扭伤:运动人群易发生关节韧带扭伤,如肩关节、膝关节和踝关节韧带扭伤较为常见。在损伤的急性期,需要包扎固定,可采取间歇性冰敷或冷水浸泡来消肿止痛。随着急性期过后,通常在 2～4 周,可以在温水中行走、关节活动度练习、本体感觉练习等,进一步降低疼痛感。疼痛减轻与消除是多种机制共同作用的结果,温水可促进血液循环和肌肉放松,静水压可减轻周围组织水肿,并抑制交感神经活动,水的浮力让受伤者在水中运动更加轻松,客观上降低疼痛感。与陆上治疗康复相比,水环境更有助于急性韧带损伤后的早期康复。

2. 慢性闭合性软组织损伤的水治疗康复 部分运动者急性损伤若治疗不当或不及时会转为慢性损伤,或因长期专项运动引起局部负担量过大导致的劳损损伤,如各种慢性肌腱炎、腱鞘炎或滑囊炎等。对于慢性闭合性软组织损伤患者,主要是缓解慢性疼痛和活动受限。通常患者可以在温热水中浸泡或交互运动(如,游泳、慢跑等),利用静水压和浮力作用减轻或避免受伤关节或肌肉负重,借助浮力缓慢改善关节活动度,通过水中运动消肿止痛,促进功能恢复。常见慢性软组织损伤的水治疗康复如下。

(1)慢性肌腱炎:运动人群长期运动容易引起肌腱劳损,如肩袖劳损、股四头肌肌腱炎和跟腱炎等慢性炎症。慢性肌腱炎的主要症状是疼痛和活动受限。在温热水环境中,由于水浮力作用、静水压和温热效应,能放松神经肌肉、缓解疼痛、改善关节活动度。水中拉伸关节或肌肉,通过助力或阻力作用开展活动度练习、本体 - 控制性训练和肌力练习,纠正错误动作,改善功能能力。水中运动能促进血液循环,降低肌肉张力,是较为理想的治疗康复手段。

(2)慢性关节炎:关节炎多发生于中老年人,运动人群尤为常见,多见髋关节、膝关节和踝关节关节炎。主要症状是慢性疼痛,由此引发关节活动受限。对于关节炎患者,利用水的深度和浮力作用减轻关节负荷(消除疼痛的主要因素),可以进行陆上无法进行的闭链功能活动。水的涡流增加运动阻力,水的温热作用和静水压能消肿止痛,改善活动功能。水中无痛状态下的多样性运动(深水跑、浅水行走、慢跑、跳跃、弓步走、对抗水流的抗阻训练等)能提高关节周围肌肉力量、关节的本体-控制能力,减轻疼痛。

3. 术后的水治疗康复 运动人群容易发生较为严重的损伤,如骨折、关节脱位、韧带断裂等,通常需要手术治疗,其中最常见的有肩袖修补术、交叉韧带重建术、半月板修复术、骨折固定术等。术后康复阶段分为急性期、亚急性期、功能恢复期、功能提高期和重返运动期。常见运动损伤术后水治疗康复如下。

(1)肩袖修补术

1)急性期:加强固定和保护,减少关节活动,以消肿止痛治疗为主。主要措施是采取冰敷或冷水浸泡短时多次来消肿止痛。对于切口要做好防水措施,以防伤口感染。

2)亚急性期:主要目的是改善肩关节活动度,恢复正常活动功能,提高关节稳定性。此阶段以水中治疗康复为主,在浮力或助力设备作用下,恢复肩关节前屈、内外旋活动度,利用静水压缓解局部肿胀,促进功能恢复。水治疗康复时间起初20min,然后逐渐增加。活动度练习要求动作缓慢、可控,做肩关节屈伸练习时,起初保持肘关节屈曲和握拳,减小拖拽力。依次进行肩关节内收外展、内外旋练习,恢复整个关节活动度。

3)功能恢复期:主要目的是恢复全幅度关节活动度,恢复肌肉收缩功能。增加水中练习的组数至2~3组,增加水中阻力臂长度,包括打开手掌,五指伸直,刚开始无浮力设备到采用辅助设备增加阻力臂、作用面积等,提高运动难度,改善肩关节肌肉力量和耐力。水中康复运动动作要求慢速、可控。

4)功能提高期:主要目的是提高力量、耐力、平衡、协调、爆发力和专项能力。充分利用辅助设备如踢腿板、泡沫哑铃、杠铃等进行上肢推、拉运动,刚开始采用闭链动作,逐步过渡到开链动作,以及各种组合型动作练习。依据运动专项形式,选择性水中模拟专项动作运动,如水中的羽毛球、网球、棒球等挥拍练习,模拟排球、篮球等跳起传球动作,逐渐恢复专项动作能力。随着功能的恢复与提高,患者逐渐减少水中运动时间而增加陆上康复运动时间,为重返陆上运动做准备。

5)重返运动期:主要目的是整合肩关节复合运动功能,维持足够的肌肉功能和关节控制能力。进一步加强水中抗阻运动能力,提高心肺功能,结合运动专项,提高复合型运动能力。动作要求速度快、阻力大、模拟专项动作要求。此阶段是陆上运动的有益补充,仅占整个运动计划时间的10%,并逐步过渡到陆上专项运动。

(2)膝关节前交叉韧带重建术

1)急性期:术后1~2周,主要目的是固定、休息、消肿。采取短时多次冰敷或冷水浸泡(切口需要防水处理)。支具固定于伸膝位,早期扶拐下地负重行走,股四头肌等长收缩,远端踝泵练习等。

2)亚急性期:术后3~4周,主要目的是恢复膝关节活动度,尤其恢复完全伸膝活动度,逐步恢复屈膝活动度。在做好切口防水的前提下,积极开展深水踩水练习,利用浮力和静水压作用,消肿止痛,改善关节活动度,提高肌肉功能。本阶段后期逐渐在齐腰深的水中缓慢行走(避免后退走),要求动作缓慢,尽快控制身体平衡。

3)功能恢复期:术后5~12周,主要目的是恢复功能,形成正常行走步态。在不同深度的温水中行走,包括快步走、正步走、半蹲走、深水跑等。逐步开展水中抗阻训练,不断增加阻力和动作速度(通过踢腿板、泡沫浮条、泡沫哑铃、杠铃等增加水中行进难度)。采取水中坐位、站位或仰卧位进行膝关节屈伸抗阻训练,提高肌肉力量。积极进行水中行走步态纠正练习,提高两侧步态的对称性和均衡性,并逐渐过渡到陆上步态练习,逐渐开展慢跑练习。

4)功能提高期:术后13~19周,主要目的是恢复力量、耐力、平衡、协调能力,以及下肢爆发力素质。水中练习主要开展水中跳跃练习(包括原地跳、单腿跳、双腿跳、弓步跳、交叉跳、团身跳等),水中弓步、半蹲步的前进、后退和侧方运动,甚至对抗水流抗阻行走、冲刺跑,可采用高强度间歇有氧训练,提高心肺功能。本阶段水中治疗康复时间开始减少,而陆上康复时间增加,水中运动是陆上力量训练的有益补充,更为重要的是加强陆上力量、速度和爆发力练习。

5)重返运动期:术后20~24周,主要目的是恢复专项能力,熟悉专项动作,为陆上专项训练做好准备。依据从事的专项运动形式,首先选择在水中进行模拟专项训练,如水中越野滑雪练习、羽毛球和排球的步法练习、足球守门员的半蹲位移动练习等,建立正确的动作技术要求,并逐渐过渡到陆上专项练习。

(3)骨折术后

1)早期:术后第1周,主要目的是消肿。采取短时多次冰敷或冷水浸泡方法,消肿止痛。进行等长肌力练习或远端关节活动,促进消肿。

2)中期:术后2~4周,主要目的是改善活动度,防止组织粘连。术后第2周在不负重前提下,在助力下逐步恢复关节活动度,由等长练习过渡到等张练习,恢复肌力,避免肌肉萎缩。术后第3周后开始承受应力性活动,做好切口防水,开始水中活动,包括屈伸、收展运动,动作要求缓慢和可控,水深由深到浅,持续活动20~30min。

3)后期:术后5~12周,主要目的是恢复功能,促进骨重塑。依据骨折处有无累及关节,渐进性增加水中练习的强度和动作速度,水中练习逐渐增加力臂长度,利用辅助设备增加水中抗阻阻力,由直线运动过渡到旋转组合运动,运动速度逐渐增加,并开始水中爆发力练习。随着水中运动能力的增强,逐渐减少水中练习时间,增加陆上练习强度和运动量。水中模拟专项练习有助于恢复陆上专项能力,尽快重返专项运动。

4. 水中恢复治疗

(1)水浸泡恢复法

1)冷水浸泡恢复法:运动者运动后通常采用水温低于15℃的冷水或冰水浸泡10~15min,或1~5min短时重复浸泡,重复3~5次。取坐位或站立浸泡水中,浸泡深度齐腰部至齐肩位置,或依据运动专项,选择局部或全身冷水浸泡。冷水浸泡的时机选择在运动后30min内进行。长期运动后冷水浸泡恢复方法有助于机体产生冷适应,降低肌肉酸痛感和全身疲劳感,延缓持续运动引起的运动能力的快速下降,提高机体的抗氧化能力,预防运动性损伤。

2)热水浸泡恢复法:在运动调整日,可采取热水浸泡恢复法来放松机体疲劳。通常身体浸泡在38~39℃的热水中最容易使人身心放松,可促进血液循环,放松神经肌肉,让人安静下来,容易改善睡眠的质量。在热水中浸泡过程中结合放松运动,更能缓解肌肉紧张,放松身心,促进食欲,改善睡眠质量。热水浸泡过程可以利用气泡浴或涡流浴,通过气泡破裂时的机械力对机体表面形成按摩作用,能够改善血液循环,安抚神经,放松肌肉。涡流喷射作用于机体表面,起到了热传导和机械刺激作用,按摩神经末梢起到缓解痉挛,改善全身或局部血液和淋巴循环,降低肌肉韧带的紧张度,以及松解关节的作用。对于慢性运动性损伤引起的组织粘连、关节僵硬和肌肉痉挛,效果明显。

3)冷热交替恢复法:冷热交替恢复法是通过重复交替冷水浸泡和热水浸泡的一种恢复方法。通常采用冷水浸泡2min,热水浸泡1min,交替使用3～5次。通常运动后以冷水浸泡开始和结束,交替重复使用。冷热交替法通过水温的改变引起血管舒张与收缩如同形成"血管泵",加快血流,促进恢复。其恢复效果与使用的时机、水温选择、持续时间,以及运动引起的运动性疲劳程度有一定的关系。冷热交替恢复的作用机制充分利用冷水浸泡引起血管收缩,以及减慢代谢产物的释放而降低肿胀和炎症,降低组织损伤的程度。而随后的热水浸泡能够舒张血管,加速血流和氧气的运输,增加损伤处的抗体聚集数量,加速代谢产物的清除。利用温差效应改善神经肌肉功能,调节血管舒张收缩功能。

（2）水中动态放松恢复法:水中动态放松恢复法主要应用运动后的整理活动或运动调整课。通常在游泳池或专用康复池的热中性水中进行,水温为28～35℃。作为运动后的整理活动,可以进行放松游、水中行走15min;作为调整课,可以在热中性水中进行动态拉伸、慢跑、骑自行车、游泳等多种有氧运动形式,运动时间30～60min。水中整理活动能够帮助消除疲劳、改善心情;作为调整课,水中交互运动能够放松身心,积极性恢复身体疲劳,预防运动性损伤。

（檀志宗　王　俊）

参 考 文 献

1. EINHORN T A, GERSTENFELD L C. Fracture healing:mechanisms and interventions[J]. Nature Reviews Rheumatology, 2015, 11(1):45-54.

2. 胡超,葛云,陈颖. 人体关节活动度测量系统[J]. 中国医学物理学杂志, 2016, 33(01):34-38.

3. BRUDER A M, SHIELDS N, DODD K J, et al. Prescribed exercise programs may not be effective in reducing impairments and improving activity during upper limb fracture rehabilitation: A systematic review[J]. Journal of Physiotherapy, 2017, 63(4):205-220.

4. 胡佛生,黄伟艺,张丹丹. 水中运动疗法对颈胸段脊髓损伤肺功能的影响[J]. 按摩与康复医学, 2017, 8(5):13-14.

5. MILARES L P, ASSIS L, SIQUEIRA A, et al. Effectiveness of an aquatic exercise program and low-level laser therapy on articular cartilage in an experimental model of osteoarthritis in rats[J]. Connective Tissue Research, 2016, 57(5):398-407.

6. 樊卫星. 水中太极拳训练对老年人群平衡能力的影响[J]. 中华物理医学与康复杂志, 2016, 38(7):536-538.

7. SO B, NG K F, AU K. A 4-week community aquatic physiotherapy program with Ai Chi or Bad Ragaz Ring Method improves disability and trunk muscle endurance in adults with chronic low back pain: A pilot study[J]. Journal of Back & Musculoskeletal Rehabilitation, 2019, 32(5): 755-767.

8. 尤婧玮. 康复体操训练治疗慢性腰背痛患者的疗效观察[J]. 中华物理医学与康复杂志, 2017, 39(4):294-296.

9. 黄晓琳,燕铁斌. 康复医学[M]. 北京:人民卫生出版社, 2018.

10. SPORRI D, DITROILO M, RODRIGUEZ E P, et al. The effect of water-based plyometric training on vertical

stiffness and athletic performance[J]. PLoS ONE, 2018, 13(12): e0208439.

11. NEIRA S R, MARQUES A P, I PEGITO PÉREZ I, et al. Effectiveness of Aquatic Therapy vs Land-based Therapy for Balance and Pain in Women with Fibromyalgia: a study protocol for a randomised controlled trial[J]. BMC Musculoskeletal Disorders, 2017, 18(1):22.

12. PÉREZ DE LA CRUZ S, LAMBECK J. A new approach towards improved quality of life in fibromyalgia: a pilot study on the effects of an aquatic Ai Chi program[J]. International Journal of Rheumatic Diseases, 2018, 21 (8):1525-1532.

13. HENDERSON K G, WALLIS J A, SNOWDON D A. Active physiotherapy interventions following total knee arthroplasty in the hospital and inpatient rehabilitation settings: a systematic review and meta-analysis[J]. Physiotherapy, 2018, 104(1):25-35.

14. BERNET B A, PESKURA E T, MEYER S T, et al. The effects of hip-targeted physical therapy interventions on low back pain: A systematic review and meta-analysis[J]. Musculoskeletal Science and Practice, 2019, 39:91-100.

第六章　烧伤水治疗

第一节　概　述

一、定义

烧伤是指由于热力、电力、化学物质或者放射性接触等原因导致的皮肤和黏膜下组织部分或完全性损伤。

烧伤水治疗是指利用水的热效应、压力、成分和机械作用等物理特性和化学作用，以不同形式如擦浴、冲浴、浸浴和水中运动等作用于烧伤患者，用以预防和治疗疾病，达到治疗和康复目的的方法。烧伤水治疗一方面有利于创面清理，减少换药疼痛及创面出血，消除毒素，控制感染，促进创面愈合；另一方面借助水的温热作用也可软化瘢痕，增强皮肤弹性，便于进行肢体活动，借助水的浮力便于手法牵伸或主动运动，有利于扩大关节活动范围，增强肌力，使患者的运动功能得以恢复。

二、流行病学

（一）发病率

据不完全统计，我国每年约有 2 600 万人遭受不同程度的烧伤。

（二）经济损失

应急管理部通报，仅 2021 年，全国共接报火灾 74.8 万起，死亡 1 987 人，受伤 2 225 人，直接财产损失 67.5 亿元。

（三）烧伤的主要发生原因

烧伤的主要发生原因包括生活烧伤，与职业有关的烧伤，交通事故或犯罪导致。

（四）烧伤的流行特征

1. 年龄　主要发生在儿童和青壮年，前者与家人看护疏忽有关，后者大多为工作中烧伤。

2. 性别　男性的发生率明显高于女性，比例为 2.59∶1。

3. 季节　主要发生于夏秋季节，环境干燥容易引发火灾，同时人们的衣服对皮肤的保护较少，易引起较严重的烧伤。

三、病因及病理生理

烧伤是理化因素（包括热力、电能、化学物、放射线和光能等）直接作用于皮肤及皮下组织所引起的作用部位组织中心变性坏死，紧邻变性组织毛细血管内血液凝滞，凝滞部位外毛细血管扩张充血为病理特征的组织损害。

（一）休克期

烧伤急性期以血管通透性增高造成休克为主要特征，血管通透性增高也是组织水肿的主要原因。急性失控性炎症反应、组织缺血缺氧损害和组织水肿是休克期的主要病理改变。

（二）急性感染期

严重烧伤患者由于体表体腔防御屏障的破坏，全身免疫功能下降，广泛坏死组织的存在和外界、自身菌群的侵袭，此阶段的主要病理特点就是包括非侵入性的表面感染和侵入性感染。

（三）创面修复期

烧伤创面经历变性坏死、炎症反应、细胞增殖、基质形成、组织重塑及创面瘢痕等变化过程。不同深度创面其变化过程不一。浅Ⅱ度烧伤创面为表皮角质细胞迁移、增殖，修复表皮层。深Ⅱ度烧伤创面则为上皮细胞（含残存皮肤附件）、成纤维细胞、血管内皮细胞迁移、增殖，基质形成，其中成纤维细胞的迁移和增殖奠定了瘢痕的组织基础。Ⅲ度烧伤创面的病理变化与深Ⅱ度烧伤创面相似，但如果创面直径大于 2cm，表皮层难以自我修复，需移植皮片，以避免或减少瘢痕愈合。

（王建强　张　强）

第二节　创面处理期水治疗

一、治疗作用

烧伤患者经治疗脱离急性症状期后，在感染已基本控制、体温接近正常、创面开始愈合、肉芽组织生长良好，且植皮手术基本成功的情况下，即可以介入水治疗，其主要治疗作用如下所述。

（一）减轻换药时的疼痛

一般情况下，烧伤后严重感染和损伤的部位很容易和纱布粘在一起，若是硬扯下来，会把患者创面新生肉芽组织也一起撕扯下来，不但增加患者创面范围，还会使烧伤患者产生剧烈疼痛，然而若先用水冲洗或浸泡，使纱布软化，即易于使纱布和创面分离，可以极大地减少患者的疼痛。

（二）防止感染等并发症

对于残余创面用含有高锰酸钾等消毒剂的溶液进行浸浴和冲浴可以减少创面的细菌与毒素，控制感染，促进严重烧伤后期残留的顽固小创面愈合。碘伏是碘与表面活性剂、无菌增效剂的络合物，为高效低毒杀菌广谱的新型消毒剂。当使用碘伏清洁新鲜创面时，遇创面有完整水泡，首先用无菌注射器抽出水泡液体或剪小孔将泡液压出，保留泡皮，然后选择大小适中的无菌纱布浸透 0.3% 碘伏湿敷于创面上。

（三）加快创面愈合

温热水浴的温热作用和机械作用，一方面能扩张血管促进血液循环，对于存在脓痂的创面进行浸浴可以比较彻底地清除创面的脓汁及疏松的脓痂和坏死组织，可使痂皮或焦痂软化，促进分离，便于清理焦痂及引流痂下的脓汁，清洁创面，肉芽创面新鲜、健康，加快创面愈合；另一方面，使用特定配方的中药水治疗还能控制瘢痕瘙痒，抑制瘢痕增生，彻底清洁创面，提高患者生活自理能力。

（四）软化瘢痕

水的温热作用，能降低瘢痕组织的表面张力，放松肌肉，缓解局部由于挛缩和瘢痕牵拉引起的不适,有利于抑制瘢痕增生及软化瘢痕。

(五)提高肢体及躯干的感觉和运动功能

一般烧伤患者因合并皮神经损伤可能出现感觉过敏或感觉减退。水的温热刺激能使烧伤后可能存在的感觉过敏或感觉减退的症状减轻。烧伤中后期,水中运动治疗可促进瘢痕微细血管的循环,清除代谢产物。同时,水中运动治疗还可有效减轻患者的活动疼痛,提高其治疗积极性,促进功能恢复。

(六)提高心肺功能

在水中运动时,由于水的静水压及水的密度比空气大,完成呼吸运动要比陆地上克服更大的阻力与压力,因而对呼吸肌的锻炼效果比陆地运动明显,对呼吸功能的影响也较陆上运动深刻。研究表明,无论是亚极限强度还是极限强度运动,游泳时的肺泡通气量均比跑步时高,经常在水环境中运动,还可使最大摄氧量提高。水治疗对心血管系统的作用与水温、治疗时间、部位及刺激强度有密切关系。在水中运动时,由于水的静水压作用,使运动阻力增加,入水深度每增加 1m,将增加 0.1 个标准大气压,引起血液回流增加,加上肌肉遇到冷刺激而收缩,微血管血流量减少,明显影响血液循环。在进行高强度水中运动时,心输出量会较安静时高出 5~6 倍,血管流量增加,并在克服水的压力与微血管遇冷收缩的情况下完成血液循环,相应的血管弹性增大,促使心肌力量增强,从而使心血管功能得到有效的锻炼。

二、治疗目标

(一)近期目标

加快创面愈合预防感染,维持并逐步增加未受伤及受伤部位关节活动范围,减轻水肿、疼痛,改善肌力、耐力,预防挛缩,减少瘢痕增生。

(二)长期目标

改善关节肌肉力量以及关节活动度,提高运动能力、灵活性、协调性,逐步恢复身体转移、行走能力,争取实现基本自理。

(三)终极目标

实现烧伤患者良好的家庭和社会回归。通过康复治疗,使患者尽可能回归到伤前的生活状态。

三、规范化的诊疗流程

(一)介入时间

烧伤的临床过程分为 4 期,即休克期、急性感染期、创面修复期和康复期等。对于大面积烧伤而言,除体液渗出期的概念比较明确外,感染与创面修复期可能最早从伤后即开始,一直延续至烧伤创面基本愈合。创面修复期在伤后不久即开始,其后紧邻恢复期,恢复期是指患者的创面已基本愈合或残余创面不到 5% 的病程阶段,主要表现出来的是一个较漫长的功能恢复及创面重构瘢痕重塑的过程。目前推荐在感染与创面修复期尽早开展康复治疗。

(二)整体流程

水治疗的一般诊疗流程为:康复医师对门诊或住院患者进行临床检查和康复评定,并参考临床医师的建议,排除绝对禁忌证,确定治疗项目,开具水治疗处方,治疗师接诊后对患者进行详细康复评定,设定康复目标,并制订水治疗康复计划,针对治疗中可能出现的危险做好防控措施,按计划执行并记录,最后做好疗效评定和治疗总结。

(三)康复评定

1. 陆上评定

(1)身体功能与结构层面的评定

1)肌力:推荐徒手肌力评定。

2)肌张力:推荐改良 Ashworth 量表。

3)关节活动度:推荐测量主动和被动关节活动度。

4)平衡:推荐伯格平衡量表。

5)疼痛:推荐视觉模拟评分法、数字分级评分法或简式麦吉尔疼痛问卷。

6)水肿:推荐肢体周径测量。

7)感觉:推荐根据需要进行温度觉和深感觉评定。

8)疲劳和体力活动消耗水平:推荐 Borg 自觉疲劳程度分级量表和疲劳严重程度量表。

9)肺功能:推荐进行全面肺功能检测,无法实现时选用肺活量作为主要指标。

10)心功能:推荐进行心功能检测,无法实现时选用纽约心功能分级和心率作为主要指标。

11)心理:推荐贝克忧郁量表、贝克焦虑量表、汉密尔顿抑郁量表和汉密尔顿焦虑量表等。

12)睡眠:推荐匹兹堡睡眠质量指数。

13)压疮:推荐布雷登压疮危险因素预测量表。

14)身体成分和营养状况:推荐计算体重指数。

(2)活动层面的评定

1)日常生活活动能力:推荐改良 Barthel 指数、功能独立性评定量表。

2)步行能力:推荐 10m 步行试验、6min 步行试验、起立 - 行走计时试验等。

2. 水治疗相关评定　浸浴疗法和非浸浴式水治疗多集中在缓解痉挛、减轻疼痛、消除水肿、扩大关节活动度等方面,所用的康复评定与陆上基本一致,推荐选用国际通用的评定量表或方法。对于进行水中运动治疗的患者,需要对患者的水中功能活动能力进行评定,推荐使用 Alyn 水中适应性测试量表(WOTA)、基于 ICF 与 Halliwick 理念的水治疗评定、游泳独立性测试量表、Humphries 水中敏捷性评定、水中独立性测试量表等进行水中相关功能的评定。

四、水治疗设备及训练用品

(一)烧伤冲浴床

该设备专门为烧伤早期转移不便的患者设计,电动垂直升降,可将患者由平车或病床直接平移到该冲浴床上进行冲浴治疗和换药。

(二)水治疗池

一般适用于烧伤后期,创面已基本愈合的患者进行水中运动治疗。按照水治疗池的大小可以分为大型(同时容纳 10 人以上)、中型(同时容纳 5 ~ 10 人)和小型(同时容纳 3 人或以下)3 种。治疗形式以集体治疗为主,可提高治疗师的工作效率,但对水的循环过滤消毒系统要求较高,成本较昂贵。

（三）水治疗槽

1. Hubbard 浴槽 带转移装置的单人水治疗槽,可以让烧伤患者通过漂浮器材仰卧在水面上进行四肢或躯干的主被动活动,烧伤早期或恢复期患者均适合。

2. 步行浴槽 重点强调步行训练的水治疗槽,可以有地上式和地下式两种类型。患者进入地上式步行浴槽需上下台阶,因此对于尚不能站立步行的烧伤患者无法适用。解决办法是加装固定式的转移装置,方便患者进出水治疗槽。

3. 四肢涡流浴槽 适用于局部烧伤的患者,如前臂和腕手部烧伤可选择上肢涡流槽,小腿和踝足部烧伤则选择下肢涡流槽。槽内的涡流刺激可以软化瘢痕,从而缓解因瘢痕牵拉所致的神经压迫症状。而对于因瘢痕增生或神经损伤所致的感觉障碍也有明显的治疗效果。

（四）水治疗训练用品

1. 利用阻力的训练用品 上下肢阻力板,阻力靴,脚蹼,掌板,水下自行车,水下跑台等。

2. 利用浮力的训练用品 常见的有浮力教导杠铃,浮力棍,水中哑铃,浮力棒,蹼式浮筒,充气臂套,浮力带,浮力圈,浮力腰围,浮力背心,浮板,闭合链训练盘,泳圈,颈围,水球等。

3. 利用摩擦力的训练用品 如水治疗袜。

4. 利用重量的训练用品 如橡胶哑铃。

五、注意事项

（一）预防交叉感染

一般用浸浴方法治疗大面积烧伤患者,但因浴室、浴床及运载患者装置消毒不充分而容易造成患者交叉感染。为避免交叉感染,必须加强清洁消毒制度,严格以消毒液擦拭浴缸内面及扶手边缘,并反复以清水冲干净,具体操作如下:对浴床、池做严格的消毒灭菌,浸浴前床、池均用一次性消毒袋封闭隔离。浸浴后治疗床和水治疗池用2 000mg/L含氯消毒液浸泡。患者在结束浸浴后,其皮肤和创面用消毒巾覆盖。

（二）消毒剂选择

烧伤创面是众多病原菌生长繁殖的良好培养基,为细菌提供了充足的营养、适宜的温度和湿度,因而烧伤水治疗的治疗目的之一就是促进烧伤创面尽快平稳愈合,防止或最大可能减少创面感染。创面感染引起的局部或全身性炎症反应和进一步的组织损害会妨碍创面愈合,所以必须做好消毒工作消灭创面细菌,防止细菌感染。这项工作中很重要的一部分就是对消毒剂的选择。不同类型的消毒剂在适用对象、有效消毒成分、稳定性、皮肤刺激、浓度、使用方法等都有较大的不同。使用方法上文已述及,目前临床推荐使用的烧伤水治疗消毒剂如下所述。

1. 含氯消毒溶液 常用的是三氯异氰尿酸消毒片,含有效氯85%～90%。分4种浓度:2 000mg/L 浓度可用于严重污染的治疗物品或环境(如水治疗池或烧伤冲浴床)的消毒;500mg/L 浓度可用于一般污染的治疗物品或环境(如患者使用过的水中运动器材);250mg/L 浓度可用于公共场所和物品(如水治疗室地面及冲凉椅);3～5mg/L 浓度用于水治疗用水的预防性消毒。

2. **碘伏溶液**　碘伏溶液是碘与表面活性剂的络合物,常与乙醇溶液搭配使用。碘伏溶液可杀灭各种细菌繁殖体与芽孢、真菌和病毒。常用两种浓度:0.02% 有效碘浓度可用于水治疗池水的消毒,0.3% 浓度可用于治疗结束后水治疗池、治疗用品或直接创面消毒。

3. **高锰酸钾溶液**　通过氧化菌体的活性基团,呈现杀菌作用,高锰酸钾能有效杀灭各种细菌繁殖体、真菌、结核分枝杆菌;亦能灭活乙型肝炎病毒和芽孢,但对芽孢作用需要较长时间。在烧伤水治疗工作实践中,常使用两种浓度,0.025% 浓度用于水治疗池水和水治疗器材的消毒,0.1% 浓度用于清洗烧伤创面。

4. **苯扎溴铵溶液**　属季铵盐类消毒剂,它是一种阳离子表面活性剂,在消毒学分类上属低效消毒剂。其杀菌作用机制主要有:①改变细胞的渗透性,使细菌破裂;②使蛋白质变性;③抑制细菌体内某些酶,使之失去活性;④因其有良好的表面活性,可高浓度聚集于菌体表面,影响细胞的新陈代谢。

5. **臭氧**　是以氧原子的氧化作用破坏微生物膜的结构,从而达到杀菌作用。臭氧灭活细菌迅速,它能与细菌细胞壁脂类的双键反应,穿入菌体内部,作用于蛋白和脂多糖,改变细胞的通透性,从而导致细菌死亡。臭氧还作用于细胞内的核物质,如核酸中的嘌呤和嘧啶,破坏其 DNA。臭氧可用于空气或水的消毒,前者一般浓度在 $20mg/m^3$ 左右,持续作用 $30 \sim 60min$ 即可;后者一般控制在 $0.3mg/L$ 浓度,即可达到所需的消毒效果。

(三)转移安全

1. **担架式转移**　在大面积烧伤早期,患者身体表面存在较多的创面,而且新生的皮肤仍较娇嫩,无法承受抓握或撑扶力。因此,最佳的方式就是直接将患者平抬至冲浴床上进行冲浴治疗。

2. **转移床(椅)转移**　某些水治疗设备配置有转移床(椅),只需将患者从平车或病床上平移到转移床(椅)上,直接转移床降至水中即可。全过程主要由机械装置完成,较为省力和安全。

3. **部分辅助转移**　当患者能够独立站立或短距离步行时,则可以在治疗师的监护下完成转移。治疗师应恰当评定患者的肢体功能,从而给予合适的辅助。转移过程中,治疗师及家属应在旁边监督或协助患者以免发生意外。

(四)水温控制

一般大面积烧伤患者创面有感染的水温控制在 $35℃$ 左右,以患者感觉舒适为宜。过高的温度一方面对创面肉芽的刺激使患者感觉疼痛,甚至致组织损伤;另一方面毛细血管过度扩张,可促使人体对细菌毒素及组织分解产物的吸收,而且在后期也会促进瘢痕增生。水温过低,使毛细血管收缩,达不到促进血液循环的作用,患者不易接受,而且容易受凉感冒。

(五)预防水治疗反应

水治疗反应指的是全身水治疗患者因身体浸入水中后,水的温热使皮肤毛细血管舒张,从而引发全身血液的再分布,脑部缺血缺氧而出现头晕、心慌、全身乏力甚至晕厥等表现的症状。大面积烧伤患者在开始水治疗之前一般都经过了较长时间的卧床阶段,血管舒缩能力下降,所以在前几天进行全身水治疗时就可能出现或轻或重的水治疗反应。

预防水治疗反应,首先是控制水温,水温越高则水治疗反应将越明显。其次是控制治疗时间,由 10min 开始,逐渐增加至 30min。最后是控制运动强度,主要是针对水中运动治疗,因为患者在水中的运动强度越大,消耗能量越多,其出现水治疗反应的概率也就越大。

当然,除了以上3方面之外,最根本的还是对患者体质等情况的了解,在治疗过程中多询问患者的主观感受,一旦出现水治疗反应的先兆,应当立即停止治疗。

（王建强　张　强）

第三节　恢复期水治疗

恢复期水治疗主要治疗方法为水中运动治疗。水中运动治疗是指通过运动功能评定后,针对运动功能障碍设计有针对性的水中运动处方,然后根据处方进行各种水中运动训练的方法。水中运动治疗对人体产生的作用,其实质是在水这一媒介中进行运动,通过神经-体液调节机制,引起体内器官的功能变化。利用水的生理效应及物理特性,辅助肢体运动、增强肌力、提高躯体平衡能力、帮助放松紧张的肌肉与缓解疼痛。有些运动在陆地上受到严重限制,而水可以给患者提供良好的运动环境,从而顺利完成这些运动。研究显示,在热作用下,血管扩张、循环和代谢加快,从而导致血氧增加,有利于肌肉疲劳的消除。水中运动治疗主要应用于烧伤后疼痛、肌力低于3级合并周围神经损伤等烧伤患者。

水中运动的种类很多,常见的有主动辅助运动、支托运动(去重力)和抗阻运动等。水中运动形式也十分多样,包括水中关节活动度训练、水中肌耐力训练、水中步态步行训练、协调训练,如治疗性游泳等。

一、水中关节活动度训练

结合水温的作用,在水中进行手法牵伸或自我牵伸,改善关节活动范围。

二、水中肌力训练

水中肌力训练适合于特别是3级以下的肌力患者。因为患者在水中可以获得浮力的支持,较轻松地移动肢体,由此,患者较容易对自己未来的康复进展树立信心。当患者肌力提高到3级或以上时,可以通过调整运动方向、运动速度或在肢体附加一些漂浮物以增加阻力,使患者获得最佳的训练效果。

三、水中步行步态训练

水是步行训练的一种有用的介质,通常较陆地上的训练早进行。对恢复的早期或下肢负重时有疼痛的患者,浮力大大减轻下肢的承重,即使对于肌力比较弱的患者,亦有可能在减重状态下进行步行训练。根据患者的病情,可以让患者进行向前、向后、向侧方行走或交叉迈步,或让患者用前脚掌或脚跟步行,又或者在水中跑步、跳跃等训练。

水中关节活动训练一般适用于瘢痕增生导致关节粘连的患者,即主动或被动活动关节。水中肌力训练一般适用肌力低下的烧伤患者,借助不同的工具如阻力板或水中哑铃做水中抗阻运动,达到增加肌力的目的。水中步态、步行训练和协调训练,适用于步态异常的烧伤患者,以上几种训练方法也可以同时灵活使用。治疗过程中及治疗后均须密切观察患者的水治疗反应,防止交叉感染及并发症的出现。

（王建强　张　强）

参 考 文 献

1. ZIWA M, JOVIC G, NGWISHA C, et al. Common hydrotherapy practices and the prevalence of burn wound bacterial colonisation at the University Teaching Hospital in Lusaka, Zambia[J]. Burns, 2019, 45(4):983-989.

2. LIU R, CAO W H, LIU H L, et al. Effects of hydrotherapy with traditional Chinese medicine and magnetotherapy on treatment of scars after healing of deep partial-thickness burn wounds in children[J]. Zhonghua Shao Shang Za Zhi, 2018, 34(8):516-521.

3. BURNS-NADER S, JOE L, PINION K. Computer tablet distraction reduces pain and anxiety in pediatric burn patients undergoing hydrotherapy: A randomized trial[J]. Burns, 2017, 43(6):1203-1211.

4. 侯晓晖, 王珅. 水中运动疗法手册[M]. 北京: 华夏出版社, 2017.

5. BRUCE B E, ANDREW J C. 综合水疗学[M]. 黄东锋, 李建新, 王宁华, 译. 3 版. 北京: 金盾出版社, 2015.

6. PSYCHARAKIS S G, COLEMAN S G S, LINTON L, et al. Muscle activity during aquatic and land exercises in people with and without low back pain[J]. Physical therapy, 2019, 99(3):297-310.

7. SHI, Z, ZHOU H, LU L, et al. Aquatic exercises in the treatment of low back pain: a systematic review of the literature and meta-analysis of eight studies[J]. American Journal of Physical Medicine and Rehabilitation, 2018, 97(2):116-122.

8. KEANE L G. Comparing AquaStretch with supervised land based stretching for Chronic Lower Back Pain[J]. Journal of Bodywork and Movement Therapies, 2017, 21(2):297-305.

9. BAYRAKTAR D, GUCLU-GUNDUZ A, LAMBECK J, et al. A comparison of water-based and land-based core stability exercises in patients with lumbar disc herniation: a pilot study[J]. Disability & Rehabilitation, 2016, 38(12):1163-1171.

10. PIRES D, CRUZ E B, CAEIRO C. Aquatic exercise and pain neurophysiology education versus aquatic exercise alone for patients with chronic low back pain: a randomized controlled trial[J]. Clinical Rehabilitation, 2015, 29(6):538-547.

11. ZÃO A, CANTISTA P. The role of land and aquatic exercise in ankylosing spondylitis: a systematic review[J]. Rheumatology International, 2017, 37(12):1979-1990.

12. DIONNE A, GOULET S, LEONE M, et al. Aquatic exercise training outcomes on functional capacity, quality of life, and lower limb lymphedema: pilot study[J]. Journal Of Alternative And Complementary Medicine, 2018, 24(9/10):1007-1009.

13. YEUNG W, SEMCIW A I. Aquatic Therapy for People with Lymphedema: A Systematic Review and Meta-analysis[J]. Lymphatic Research & Biology, 2018, 16(1):9-19.

14. CHARY-VALCKENAERE I, LOEUILLE D, JAY N, et al. Spa therapy together with supervised self-mobilisation improves pain, function and quality of life in patients with chronic shoulder pain: a single-blind randomised controlled trial[J]. International Journal of Biometeorology, 2018, 62(6):1003-1014.

15. KUTZNER I, RICHTER A, GORDT K, et al. Does aquatic exercise reduce hip and knee joint loading? In vivo load measurements with instrumented implants[J]. PloS One, 2017, 12(3):e0171972.

| 第七章 | 内科疾病水治疗 |

第一节　心血管疾病

一、概述

在心血管疾病的康复方面，目前国内应用较多的是冠心病（含冠状动脉搭桥术后）、心肌梗死、心力衰竭和原发性高血压的康复。

心血管疾病康复最终目的是使患者的生命尽量延长，并尽可能恢复活动能力和职业能力。具体目的如下：①使患者恢复到最佳的生理、心理和职业能力状态；②延缓冠心病或动脉粥样硬化的发展；③降低冠心病患者的猝死和再梗死风险，缓解心绞痛症状。

二、康复评定

（一）陆上评定

1. 量表法　如心脏功能分级和心脏性残疾评定标准。

2. 辅助检查　如遥测心电图、动态心电图、运动试验和代谢当量等。

（二）水治疗相关评定

1. 水中独立性测试量表。

2. 基于 ICF 与 Halliwick 理念的水治疗评定。

3. Humphries 水中敏捷性评定。

4. 游泳独立性测试量表。

5. Alyn 水中适应性测试量表 2（WOTA2）。

三、水治疗方法

根据评估结果，制订治疗处方，包括热身、水中耐力、肌力和协调性训练，最后以牵拉、呼吸和放松训练作为结束。水治疗以背景音乐作为引导，配合使用浮棒、浮力带、水中哑铃和水中手套等训练用品，一旦患者出现不适或疲劳，感觉恶心、呕吐、气短、肌肉关节或冠心病疼痛等情况，立即停止治疗。整个水治疗过程中，患者全程接受物理治疗师、医生和救生员的监护。

四、注意事项

1. 如果对患者心血管状况的稳定性或严重性有任何疑虑，请与主治医生保持密切联系。

2. 应在泳池旁边准备好所有相关药物。

3. 最初患者可以在较浅的水中开始治疗，然后再进入更深的水域。

4. 应使用如 Borg 自觉疲劳程度分级量表等工具监控运动强度水平。

5. 确保在整个治疗过程中有足够的间歇休息。

6. 如果患者有低血压发作的风险，请在退出游泳池和淋浴期间监督患者。

7. 建议患者告知医疗人员是否感到不适或有任何新的或不断变化的症状（如胸痛，头晕，气短，恶心，出冷汗）。

水治疗在心血管疾病康复中的研究数据有限。而且患者同质性较差，所有的研究都集中在早期或短期水治疗对冠心病的效果。因此需要更多的研究回答下列问题：①急性心肌梗死后开始水治疗的适宜时间、水治疗的强度、每次水治疗的时间、水治疗的时间间隔等；②左室的内径和功能是决定水治疗很重要的一个指标，反复的水治疗是否会导致异常的左室重构或持续的左室功能损害，并且要针对不同病因和程度的心力衰竭患者进行研究。

（邓家丰）

第二节　肺部疾病

一、概述

肺部疾病指肺脏本身的疾病或全身性疾病的肺部表现。肺脏是呼吸系统的主要器官，临床上肺部疾病主要表现为呼吸功能障碍。呼吸功能包括通气功能和换气功能。参与通气功能的结构包括呼吸道、胸廓以及呼吸调节中枢。换气功能主要是由循环系统来完成。临床常见的肺疾病包含：慢性阻塞性肺疾病（COPD）、支气管哮喘、支气管扩张、囊性肺纤维化、间质性肺纤维化、肺结核等。

（一）定义

美国胸科学会（American Thoracic Society，ATS）对肺康复的最新定义是：肺康复是对伴有症状和日常活动能力降低的慢性肺疾病患者采用多学科的个体化综合干预。以循证医学为基础，综合多学科内容，为慢性呼吸系统疾病患者制订个体化综合干预方案，旨在改善其呼吸功能、减轻疾病症状、提高日常活动耐力和促进疾病趋于稳定。

世界卫生组织关于损伤、残疾、残障（impairments disabilities and handicaps，ICIDH）的分类来定义呼吸功能受损的 3 种状态：呼吸损伤、呼吸残疾、呼吸残障。

（二）适应证及禁忌证

虽然神经、肌肉疾病等也可导致呼吸功能障碍，但是发生呼吸功能障碍的原因在大多数情况下是由于呼吸系统疾病导致的。所以，肺康复的患者主要可分为慢性肺疾病患者和非慢性肺疾病患者，主要包括慢性阻塞性肺疾病（COPD）多年且伴不同程度肺功能损害的患者、部分慢性支气管哮喘、肺囊性纤维化、限制性肺疾病和肺外科手术前后的患者。

肺康复的禁忌证：COPD 急性加重期、近期心肌梗死和不稳定型心绞痛、进展性的关节炎致使关节活动受限、合并其他器官功能衰竭、严重认知及精神异常、血氧饱和度<90% 等其他训练时可导致病情恶化的临床情况。

二、康复评定

（一）陆上评定

呼吸功能障碍患者的水治疗康复评定主要包括：①呼吸系统疾病的影像学评定；②肺功能的评定；③呼吸肌功能检测；④ 6min 步行试验；⑤心肺运动负荷评定；⑥日常生活活动能力评定；⑦生活质量评定；⑧康复心理评定。

（二）水治疗相关评定

1. 水中独立性测试量表。
2. 基于 ICF 与 Halliwick 理念的水治疗评定。
3. 游泳独立性测试量表。
4. Humphries 水中敏捷性评定。
5. Alyn 水中适应性测试量表 2（WOTA2）。

三、水治疗

（一）水治疗的目标及原则

肺部疾病治疗是肺疾病临床治疗的延续，是有效治疗慢性严重肺疾病不可缺少的一部分。同时，肺康复不仅是治疗也是对肺部疾病的积极主动预防。

1. 肺部疾病水治疗的主要目标

（1）缓解或控制呼吸疾病的急性症状及并发症。

（2）改善呼吸困难症状，强化呼吸肌、改善呼吸的协调性，消除疾病遗留心理影响。

（3）针对神经肌肉疾病造成的呼吸障碍，肺康复使患者减少肺部感染，缓解肌肉萎缩，提高生存率，延长生存期。也能为后期的肢体康复提供必要的支持。

（4）教育患者如何争取日常生活中的最大活动量，并提高其运动和活动耐力，增加日常生活自理能力，预防恶性循环的发生。

2. 肺部疾病水治疗原则　个体化原则、有效性原则和整体性原则。

肺部疾病的综合康复方案包括：运动疗法、水治疗康复、家庭综合干预、心理行为干预及效果评定。其中，水治疗康复在促进患者功能恢复和心理行为治疗上效果显著。

（二）水治疗原理

当人体进入水池的一瞬间，人们能感知静水压的存在，身体存在一种压迫感。胸部对静水压变化的感知最为敏感，原因在于静水压能影响肺扩张。因此，一般认为肺活量低于 1 500ml 的患者不宜进行水中运动训练。静水压作用于人体时，来自所有方向的压力均相等，所以身体某一表面不会比其他的部位更强烈地感知静水压。静水压随水的深度增加而增加，胸廓在水中时，因压力的影响，周径缩小，胸腔静脉末梢部的内压升高，患者肺功能负担增约 1.5 倍。同时，水治疗通过神经反射来影响呼吸次数和深度。瞬间的冷刺激使吸气加深，甚至有短暂的呼吸停止和深吸气，温度越低，刺激越突然，呼吸停止得越快越急剧。继之，从一系列深呼吸运动变为呼吸节律更快更深。如收到热刺激时，所见情况与冷刺激一样，但不十分急剧，表现为呼吸节律变快，而且较为浅表。长时间的温水浴使呼吸减慢。呼吸加快是糖和脂肪代谢增加、二氧化碳累积的结果。

综上，水治疗产生的效应一方面是使血液转移到胸腔，另一方面是使胸部自身受到水的挤压，共同作用改变了肺功能，增加呼吸功，改变呼吸动力。

浸没对呼吸的影响如图 7-2-1 所示。

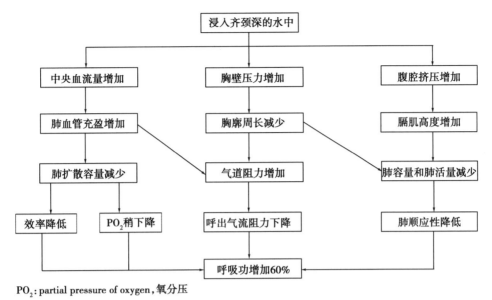

PO_2: partial pressure of oxygen, 氧分压

图 7-2-1　浸没对呼吸的影响

（三）水治疗康复技术

肺康复的水治疗康复技术是利用水的温度作用、机械作用和化学作用使患者在水中进行运动训练, 以治疗肺部疾病引起的呼吸功能障碍的疗法。特别需要注意的是呼吸功能障碍患者在进行水治疗前一定要进行严格的康复评定, 排除禁忌证, 确定合理有效的治疗方案。在前期治疗过程中紧密观察患者的治疗反应, 及时调整治疗方案。同时, 治疗区域内必须配置急救物品（例如: 电动吸引器、简易呼吸器、氧气筒、急救药品等）, 以备不时之需。

1. 确定运动强度　运动强度的确定主要由患者的自觉症状、心率、呼吸、血氧饱和度等指标综合判断决定。在运动中和运动后记录自觉症状, 并根据 Borg 自觉疲劳程度分级量表评级, 记录心率。

2. 运动处方

（1）确定目标心率: 目标心率 =（220- 年龄）×（0.65 ~ 0.85）; 例如: 60 岁的患者的目标心率为 220-60=160, 160 × 0.65=104 或 160 × 0.85=136。目标心率为 104 ~ 136 次 /min, 运动强度为心率 104 ~ 136 次 /min 的运动量。

（2）运动频率和运动时间: 运动频率为 3 ~ 5 次 / 周, 避免中断, 每周运动要超过 2d, 每次运动 20 ~ 30min。

3. 水中训练方法

（1）水中呼吸训练: 人体处于水中时, 胸腹部受到静水压力作用, 腹部压迫增加, 横膈升高, 肺容积及肺活量减小, 同时胸部压力增加, 气道阻力增加, 肺部的血流灌注增加, 此时呼吸阻力更大, 呼吸功增加, 在齐颈深的水中形成的呼吸阻力可有效锻炼呼吸肌肌力和耐力。

呼吸训练和呼吸肌锻炼的主要目的是锻炼横膈呼吸, 降低呼吸频率和增加每次通气量, 增加最大呼吸肌肌力, 减轻呼吸困难, 改善运动的耐力。

训练方法:①膈肌呼吸训练(腹式呼吸),患者借助漂浮物仰卧于水中,全身处于舒适放松体位。患者把一只手放在腹部,另一只手放在胸部,治疗师的手与患者的手重叠放置,把握患者的呼吸节律,指导患者进行缩唇呼吸。精神集中,让患者在吸气和呼气时感觉手的变化,吸气时,治疗师发出指令让患者放置于腹部的手轻轻上抬,治疗师在患者呼气结束时,快速的徒手震动并对横膈膜进行伸张以促进呼吸肌的收缩,每次 5~10min。②呼吸肌强化训练,患者站立或坐于水中,腹部受到一定的静水压力作用,水深根据患者自觉症状决定,以很轻的呼吸困难感为准进行腹式呼吸训练,每次 5~10min。水中吹气球训练,静立于水中吹气球,此时可增加肺活量,减少无效腔。两种训练配合可增加吸气肌肌力,增加肺活量,改善肺功能。

(2)水中放松训练:呼吸功能障碍的患者由于长期经受呼吸困难的痛苦,所以在进行活动时全身呈紧张状态,且易出现不协调动作。紧张肌肉的耗氧量是松弛肌肉耗氧量的数倍。如果减轻身体的紧张,放松肌肉,缓解颈肩背部、胸部腰部肌肉,呼吸困难就会减轻,因此需要教会患者全身放松,缓解颈部及躯干的紧张。同时胸廓的放松可维持和改善胸廓的活动度、柔软性,改善呼吸肌的柔软性,减轻疼痛,减轻精神和肉体紧张,缓解呼吸辅助肌的紧张。

训练方法:水中放松训练主要采用水中指压按摩疗法,该疗法的所有动作姿势都以积极地拉伸脊柱、四肢骨的牵引及肌肉的放松为目的,以便达到肋间肌、胸廓、胸部的放松。它还可以使副交感神经发生反应,心率和呼吸频率降低,血液循环改善,放松能力得到提升。训练过程中治疗师和患者都穿着泳衣进入水中。患者坐在台阶上,脚踝处套上浮力圈以产生浮力。治疗师的手托住患者的膝关节和后背,轻轻摇动患者的身体,患者用一只手臂抱住治疗师的腰,身体其他部位都完全放松。然后治疗师移动患者身体某一部分,缓慢移动拉伸肢体,以改善患者的神经、肌肉代谢和心理状态。

(3)水中平板步行训练:水中平板步行对于呼吸功能障碍患者主要起改善呼吸循环系统的功能,提高全身的耐力,防止恶性循环的发生。

训练方法:通过控制水深、步行速度与距离来控制负荷量。步行速度最好不变,否则会打乱呼吸和行走的节奏。负荷量应控制在心率 120 次/min 以内,没有心律失常、呼吸困难的症状。测出最大步行距离后,从 60%~80% 开始,每周增加 50~100m 的负荷。

(4)水中四肢及躯干肌力训练:慢性肺部疾病患者发生无力、运动功能减退,为使运动功能恢复,肌力增强训练是十分重要的。同时,辅助呼吸肌所包含的胸锁乳突肌、锁骨下肌、胸大肌、胸小肌、前锯肌和背阔肌等肌肉力量减弱可导致横膈的负荷增加和早期疲劳,从而加剧非同步呼吸和呼吸困难。

训练方法:水治疗中常用训练方法有支撑性训练和无支撑性训练。水中力量训练主要利用水中哑铃和浮力棒等阻力器具。通常采用等张收缩(上肢、躯干、下肢分别进行训练),一组 8~10 次,重复 1~3 组。保持有节奏的训练,并与呼吸动作协调。训练时长应持续在 20min 以上,在不能达到目标时间的情况下,可以采用多次休息的方式以延长运动时间。

(5)水中太极训练:水中太极运动强调腹式呼吸,并且强度低、动作有节奏、缓慢,同时可以活动身体的各个部位,使全身功能得到有效提升。

水中太极包括 16 种不同的姿势运动,分为呼吸运动、上肢运动、躯干稳定性运动、下肢运动及全身协调运动。在训练过程中遵循 3 个基本要素:听从内心感受、呼吸调整、放松。

训练方法：从对称的躯干位置到旋转的躯干动作、重心从静态到动态、手部动作从小到大、支撑面从宽到窄、从借助视觉控制到前庭控制、上肢动作从对称到不对称。

（吉佳佳）

第三节 糖 尿 病

一、概述

糖尿病是一组以持续性高血糖为特征的、由遗传因素和环境因素相互作用所致的代谢障碍性疾病。主要由于胰岛素绝对或相对不足及靶细胞对胰岛素敏感性降低，导致碳水化合物、蛋白质、脂肪、电解质和水等代谢紊乱。临床主要表现为多饮、多尿、多食、体重减轻等"三多一少"症状，或伴有多种急性和慢性并发症，是严重致残性疾病。2011年，中华医学会糖尿病学分会对糖尿病进行了病因分类，可分为1型糖尿病（diabetes mellitus type 1，T1DM）、2型糖尿病（T2DM）、特殊类型糖尿病和妊娠糖尿病。

1型糖尿病多在青少年时期发病，是胰岛β细胞自身免疫损伤所致。胰岛素分泌缺乏和酮症酸中毒高发是1型糖尿病的基本特点。1型糖尿病占糖尿病患病率的5%左右。

2型糖尿病多在成年发病，近年来患病率快速上升，在20岁以上的成人中，年龄标化的糖尿病患病率为10.4%，发病率呈现年轻化，40岁以下患病率高达5.9%。研究表明，每2～3个成年人中就有1个高血糖状态者，男性为11.1%，女性为9.6%。目前，糖尿病前期的比例高达50.1%，因此高血糖成为重要公共健康问题。2型糖尿病的发生虽然与遗传有一定关系，但是其发病与生活方式关系密切，如城市化生活使得很多人缺乏体力活动，饮食过饱、过油腻、过甜等，因此糖尿病属于生活方式疾病，2型糖尿病与肥胖有关，但是主要与身体脂肪在躯干部位分布过多有关，而不在于身体脂肪的总量，2型糖尿病患者常伴有高胰岛素血症、脂代谢紊乱，并表现为胰岛素敏感性下降和胰岛素抵抗。2型糖尿病占糖尿病患病率的90%～95%。

二、康复评定

（一）陆上评定

糖尿病患者在进行水治疗之前，应进行全面的康复评定，特别是要对心血管、神经系统、肾脏和视力进行检查，因为糖尿病并发症常发生在这些系统或器官。康复评定内容如下所述。

1. 胰岛功能评定 血糖测定、尿糖测定、葡萄糖耐量试验、血清C肽测定、糖化血红蛋白测定、胰岛素释放试验。

2. 残障评定 包括功能障碍、活动限制、参与局限3个层面。

3. 运动耐力评定 常用的运动试验包括心肺运动试验（cardiopulmonary exercise test，CPET）、6min步行试验（6MWT）、往返疾步走试验（shuttle walk test，SWT），运动试验的具体方法参见心肺功能评定。

4. 糖尿病足的评定　糖尿病足是糖尿病患者踝关节以下部位皮肤溃疡、肢端坏疽或感染，主要由于长期神经和血管病变所致。

（1）神经检测：塞姆斯 - 温斯坦单丝测验（Semmes-Weinstein monofilament test，SWME）、痛觉检查、振动觉检查等。

（2）足部供血评定：间歇性跛行、经皮氧分压监测等。

5. 心理评定　糖尿病不仅影响患者生理功能，同时也影响其心理、家庭生活、目前或未来的社会角色，而患者心理状况也会影响到血糖的控制及慢性并发症。做好糖尿病患者的心理护理工作，解放思想，消除顾虑，以达到理想的血糖控制水平，主要包括情感方面、意志行为、个性问题 3 方面。

（二）水治疗相关评定

1. 水中独立性测试量表。

2. 基于 ICF 与 Halliwick 理念的水治疗评定。

3. 游泳独立性测试量表。

4. Humphries 水中敏捷性评定。

5. Alyn 水中适应性测试量表 2（WOTA2）。

三、水治疗

（一）治疗目标

使血糖达到或接近正常水平；纠正代谢紊乱，减轻或消除临床症状；防止或延缓并发症的发生，避免引起心、脑、肾、眼、血管和神经等病变。1 型和 2 型糖尿病患者参加水治疗的目标有所不同。1 型糖尿病患者参加水治疗的主要目标是减少心血管疾病危险因素，提高心肺耐力；而 2 型糖尿病患者参加水治疗的主要目标是控制体重和改善血糖清除速率，以及减少心血管疾病危险因素、提高心肺耐力。

（二）治疗原则

早期治疗、长期治疗、治疗措施个性化。

（三）水治疗原理及作用

1. 水中运动治疗可增加肌细胞和脂肪细胞膜上葡萄糖转运体的数量，运动锻炼能促进肌细胞和脂肪细胞对葡萄糖的转运和利用，通过提高肌细胞和脂肪细胞胰岛素受体功能，增强外周组织对胰岛素的敏感性，减轻胰岛素抵抗，从而改善糖代谢异常，降低血糖；此外，运动锻炼可以提高肌细胞、脂肪细胞和肝细胞膜上胰岛素受体的数量和受体的结合力，通过胰岛素受体水平，改善机体对胰岛素的利用能力。

2. 水治疗的温度刺激能加速脂肪组织分解，新陈代谢与体温有着密切的关系，在体温升高和氧化过程加速的情况下，基础代谢率增高；组织温度降低时，基础代谢率则降低。

3. 皮肤受到热的刺激后，皮肤血管扩张，加强其营养和代谢，促进皮肤伤口和溃疡愈合，改善皮肤功能。

（四）水治疗技术

水中运动疗法是在水中进行各种运动训练的方法，利用浸没在水中的生理效应及水的特性以利于运动、增强肌力、提高稳定性与平衡能力、帮助放松与缓解疼痛。研究发现水中运动疗法形式很多，针对糖尿病患者主要推荐步行浴，在糖尿病患者进行步行浴之前应制订运动处方，明确运动强度、运动时间、运动频率、运动方式。

1. 运动强度 只有当运动强度达到 60%~80% 最大摄氧量时才能改善代谢和心血管功能。运动强度过低,达不到治疗效果;运动强度过大,无氧代谢的比重增加,治疗作用降低,且可引起心血管负荷过度,应予避免。由于在有效的运动锻炼范围内,运动强度的大小与心率的快慢呈线性相关,因此常采用运动中的心率作为评定运动强度大小的指标。靶心率的确定最好通过运动试验获得,即取运动试验中最高心率的 60%~80% 作为靶心率。开始时宜采用低运动强度。如果无条件做运动试验,可选用公式计算靶心率:靶心率 = 安静心率 +(最大心率 − 安静心率)×(60%~80%)。

2. 运动时间 肌肉收缩的早期主要以肌糖原供能为主,要燃烧脂肪作为能源,每次运动时间推荐 10min 以上。通常每次运动时间可自 10min 开始,逐步延长至 30~40min,因运动时间过短达不到体内代谢效应,而如果运动时间过长,再加上运动强度过大时,易产生疲劳,加重病情。糖尿病的步行浴是一种治疗性运动,应避免空腹进行,以餐后治疗为宜。餐后因摄入食物,加上餐前使用了降糖药物或胰岛素,能阻止肝糖原的分解,又能促进肌肉利用外源性葡萄糖,达到糖代谢平衡。在餐后进行步行浴时,应注意避开药物作用的高峰期,以免发生低血糖。

3. 运动频率 每周治疗 4~5 次较为合理,可根据每次运动量大小而定。如果每次运动量较大,间歇宜稍长。但运动间歇超过 3~4d,则运动锻炼效果及运动蓄积效应将减少,难以产生疗效,有资料表明终止运动锻炼 3d,已获得改善的胰岛素敏感性会随之消失。因此,步行浴疗法实施每周必须在 3 次以上。如果每次运动量较小,且身体条件较好,每次步行浴后不觉疲劳者,可坚持每天 1 次步行浴。

注意事项包括:①在严格控制饮食基础上进行水中运动疗法,可以达到最佳的运动疗效,较满意地控制血糖水平;②水中运动疗法实施前后要有准备运动和放松运动:避免心脑血管意外或肌肉骨关节损伤的发生;③根据患者的病情及体力,循序渐进,从较低强度逐渐过渡到较高强度;④定期测量体重、体脂率、肌力、血糖和血脂等代谢指标,以评定水中运动疗法效果。

4. 运动方式 包括在不同水治疗设备中的训练,如步行浴槽、四肢涡流浴槽等。

(1)步行浴:训练时需应用一种步行浴槽,浴槽由不锈钢制成,有浴槽和液压升降机两个部分。立面是个透明的观察窗,通过观察窗能对患者训练情况进行观察、拍照和记录,为了更好地观察患者的活动情况,可在观察窗上印制测量标准线以测量者的步态参数,用以指导患者训练。治疗前先检查升降机等设备是否完好,然后在步行浴槽内注入 2/3 容量的水,温度 38~39℃。训练方法包括:①起立训练;②站立平衡训练;③步行训练。

(2)下肢涡流浴:在下肢涡流浴槽中注入 2/3 容量浴水,水温在 38~39℃之间,打开涡流开关、充气开关,患者穿泳裤,采取舒适体位,将下肢浸入水中进行治疗,治疗过程中保持恒温,水流强度要适中,治疗过程中应使患者全身感觉舒适,精神爽快,无疲劳。对大多数患者应维持水温 39℃左右,糖尿病足治疗时可在水中加入甲硝唑等药物,每次治疗 15~30min,每日 1~2 次,10~20 次为 1 个疗程。

(3)浸浴:浸浴法是临床上最常见的一种方法,是让患者身体浸入水中进行治疗的方法。根据治疗部位,浸浴法可分为以下 3 种:①全身浸浴法;②半身浸浴法;③局部浸浴法。

(董 奎)

第四节　肾脏疾病

一、概述

当水位到达颈部时，静水压引起的中心血容量增加。热中性水（34.5～35℃）会刺激心肺和动脉压力感受器。

高压压力感受器检测流经它们的血液压力，并通过中枢神经系统，增加或降低总的外周阻力和心输出量。低压压力感受器参与调节血液量。它们具有调节循环系统和肾脏的功能。它们能产生激素分泌的变化，影响盐和水的重吸收。

浸泡在热中性水中，交感神经系统活动和全身外周阻力降低，精氨酸升压素（arginine vasopressin，AVP）和肾素 - 血管紧张素 - 醛固酮系统受到抑制。这会导致抗利尿激素（antidiuretic hormone，ADH）的减少，从而增加尿量和心房钠尿肽（atrial natriuretic peptide，ANP）的释放，后者是一种血管扩张激素，有助于钠的排泄。一些研究还表明，由于血压正常化，蛋白尿减少。

这些影响可能对患有肾病的患者有益。浸泡时会刺激肾血流，血浆肾素活性的降低导致肾交感神经活动降低，这反过来降低肾血管压力并增加尿液、钠和钾的排泄。这些效果随着深度和浸入时间的增加而增加。应该注意的是，在热中性水中，肾小球滤过率（glomerular filtration rate，GFR）变化很小。然而，在较冷的水温下，GFR增加，进一步增加利尿，对肾脏施加更大的压力并增加脱水的风险。

肾病可分为早期、中期及晚期3大阶段。早期和中期肾病患者躯体功能丧失较少，可参与一般性的水中有氧训练。而晚期的慢性肾衰竭与长时间的肾透析治疗导致患者身体功能恶化，同时影响患者的日常生活和生存质量。患者因伴发的疾病（如原发性高血压、缺血性心脏病、闭塞性动脉疾病、植入心脏起搏器、人工主动脉瓣膜、房颤等）而有意识地减少外出活动，同时患者对健康恶化的恐惧也严重影响其生活。然而，大量研究显示恰当地选择水中训练方案对这类患者有良好的治疗效果。

二、康复评定

（一）陆上评定

针对不同阶段的肾病患者，康复评定的侧重点如下。

1. 全身有氧活动能力　可采用6min步行试验，可以直观显示患者的步行耐力。

2. 日常生活活动能力　采用改良Barthel指数进行评定。

3. 生存质量　采用WHO生存质量量表进行评定。

（二）水治疗相关评定

1. 水中独立性测试量表。

2. 基于ICF与Halliwick理念的水治疗评定。

3. 牛津肌力分级（水中改良版）。

4. 游泳独立性测试量表。

5. Humphries水中敏捷性评定。

6. Alyn水中适应性测试量表2（WOTA2）。

三、水治疗方法

资料显示,慢性肾衰竭患者的水治疗方法可持续 3 个月,每周 1 次,每次 60min。水治疗以背景音乐作为引导,配合使用浮棒、浮力带、水中哑铃和水中手套等训练用品,包括热身、水中耐力、肌力和协调性训练,最后以牵拉,呼吸和放松训练作为结束。一旦患者出现不适或疲劳,出现恶心、呕吐、气短、肌肉关节或冠心病疼痛等情况,立即停止治疗。整个水治疗过程中,患者全程接受物理治疗师、医生和救生员的监护。

四、注意事项

(一)早期和中期肾病患者

1. 建议

(1)鼓励患者遵守药物和饮食要求,包括液体量受限制的患者。

(2)最初在较浅的水深度进行活动,并限制浸泡在水中时间。如允许,逐渐增加水深度和浸泡时间。

2. 如果有以下情况,患者应通知物理治疗师。①感到太累无法维持该水平的活动;②有不寻常的呼吸急促;③胸痛或有压力;④感觉恶心;⑤在治疗期间或治疗后出现不规则或快速心率;⑥下肢抽搐;⑦头晕或虚弱。

如果患者报告任何以上症状,应停止活动,如果不能解决,应立即寻求医疗援助。对于较轻的症状,应请医生复查。

(二)肾透析患者

透析是一种从血液中去除废物和多余水的过程,主要用于为肾衰竭患者的肾功能丧失提供人工替代方式。在血液透析中,患者的血液通过透析器被泵出,并通过静脉线路返回到身体。

1. 建议

(1)由于体温调节困难,肾脏患者更适合在热中性水温的泳池中进行治疗。

(2)对于透析患者,治疗最好安排在透析后 1d 才开始。

(3)病情稳定并严格控制饮食的患者,可以在透析日进行中等强度的锻炼。

(4)在透析前最好避免运动。

(5)用防水敷料覆盖所有透析部位。

(6)透析患者的日常耐力有变化是正常的,所以可能需要相应地调整治疗活动。

(7)与患者的医生联系,尤其是在以下方面发生变化时:①透析计划;②药物管理;③患者感觉不舒服。

2. 治疗的禁忌证

(1)患者极度不适。

(2)患者错过不止 1 次透析治疗。

(三)持续非卧床腹膜透析

持续非卧床腹膜透析(continuous ambulatory peritoneal dialysis,CAPD)是利用腹腔的腹膜从体内血液中去除废物和水。含有葡萄糖的无菌溶液通过导管进入腹腔。一段时间后,液体通过导管排出并丢弃。

建议：①运动前最好排出液体；②导管部位应以防水敷料适当的密封并在运动后消毒处理。

（邓家丰）

第五节　老年易患疾病

一、概述

在我国老龄化现象严重的社会背景下，康复作为一项必要的方法，能有效提高老年人身心健康、提高生活质量，有利于社会的整体和谐发展。老年人易患疾病是指人在老年期所患的与衰老相关，并且有自身特点的疾病。人进入老年期后，人体组织结构进一步老化，各器官功能逐步出现障碍，身体抵抗力逐步衰弱，活动能力降低，以及协同功能丧失。

老年人是青壮年人的延续，有些老年病是在青壮年时得的，而到老年期表现更为明显。因此说有些老年病不是老年人所特有的疾病，但又与青壮年时期所患疾病有不同的特点。

1. 老年病的病因往往不十分明确。

2. 病程长，恢复慢，有时突然恶化。

3. 没有明显的症状与体征，临床表现初期不易察觉，症状出现后又呈多样化。

4. 同一种疾病在不同的老年人身上差异很大。

5. 一个老年患者往往同时患几种疾病。

6. 目前在治疗、控制病情方面，还缺乏特效方法。

因此，确诊老年病不仅靠医师，还必须有护士，老年病检查需要患者本人及其家属的紧密配合，在预防和特需治疗上也是如此。

二、康复评定

要进行全面系统的临床评定与康复评定。其中，临床评定主要是为了排除危险因素，老年人的基础病较多，必须确保水治疗过程的相对安全。康复评定主要是了解老年人功能障碍，细化康复方案。需要注意的是，接受水治疗时，大多数临床评定及陆上康复评定已由康复团队其他成员完成，水治疗康复团队可以通过查阅临床资料收集相关信息。需要强调的是，对于水治疗过程中的危险因素，要进行全面仔细的专科评定，比如，老年患者交流沟通情况、是否有恐水症、伤口与皮肤完整性、骨折愈合情况、造瘘及切口情况、二便控制能力、心肺功能情况、压疮或烧伤的严重程度、下肢深静脉血栓以及血管内斑块的严重程度、危险意识、自我保护意识等。

（一）陆上评定

1. 临床检查　所有临床常规检查项目。

2. 陆上康复评定项目　肌力、平衡、疼痛、水肿、感觉、疲劳及体力活动消耗水平、肺功能、心功能、心理、睡眠、压疮、身体成分及营养状况、认知、日常生活活动能力评定，步行能力。

（二）水治疗相关评定

对于进行水中运动治疗的患者，需要对患者的水中功能活动能力进行评定，推荐使用Alyn水中适应性测试量表（WOTA）、基于ICF与Halliwick理念的水治疗评定、游泳独立性测试量表、Humphries水中敏捷性评定、水中独立性测试量表等进行水中相关功能能力的评定。

三、水治疗

（一）水治疗原理和作用

基于水的物理性质和人体处于水环境的特殊生理效应，水治疗康复应用于老年患者有着坚实的科学基础与明确的治疗效应，水的温度作用、机械作用及化学作用可以在ICF各个维度上为老年人带来积极影响。在水中康复时，患者可以进行许多陆上无法完成的运动训练并加强治疗效果，比如，浮力提供了很自然的减重环境，陆上行动不便甚至无法脱离拐杖、轮椅的患者可以在水中独立进行站立、蹲起、步行、漂浮、游泳、体位转移等康复训练，静水压力均匀地作用于胸廓，可以进行呼吸肌强化训练，结合水中其他有氧训练，能够有效增强心肺功能，相对于陆上物理治疗方法具有一定的优势；水的黏滞阻力，使得水中运动的力学冲击较小，且运动速度较慢，患者在其中进行运动更为安全，发生跌倒时有足够的时间做出反应，这可极大地缓解摔倒恐惧心理，减少跌倒损伤的发生，综上所述，水中运动康复可带来一定的心理益处；在身体、心理方面，使患者都有所进步。同时，水治疗也具有缓解疼痛、减轻肌张力、减轻阵挛、缓解疲劳等作用，对老年人患病的预防、治疗起到重要积极作用。

（二）水治疗技术

1. 水中运动疗法　水中运动疗法，简称水中运动，即在水环境中进行的运动疗法，是充分利用水的物理性质，发挥水治疗的主动及被动治疗效应以改善患者的身体结构和功能、活动及参与能力的一种康复治疗方法，多在大中型运动水治疗池中进行。水中运动疗法利用水的减重特性，可以明显改善老年患者的步行功能、平衡能力、运动能力，静水压力特性可以提高老年人在水中的呼吸能力，从而提高心肺功能，水中运动疗法适用于老年人骨关节病术后、脑卒中恢复期、高血压、冠心病、糖尿病的预防与治疗等。主要水中疗法包括AiChi疗法、Halliwick技术、拉格斯泳圈训练法、水中指压按摩疗法、水中跑步等。

2. 水中步行训练　水中步行训练是指在水环境中进行的以步行功能为主的运动治疗，可以在运动水治疗池中进行，也可在专用的步行浴或水中平板步行训练设备中进行。水中步行训练是减重步行训练的一种形式，减重量的大小可以通过调节水深来改变浮力实现，与悬吊带式的减重训练设备相比，水中步行训练更为舒适自然；同时，水的温热、水流冲击等作用可以起到减轻疼痛、放松等作用。绝大多数老年人，随着年龄的增长，因关节退行性病变、损伤等原因，运动能力下降，肌力、耐力下降、平衡功能下降，陆上运动跌倒的风险随之增大。水中步行训练可以在减重的前提下，使患者完成陆上无法完成的运动，提高患者的肌力、肌耐力、步行速度、步行稳定性、心肺功能，从而提高老年人群的日常生活能力。适用于老年人因各种疾病导致的步行能力减退及心肺功能下降。

3. 浸浴治疗　浸浴疗法包括在Hubbard浴槽、无障碍浴槽、气泡涡流浴、半身浴槽、四肢浴槽等水治疗设备中进行的浸浴治疗，利用水的温热作用，促进全身或局部的血液循环，缓解老年人因各种原因导致的疼痛，缓解因病理性老化导致循环系统障碍的问题，在水治疗设备中可以结合小范围的主动或被动运动训练,老年人常用的治疗是无障碍水治疗,此类治疗以被动浸浴为主,可进行的主动运动较为有限,可减轻疼痛,促进循环,起到放松的效果。适用于老年人因各种疾病导致的颈肩腰腿痛、手脚冰凉、畏寒;缓解因神经系统疾病导致的肌张力增高、关节挛缩等。

(三)禁忌证

1. 低血压　水治疗时往往血管扩张,中心血液再分配,水治疗后可能加重低血压病情。
2. 严重肾脏疾病　无法在浸泡时适应体液流失。
3. 感染情况　肺部感染、泌尿系统感染、局部化脓性感染等。
4. 皮肤破损、压疮、伤口未愈合者。
5. 腹泻、大小便无法控制者。

(四)注意事项

1. 治疗师严格检查患者,排除禁忌证,如患者存在禁忌证情况,严禁下水治疗。
2. 饮酒后、餐后 0.5h 内不宜下水治疗。
3. 治疗过程中,如出现头晕、心悸,应立刻停止治疗并出水通知医生查看情况。
4. 严格控制治疗水温、治疗时间。根据不同疾病,使用不同深度及温度的治疗用水。

(范春亮)

第六节　睡眠障碍

一、概述

睡眠障碍是对睡眠时间或睡眠质量不满意且影响日间功能的主观体验,主要表现在入睡困难、睡眠维持困难、易早醒或睡眠过多。睡眠障碍中最主要也最常见的是失眠,失眠患者不仅在个体警觉性方面出现一定程度的受损,在工作记忆和注意聚焦方面也出现不同程度的损伤,进而影响到患者的情绪、社会功能、生命质量。

目前,睡眠障碍在人群中相当普遍,根据世界卫生组织调查,全球大约有 1/3 的人群存在不同程度的睡眠障碍,其中老年人居多。而在我国,一项关于中老年人睡眠状况的调查显示,我国约有 45.5% 的人口患有睡眠障碍,其中老年人占比高达 56.7%。长期的睡眠障碍或短期的严重睡眠障碍将会影响人体日常的新陈代谢,导致人体抵抗力下降,加速衰老,影响身体健康及身体其他疾病的治疗等,研究发现睡眠障碍是引发高血压、糖尿病、中枢神经系统退行性病变、癌症、焦虑抑郁、心血管疾病、氧化应激等的重要因素。

睡眠障碍的发生机制如下所述。

(1)中枢、神经及其递质异常导致睡眠障碍的发生:参与调控睡眠的激活系统神经递质有 5- 羟色胺、多巴胺、组胺、去甲肾上腺素、乙酰胆碱、促食欲素等。参与睡眠调控的抑制性神经递质有 γ - 氨基丁酸(gamma-aminobutyric acid, GABA)。当机体控制睡眠觉醒的中枢、神经、神经递质及其受体发生病变功能紊乱时就会影响到睡眠与觉醒的稳定,导致睡眠障碍。

(2)参与睡眠 - 觉醒调节的相关激素紊乱导致睡眠障碍的发生:参与睡眠调节的激素有褪黑素、前列腺素、腺苷等。当机体上述激素水平紊乱时,会影响人体正常的睡眠调节。

128

二、康复评定

（一）陆上评定

1. 匹兹堡睡眠质量指数（PSQI）。
2. 失眠严重程度指数（insomnia severity index，ISI）。
3. 利兹睡眠评估问卷（Leeds sleep evaluation questionnaire，LSEQ）。
4. 阿森斯失眠量表（Athens insomnia scale，AIS）。
5. 睡眠状况自评量表（self-rating scale of sleep，SRSS）。

（二）水治疗相关评定

1. 水中独立性测试量表。
2. 基于 ICF 与 Halliwick 理念的水治疗评定。
3. 游泳独立性测试量表。
4. Humphries 水中敏捷性评定。
5. Alyn 水中适应性测试量表 2（WOTA2）。

三、水治疗

1. 温泉浴　温泉水是在特殊条件下形成的自然水资源，研究发现温泉水可通过其温度效应、化学效应及机械力学效应作用于人体。可起到胆碱能效应，兴奋副交感神经，使毛细血管扩张，促进血液循环，加快新陈代谢，促进病理产物的排泄和改善营养物质的代谢状态。温泉中丰富的化学元素、微量元素和理化因子，可通过热能刺激皮肤毛细血管扩张而吸收入体内发挥医疗作用。研究发现温泉水中的离子如 Cl^-、Na^+、HCO_3^-、Fe^{2+}、SO_4^{2-} 等通过皮肤透入，可刺激皮肤神经末梢，促进神经 - 体液调节，加速体内各种新陈代谢，促进人体的乳酸排泄，有效改善过度疲劳的状态，使主观睡眠质量提升，提高睡眠效率而影响整体睡眠。

方法：采用富含丰富矿物质的温泉水，水温 41～44℃，全身浸浴，30min/ 次，1 次 /d，1 个疗程 10d。

2. 芳香浴　芳香疗法指以芳香植物萃取出的精油作为媒介，制订适当的剂型，以吸入、按摩、沐浴、香薰等方式，经呼吸道或皮肤吸收入体内，以达到调节身心、舒缓压力的一种自然疗法。芳香疗法作为改善睡眠障碍的非药物疗法之一，近年来受到学者的广泛关注。芳香浴除了依靠水浴疗法的温热作用调节中枢系统兴奋性，改善睡眠外，芳香浴中所含的薰衣草精油、玫瑰精油等被证实能够有效改善睡眠状况，缓解焦虑情绪，使得身心得到放松。

方法：复合芳香精油全身浸泡，水温 38～41℃，30min/ 次，1 次 /d，1 个疗程 10d。

3. 中药足浴　中医学研究表明，人的足部遍布穴位，这些穴位通过经络与五脏六腑密切联系，它们是人体五脏六腑在脚上相应的投影。失眠、多梦的产生，多为情志、饮食内伤，禀赋不足，心虚胆怯，痰火扰心等导致脏腑功能失调，机体出现阴阳失衡，引起心神失养或心神不安所致。脚掌上有无数神经末梢与大脑紧密相连，刺激脚上的神经，可对大脑皮层产生抑制作用，使人感到脑部舒适轻松，从而达到助眠的作用。采用配方中药浴足，一方面可以通过泡洗揉搓脚部给足部穴位一些良性刺激，起到促进气血运行、舒筋活络、调和脏腑、使人体阴阳恢复平衡。

中药浴足安眠法药理作用为：含有有效药物成分的药液在浴足时，在适当的温度下，经过一定时间，渗入足部的毛孔，药物的有效成分作用于足部神经，促使血管扩张，从而使脑部血液下流,解除脑部血液充盈状态,导致大脑神经放松,进而进入抑制状态。用中医的观点解释,可视为药液刺激足部穴位,通过经络达于"心",起到安神之功。

方法:中药浴足需要根据不同中医辨证分型,从而采用不同的中药浴足。

肝郁化火型特点:失眠伴情绪急躁、易怒,不思饮食,口渴喜饮,目赤口苦,小便黄赤,大便秘结。浴足方剂:合欢皮20g,柴胡20g,菊花20g,决明子20g。水温40~45℃,时间20~30min,睡前1次,连续30d。

痰热内扰型特点:失眠伴头重,痰多胸闷,恶食嗳气,心烦口苦,目眩,苔腻而黄。浴足方剂:黄芩20g,竹茹20g,陈皮20g,茯苓皮20g。水温40~45℃,时间20~30min,睡前1次,连续30d。

阴虚火旺型特点:失眠伴心烦,心悸不安,头晕耳鸣,健忘,腰酸梦遗,五心烦热,口干津少,舌红。浴足方剂:黄柏20g,茯神20g,麦冬20g,沙参20g。水温40~45℃,时间20~30min,睡前1次,连续30d。

心脾两虚型特点:多梦易醒,心悸健忘,头晕目眩,肢倦神疲,饮食无味,面色少华,舌淡。浴足方剂:党参20g,酸枣仁20g,茯苓20g,五味子20g。水温40~45℃,时间20~30min,睡前1次,连续30d。

心虚胆怯型特点:夜寐多梦,易惊,心悸,胆怯,舌淡,苔薄,脉细。浴足方剂:柏子仁20g,首乌藤20g,龙骨20g,牡蛎20g。水温40~45℃,时间20~30min,睡前1次,连续30d。

4. 水中运动疗法　研究发现,运动后的排汗能使食欲肽水平下调,食欲肽有保持觉醒及参与免疫应答的功能,食欲肽的浓度降低,可使觉醒水平降低,进而达到促进睡眠及抗失眠的作用。

(1)水中太极拳:太极拳作为一种较为安全的运动方式,诸多研究结果均表明能有效地改善患有慢性疾病的老年人的生理和社会心理状态,国内外研究表明,通过为期半年左右,每周3次,每次1h频率的太极拳锻炼,有自觉睡眠中等程度困难的老年人可在睡眠质量上得到明显的改善。水中太极作为传统太极拳与新兴水中康复训练完美组合的新项目,是东西文化的有机融合的典范;它既继承了太极拳项目轻柔缓慢、松静自然、形神兼备的身心运动特点,又结合了水中康复运动的特点通过水中的浮力,减轻了对下肢的负荷,最大化地提升太极拳的锻炼效果。

(2)水中八段锦:八段锦作为传统运动疗法,有行气活血之功,通过调身、调心、调息,精、气、血、津液等物质平衡,脏腑功能亦平衡,人的心境自然平和。八段锦的动作练习要求马步站立,双手平和,各肢体缓慢活动,注重两手臂的旋转屈伸,增加手臂的压力,加强对肘部的刺激,心肺经络得以畅通;还能增强下肢肌力,稳定腰腹部核心肌肉力量,提高肌肉泵的作用,增大回心血量,增强呼吸功能,提高有氧工作能力和运动耐力,从而调节中枢神经兴奋性,缓解精神压力,改善睡眠状况。

上述传统功法训练强度:单次持续时间55~60min,每周锻炼3次,锻炼周期为16~18周。

5. 水中有氧训练

(1)训练强度:中等强度有氧运动及水中抗阻训练,训练强度逐渐增加,最大心率的60%~70%为最适宜强度,每次45~50min,3次/周,持续8周。

(2)训练项目:水中跑步机,水中跳跃及滑行训练,水中器械抗阻等。

(3)训练最适宜时间:每天下午(13~17点)最为适宜。

(4)注意事项:①水疗师在对睡眠障碍患者进行治疗时,需要遵循水疗最基本的禁忌证。饱餐后不应立即行全身浴及足浴,因为饭后人体血液会向胃部集中,此时全身浴及足浴进行可能会影响食物的消化,造成消化不良。此外注意防风保暖,以防引发感冒。孕妇一般不可全身浴及足浴。②做好治疗前评估,如最大心率的测定以及最适宜治疗方案的选取。针对中老年患者还需要严格把控水中有氧训练强度及类型,做到训练项目的个性化制订以及训练强度的循序渐进,定期对患者睡眠障碍状况进行评估,根据患者情况对治疗项目做出针对性调整。

(刘梦君)

参 考 文 献

1. 王正珍,徐峻华. 运动处方[M]. 北京:高等教育出版社,2018.

2. 苏茉. 呼吸训练结合震动排痰对肺部感染患者排痰效果的影响[J]. 医疗装备,2019,32(8):160-161.

3. TURAN Y, ERTUGRUL B M, LIPSKY B A, et al. Does physical therapy and rehabilitation improve outcomes for diabetic foot ulcers[J]. World journal of experimental medicine, 2015, 5(2):130-139.

4. DZIUBEK W, BULIŃSKA K, ROGOWSKI Ł, et al. The effects of aquatic exercises on physical fitness and muscle function in dialysis patients[J]. BioMed Research International, 2015, 2015:912980.

5. WALLER B, OGONOWSKA-SŁODOWNIK A, VITOR M, et al. The effect of aquatic exercise on physical functioning in the older adult: a systematic review with meta-analysis[J]. Age and Ageing, 2016, 45(5):593-601.

6. BURMASTER C, ECKENRODE BJ, STIEBEL M. Early incorporation of an evidence-based aquatic-assisted approach to arthroscopic rotator cuff repair rehabilitation: prospective case study[J]. Physical Therapy, 2016, 96(1):53-61.

7. GIANESINI S, TESSARI M, BACCIGLIERI P, et al. A specifically designed aquatic exercise protocol to reduce chronic lower limb edema[J]. Phlebology, 2017, 32(9):594-600.

8. ERGIN G, KARADIBAK D, SENER H O, et al. Effects of aqua-lymphatic therapy on lower extremity lymphedema: a randomized controlled study[J]. Lymphatic Research and Biology, 2017, 15(3):284-291.

9. AIDAR F J, JACÓ DE OLIVEIRA R, GAMA DE MATOS D, et al. A randomized trial of the effects of an aquatic exercise program on depression, anxiety levels, and functional capacity of people who suffered an ischemic stroke[J]. The Journal of sports medicine and physical fitness, 2018, 58(7/8):1171-1177.

10. WANG X, GUO T, WANG T, et al. Effect of hydrokinesitherapy on balance and walking ability in post-stroke patients: A systematic review protocol[J]. Medicine, 2018, 97(51):e13763.

11. LIM H, AZURDIA D, JENG B, et al. Influence of water depth on energy expenditure during aquatic walking in people post stroke[J]. Physiotherapy Research International, 2018, 23(3):e1717.

12. LEE S Y, IM S H, KIM B R, et al. The effects of a motorized aquatic treadmill exercise program on muscle strength, cardiorespiratory fitness, and clinical function in subacute stroke patients: a randomized controlled pilot trial[J]. American Journal of Physical Medicine & Rehabilitation, 2018, 97(8):533-540.

13. JENG B, FUJII T, LIM H, et al. Cardiorespiratory responses to pool floor walking in people poststroke[J]. Archives of Physical Medicine and Rehabilitation, 2018, 99(3):542-547.

14. SIMONOVIC D, COIRO S, CARLUCCIO E, et al. Exercise elicits dynamic changes in extravascular lung water and haemodynamic congestion in heart failure patients with preserved ejection fraction[J]. European Journal of Heart Failure, 2018, 20(9):1366-1369.

第八章　儿童疾病水治疗

一、概述

儿童疾病水治疗康复是水治疗康复中的一大类,主要适应症包括脑性瘫痪、孤独症和发育迟缓,简介如下。

(一)脑性瘫痪

儿童脑性瘫痪简称脑瘫,由发育不成熟的大脑(产前、产时或产后)先天性发育缺陷(畸形、宫内感染)或获得性(早产、低出生体重、窒息、缺氧、缺血性脑病、核黄疸、外伤、感染)等非进行性脑损伤所致,患病率约为每1 000活产儿中有2.0～3.5个(数据来源确认准确)。主要表现为运动障碍,伴或不伴有感知觉和智力缺陷。临床主要分为痉挛型、不随意运动型、共济失调型及混合型。

(二)孤独症

儿童孤独症也称儿童自闭症,是广泛性发育障碍的一种亚型,以男性多见,起病于婴幼儿期,主要表现为不同程度的言语发育障碍、人际交往障碍、兴趣狭窄和行为方式刻板。约有3/4的患者伴有明显的精神发育迟滞,部分患儿在一般性智力落后的背景下某方面具有较好的能力。孤独症的患病率报道不一,为2/10 000～5/10 000,男女比例为3～4:1。

(三)发育迟缓

儿童发育迟缓是指在生长发育过程中出现发育速度放慢或是顺序异常等现象。患病率在6%～8%之间。在正常的内在环境下儿童能够正常发育,一切不利于儿童生长发育的因素均可不同程度地影响其发育,造成正常儿童的生长发育迟缓。主要表现为体格发育落后、运动发育落后、语言发育落后、智力发育落后、心理发展落后等。生长发育迟缓表现往往是多方面的,多有体格发育、运动发育及智力发育落后但也可以某一方面为突出表现。

水治疗这一治疗形式既能够提供乐趣,也可以提高患者的体能,为改善儿童与青少年的身体、社会和情绪状态提供帮助。水治疗是脑瘫儿童及其父母最常选用的物理活动形式之一,而且家长通常将水中活动作为日常康复治疗中的首选辅助措施。儿科水治疗已经有了一定的历史基础,大约开始于1949年,建立在Halliwick理念的基础上,而且Gillian Adams也为其做了相当的贡献。

原则上儿科水治疗应对具有特殊要求且无特定禁忌证的全部儿童开放。禁忌证包括未控制的癫痫发作、持续性腹泻、开放性伤口、气管切开未痊愈及处于急性愈合期的烧伤。

二、康复评定

水治疗师不可只限于在水环境中对肢体运动功能做出判定,要尽可能地在每一个能观察到有目的的运动任务的地方观察孩子。因为水治疗师要将陆地训练和水中训练相结合,所以最基本的是了解儿童陆地运动全部技能。

（一）陆上评定

粗大运动功能测试量表（Gross Motor Function Measure，GMFM）是为儿童脑瘫设计的，主要用于测量脑瘫儿童的粗大运动功能状况随时间或由于干预而出现的运动功能改变。同时可以掌握患儿运动功能障碍的程度，对患儿的身体功能及能力进行量化，为制订康复治疗方案提供依据，同时为评定疗效提供客观的指标。GMFM 评定分为卧位与翻身、坐位、爬与跪、站立位、行走与跑跳 5 个能区，共 88 项。卧位与翻身能区总分为 51 分，坐位能区总分为 60 分，爬与跪能区总分为 42 分，站立位能区总分为 39 分，行走与跑跳能区总分为 72 分。

（二）水治疗相关评定

1. 水中独立性测试量表。
2. 基于 ICF 与 Halliwick 理念的水治疗评定。
3. 游泳独立性测试量表。
4. Humphries 水中敏捷性评定。
5. Alyn 水中适应性测试量表 2（WOTA2）。

三、水治疗

（一）治疗作用

1. 运动方面　水中的阻力大于空气阻力，针对这一特点进行肢体运动训练，儿童需要克服水的阻力，加速肌肉组织的血液循环。许多脑瘫、发育迟缓的儿童在走路方面存在障碍，可利用水池的深浅不同和浮力大小，辅助孩子在水中行走，有利于骨骼系统的灵活性和柔韧性，增加关节承重力。

2. 呼吸方面　在人体浸入水中以后，由于静水压的效应，压迫胸廓、腹部，自主呼吸感受到阻力。同时，随着儿童运动量的增加，使得氧需求量增加，肺活量也增加。从而用力呼吸来代偿，加强了呼吸肌的训练和气体代谢。通过水治疗改善气息短、气息弱、腹腔分级调控差，也为言语训练打下坚实的气息基础。

3. 心血管方面　同样由于静水压的效应，人体浸入水中以后，中心静脉压、肺动脉压以及中心血容量会随之增加，从而提升每搏输出量。而不同的水温对心率的影响也是不同的。在水治疗训练中儿童的心率增快，心肌收缩有力，使各脏器的血氧灌注量增加，也能加快儿童自身免疫力功能的建立。

4. 消化方面　在水中运动消耗的增加，使肠胃蠕动增加，排便加快，进食增多，身体发育也会加快。同时也能预防唐氏综合征儿童过于肥胖的现象。

5. 神经方面　特殊儿童水治疗不宜采用冷水浴，而温和的水温刺激可以显著提高神经反射，改善人体对温度的感知觉。以及水治疗师与儿童身体的接触、语言和目光追视可以有效促进儿童本体感知、方位、距离知觉、视觉专注，有效地促进儿童大脑皮层发育，促进神经系统的全面快速发展。

6. 智力方面　在水治疗训练中，需要孩子与大人相互协作，设计一些情景课程和游戏，与孩子说、唱、对视、沟通等表达出的关爱、喜悦和赞赏，特别是针对孤独症儿童，可以有效帮助儿童建立良好的情感认知系统和社会交往系统，促进主动语言的建立和自信心的发展。

（二）治疗方法

在众多的康复治疗方法中，水治疗既是一种运动疗法，也是一种物理因子疗法，通过水的温度刺激、机械刺激和化学刺激来缓解肌痉挛、改善循环、调节呼吸频率、提高平衡能力、纠正步态等。水环境可增加患儿训练兴趣，使其树立自信心、改善情绪、积极参与娱乐活动，对其智力、语言、个性的发展都有极大的好处。目前 Halliwick 是公认的儿科水治疗和娱乐项目的基本原理。作为一种理念，开发 Halliwick 的初衷是教有身体残疾的儿童学会游泳并使其在水中独立活动。独立活动是单独或群体性参与治疗、工作及娱乐活动的一个重要先决条件。主动失去平衡并能重获平衡是这种独立的核心要素。

1. 进出水池　水治疗师应该教会和鼓励孩子尽可能地独立进出水治疗池，并使用扶手以增加安全性。当孩子走下坡道或者台阶时，水治疗师应该站在孩子侧后方，以避免向后跌倒发生磕碰。如果孩子较大，水治疗师无法协助，可以使用轮椅或升降机进入水池。

2. 心理调适　大部分儿童天生对水有一种放松、欢快、喜悦的情绪，并且可以刺激视觉、温度觉、触觉等。但不可忽视的是，心理调适是儿童获得高水平技能所必需的。心理调适需要考虑到儿童在水中可以自由变换姿势，而不仅仅是保持在垂直位，各种运动都应该感到舒适，包括弹跳和跳跃，可以自由地浸入水中、拍打水花等。如果儿童在治疗过程中一直表现出害怕和焦虑行为，那么水治疗师应该尽可能地贴近患儿，使肌肤接触，给予安全感使他全身心，慢慢适应这一环境。

3. 呼吸控制　许多水中的调整和高水平的技能训练要求在入水后具有有效的呼吸，这将防止呛咳和窒息，因此呼吸控制对水中运动来说至关重要，尤其儿童患者。学会控制吸气和呼气对潮气量、肺活量以及发展有效的咳嗽是很重要的。大多数成人有游泳的经历，但儿童患者没有，因此儿童在对指令的理解能力和执行能力上不如成人。由浅至深地让患儿体验不同水深的静水压对胸腔、腹部的压迫感，诱发自主呼吸及用力代偿。同时在合适的水深让患儿把嘴唇接近水面，教导吹球动作，观察水面波动和乒乓球移动，逐渐引导水中做吹泡泡吐气训练。另外用双唇音"m"来模仿或启动嘴唇的闭合，或者用"b"或"p"，哼唱、唱歌和交谈是呼吸控制的变形。可用节奏来促进运动，也可调整唱歌或交谈的速度来改变水中运动速度。

4. 水中适应性训练　运动前热身运动作为一种预防受伤和提高运动能力的方法被广泛地推荐。水治疗前的热身运动应该持续 5~10min，根据儿童喜欢水的天性，在不同水位阶梯平面，做玩水游戏、弹跳、蛙式踢腿、俯卧或仰卧滑行以及辅助下翻滚等热身运动，其中包括躯干和四肢的主动运动，逐渐增加运动强度。建立患儿对水治疗环境的安全感和认同感，使其身心愉悦循序渐进的实施治疗。

5. 水中功能性训练　有效的水治疗项目必须是促进有意义的和主动的运动，温和的、抗重力的水中环境增强了活动的机会和安全性。在水中进行翻身、爬行、跪走等涉及粗大运动肌群的平衡能力训练，促进儿童维持身体姿势和平衡过程，同时积累运动经验。让患儿站立于水中平衡气垫上，主动或被动做重心的移动，发展踝关节跖屈、背伸等足踝控制及微调训练的平衡控制能力。同时水治疗师也可从不同方向朝患儿身上推水，水涡流的影响使儿童缺少相对的姿势稳定性，因此儿童会不断地改变姿势以迎接挑战。当儿童对水中姿势扰乱做出回应时，反应的时间可以多一些而且也会减少对摔倒的担心。

6. 小组训练　在水中可以开展针对婴幼儿和功能较差患儿的一对一训练，也可以开展一些有趣的小组训练。水治疗师把功能较好及程度相同的患儿集中到一起，充分利用水治疗辅助器械，如橡皮手掌、脚蹼、浮力棒、水球等，进行水中球赛、水中追逐等各种渐进抗阻小组运动竞赛活动，开展肌力、协同性及社会交往等训练。改善孤独症儿童的协调能力、前庭功能、触觉及本体感觉,可提高孤独症儿童的生活自理能力、小组配合能力、学习能力、课题完成能力、环境适应能力、感觉统合能力及体能等。

(张静波)

参 考 文 献

1. BRUCE B E, ANDREW J C. 综合水疗学[M]. 黄东锋,李建新,王宁华,译. 3版. 北京:金盾出版社,2015.

2. 崔尧,丛芳,李建军,等. Alyn水中适应性测试量表2的汉化及在脊髓损伤患者中的信度与效度[J]. 中国康复理论与实践,2018,24(11):1302-1308.

3. 刘博新. 面向中国老年人的康复景观循证设计研究[D]. 北京:清华大学,2015.

4. 赵粹英. 常见老年病的针灸推拿预防和护养[M]上海:复旦大学出版社,2016.

5. 肖振,张恩达,林敏. 中国医疗矿泉定义与分类方案专家共识(2017年)[J]. 中国疗养医学,2017,26(6):668-672.

6. SÁNCHEZ-UREÑA B, BARRANTES-BRAIS K, UREÑA-BONILLA P, et al. Effect of water immersion on recovery from fatigue: a meta-analysis[J]. European Journal of Human Movement, 2015, 34:1-14.

7. LEE Y K, KIM B R, HAN E Y. Peak cardiorespiratory responses of patients with subacute stroke during land and aquatic treadmill exercise[J]. American Journal of Physical Medicine & Rehabilitation, 2017, 96(5):289-293.

8. CHAN K, PHADKE C P, STREMLER D, et al. The effect of water-based exercises on balance in persons post-stroke: a randomized controlled trial[J]. Topics in Stroke Rehabilitation, 2017, 24(4):228-235.

9. YUE Z, WANG Y Z, HUANG L P, et al. Aquatic therapy improves outcomes for subacute stroke patients by enhancing muscular strength of paretic lower limbs without increasing spasticity: a randomized controlled trial[J]. American Journal of Physical Medicine & Rehabilitation, 2016, 95(11):840-849.

10. MATSUMOTO S, UEMA T, IKEDA K, et al. Effect of Underwater exercise on lower-extremity function and quality of life in post-stroke patients: a pilot controlled clinical trial[J]. Journal of Alternative & Complementary Medicine, 2016, 22(8):635-641.

11. ZHU Z, CUI L, YIN M, et al. Hydrotherapy vs. conventional land-based exercise for improving walking and balance after stroke: a randomized controlled trial[J]. Clinical rehabilitation, 2016, 30(6):587-593.

12. NISHIYORI R, LAI B, LEE D K, et al. The use of cuff weights for aquatic gait training in people post-stroke with hemiparesis[J]. Physiotherapy Research International, 2016, 21(1):47-53.

13. CUGUSI L, CAD EDDU C, NOCCO S, et al. Effects of an aquatic-based exercise program to improve cardiometabolic profile, quality of life, and physical activity levels in men with type 2 diabetes mellitus[J]. PM & R, 2015, 7(2):141-148.

14. 王立民,刘昆. 矿泉保健康复学[M]. 沈阳:辽宁科学技术出版社,1992.

15. 北京军区总医院. 理疗学[M]. 北京:人民卫生出版社,1975.

第九章

水治疗学科建设与运营管理

第一节　水治疗康复相关管理规范文件

水治疗康复相关管理类文件较多,可归为以下3类,具体见表9-1-1～表9-1-3。

一、水治疗康复相关国家标准简表

表 9-1-1　水治疗康复相关现行国家标准简表

标准编号	标准名称	发布部门	实施日期
GB 19079.1—2013	体育场所开放条件与技术要求 第1部分:游泳场所	中华人民共和国国家质量监督检验检疫总局 中国国家标准化管理委员会	2014-05-01
GB 37489.3—2019	公共场所设计卫生规范 第3部分:人工游泳场所	国家市场监督管理总局 中国国家标准化管理委员会	2019-11-01
GB 15982—2012	医院消毒卫生标准	中华人民共和国国家质量监督检验检疫总局 中国国家标准化管理委员会	2012-11-01
GB 5749—2022	生活饮用水卫生标准	国家市场监督管理总局 国家标准化管理委员会	2023-04-01
GB/T 19258—2012	紫外线杀菌灯	中华人民共和国国家质量监督检验检疫总局 中国国家标准化管理委员会	2013-09-01
GB 50763—2012	无障碍设计规范	中华人民共和国住房和城乡建设部	2012-09-01
GB 50555—2010	民用建筑节水设计标准	中华人民共和国住房和城乡建设部	2010-12-01
GB 50015—2019	建筑给水排水设计规范	中华人民共和国住房和城乡建设部	2010-04-01
GB 7000.218—2008	灯具 第2-18部分:特殊要求 游泳池和类似场所用灯具	中华人民共和国国家质量监督检验检疫总局 中国国家标准化管理委员会	2010-02-01
GB 37489.3—2019	公共场所设计卫生规范 第3部分:人工游泳场所	国家市场监督管理总局 中国国家标准化管理委员会	2019-11-01
GB 37489.4—2019	公共场所设计卫生规范 第4部分:沐浴场所	国家市场监督管理总局 中国国家标准化管理委员会	2019-11-01
GB/T 18204.9—2000	游泳池水微生物检验方法 细菌总数测定	国家质量技术监督局	2001-01-01

续表

标准编号	标准名称	发布部门	实施日期
GB/T 18204.10—2000	游泳池水微生物检验方法 大肠菌群测定	国家质量技术监督局	2001-01-01
GB/T 18204.4—2013	公共场所卫生检验方法 第4部分：公共用品用具微生物	中华人民共和国国家质量监督检验检疫总局 中国国家标准化管理委员会	2014-12-01
GB/T 17093—1997	室内空气中细菌总数卫生标准	国家技术监督局	1998-12-01
GB/T 17217—2021	公共厕所卫生规范	国家市场监督管理总局 国家标准化管理委员会	1998-10-01
GB/T 22517.2—2008	体育场地使用要求及检验方法 第2部分：游泳场地	中华人民共和国国家质量监督检验检疫总局 中国国家标准化管理委员会	2009-03-01
GB/T 16895.19—2017	低压电气装置 第7-702部分：特殊装置或场所的要求 游泳池和喷泉	中华人民共和国国家质量监督检验检疫总局 中国国家标准化管理委员会	2018-02-01
GB/T 23157—2008	进出口儿童可携持游泳浮力辅助器材安全要求及测试方法	中华人民共和国国家质量监督检验检疫总局 中国国家标准化管理委员会	2009-09-01
GB/T 10001.1—2012	公共信息图形符号 第1部分：通用符号	中华人民共和国国家质量监督检验检疫总局 中国国家标准化管理委员会	2013-06-01
GB/T 10001.10—2014	公共信息图形符号 第10部分：通用符号要素	中华人民共和国国家质量监督检验检疫总局 中国国家标准化管理委员会	2015-02-01
GB/T 10001.2—2021	公共信息图形符号 第2部分：旅游休闲符号	国家市场监督管理总局 国家标准化管理委员会	2021-10-01
GB/T 4100—2015	陶瓷砖	中华人民共和国国家质量监督检验检疫总局 中国国家标准化管理委员会	2015-12-01

二、水治疗康复相关行业标准简表

表9-1-2　水治疗康复相关现行行业标准简表

标准编号	标准名称	发布部门	实施日期
CJ/T 244—2016	游泳池水质标准	中华人民共和国住房和城乡建设部	2016-12-01
CJJ 122—2017	游泳池给水排水工程技术规程	中华人民共和国住房和城乡建设部	2017-12-01
JGJ 16—2008	民用建筑电气设计规范	中华人民共和国住房和城乡建设部	2008-08-01
JGJ/T 131—2012	体育场馆声学设计及测量规程	中华人民共和国住房和城乡建设部	2013-03-01

续表

标准编号	标准名称	发布部门	实施日期
WS 488—2016	医院中央空调系统运行管理	中华人民共和国国家卫生和计划生育委员会	2017-10-01
WS 308—2019	医疗机构消防安全管理	中华人民共和国国家卫生健康委员会	2020-05-01
WS/T 592—2018	医院感染预防与控制评价规范	中华人民共和国国家卫生健康委员会	2018-11-01
WS 444—2014	医疗机构患者活动场所及坐卧设施安全要求	中华人民共和国国家卫生和计划生育委员会	2014-12-01
WS/T 512—2016	医疗机构环境表面清洁与消毒管理规范	中华人民共和国国家卫生和计划生育委员会	2017-06-01
NB/T 32019—2013	太阳能游泳池加热系统技术规范	国家能源局	2014-04-01

三、水治疗康复相关地方标准简表（部分）

表 9-1-3 水治疗康复相关现行地方标准简表（部分）

标准编号	标准名称	发布部门	实施日期
DB11/T 1218—2019	体育场所安全运营管理规范 游泳场所	北京市市场监督管理局	2019-07-01
DB11/T 1322.52—2018	安全生产等级评定技术规范 第52部分：游泳场所	北京市质量技术监督局	2018-07-01
DB11/T 936.8—2022	节水评价规范 第8部分：医院	北京市质量技术监督局	2023-04-01
DB12/ 597—2015	医疗卫生机构医疗废物处理规范	天津市市场和质量监督管理委员会	2015-11-01
DB12/T 806—2018	婴幼儿游泳戏水场所卫生规范	天津市市场和质量监督管理委员会	2018-07-08
DB31/ 890—2015	公共游泳场所卫生管理规范	上海市质量技术监督局	2015-06-01
DB31/ 405—2012	集中空调通风系统卫生管理规范	上海市质量技术监督局	2012-09-01
DB44/T 1633—2015	游泳池和类似场所用 LED 灯具	广东省质量技术监督局	2015-10-01
DB6501/T 010—2017	生产安全事故隐患排查游泳场所	乌鲁木齐市质量技术监督局	2017-03-30

（金 龙）

第二节 水治疗室基础设施

一、环境设施

水治疗室应遵循简洁美观、优雅舒适、宽敞明亮、通风良好的设计原则，力争做到屋顶高大、视野开阔、自然采光面积大。可适当放置盆栽绿植美化环境。空气细菌总数、室温、相对湿度、风速、二氧化碳等空气监测指标应符合国家相关标准(推荐 GB/T 17093—1997)的要求。

独立治疗槽摆放应做到便于监控且井然有序,并与周围环境相呼应,能与整体风格融为一体。设备安放区域地面承重和地基结构要符合设备的相关要求。

室内声学效果应符合相关标准(推荐 JGJ/T 131—2012)。

二、暖通空调设施

(一)温度与湿度控制

水治疗室内温度应保持在 26℃左右,室内的相对湿度应保持在 50% ~ 75% 范围内尽可能低的水平。室内外温差大的地区,墙体应做保温处理,直接对外的门、窗应充分考虑保温性能,玻璃应有防雾功能。治疗区和浴室应设除湿设施,更衣室应设供暖设施。

(二)通风

水治疗室内应保持良好通风,机械通风设施正常运转,室内换气量应不少于 $30m^3$/(人·h),理想的通风标准为每小时换气 6 ~ 12 次。治疗区、浴室及更衣室应设机械通风设施,消毒剂专用库房、水处理机房、使用燃气设备的区域,应设机械排风和事故排风装置,事故排风换气次数不应低于 12 次 /h。

(三)空调系统

在条件许可的情况下,水治疗室应建立独立的空调系统而不宜纳入中央空调系统,推荐采用带热交换功能的换气装置以利于节能。推荐按排风量大于送风量进行设计,以保证室内空调通风在负压状态下运行。使用集中空调通风系统的,其空调通风系统应符合国家相关标准(推荐 WS 488—2016 及 DB31/ 405—2012)。禁止直接从机房、楼道、天棚吊顶内吸取新风,禁止新风采气口与排风系统的排风口短路,应设计和配备完善、合格的空气过滤装置与消毒装置,排风应高空排放,并远离新风进口,冷气出风口应避免直吹治疗池(槽)及患者通道区域。风管及配件应采用防腐材料或采用相应的防腐措施。

三、电气设施

(一)采光与照明

场地照明可参照相关标准(推荐 JGJ 153—2016)。建议室内采光系数不低于 1/4,自然采光不应对人产生眩光,太阳光不宜直接射到水面。室内运动水池区域水面水平照度不低于 200lx,运动水池水上照明应避免对人产生眩光,避免水面强反射光,同时还要最大限度兼顾灯具维护的便利性。室内场地的照明灯光主光源应使用侧光。应采用耐腐蚀材料制作的密闭灯具或带防水灯头的开敞式灯具,各部件应有防腐蚀或防水措施。一般照明建议采用日光色光源,以便真实反映患者皮肤颜色及状况。照明回路应经过发电机回路,避免因市电突然停电引起恐慌。

(二)其他

电气设施应符合相关标准(推荐 JGJ 16—2008)。水治疗所配置的开关、电气插座及配电盒均应为防水型,照明及动力线路应配置漏电开关,漏电动作电流不大于 30mA,动作时间小于 0.1s。线管和线槽均应选用阻燃材质。总电源开关柜须安装在易于操作、通风干燥、相对独立的区域。

四、给排水设施

按照相关标准(推荐 GB 50015—2019 建筑给水排水设计规范及 CJJ 122—2017),水治疗各区域均应设计预留充足完备的给排水设施,以满足短时间集中大量用水的需求。水治疗室应配置独立的排水管道,主排水管推荐口径为公称直径(nominal diameter, DN),一般为 100~150mm,纳入水回收再利用系统的可采用管道直排方式,管道终端应设置返水弯,排水接入医院污水管道系统的,地漏必须采用可防止逆行污染的水封地漏。单台独立治疗槽供水管径推荐为 DN 20~25mm(冷、热两路),如果供水硬度较高(≥ 800mg/L),最好预先进行软化处理。独立浴槽排水点推荐口径为 DN 50~100mm 口径,除排水点以外,单个浴槽的紧急手动排水口附近、运动水池周边及水治疗大门内侧均应修建排水沟槽,排水沟的覆盖物(篦子)材质要求承重好且不锈,推荐采用封闭式网状刚性结构,铺设应与地面平齐,缝隙最大不超过 10mm,以防止轮椅前小轮陷入。池岸不应有积水,应设置适量冲洗地面的水源,地面排水不应排入水池内或进入水池水处理系统。

五、水处理设施

新建、改建、扩建的水中运动疗法池必须配备循环水净化消毒设备,循环水处理系统的设计和设施配置应符合相关标准要求(推荐 CJJ 122—2017),运动池水质应符合国家相关标准要求(推荐 CJ/T 244—2016)。运动水池应设毛发过滤装置,应安装水池补水计量专业水表,宜安装水表远程监控在线记录装置。池水循环周期不应超过 4h,应设余氯、PH、氧化还原电位等指标的水质在线监控装置。循环给水管上的监控点应设在循环水泵之后,过滤设备工艺之前;循环回水管上的监控点应设在絮凝剂投加点之前。应设加氯机,加氯机应有压力稳定且不间断的水源,其运行和停止应与循环水泵的运行和停止设连锁装置。消毒剂投入口位置应设在水池水质净化过滤装置出水口与水池给水口之间。循环净化设备不得与淋浴用水、饮用水管道联通。放置、加注消毒剂的区域应位于水池下风侧并设置警示标识。池水处理机房应设与池水净化消毒加热相配套的检测报警装置,并有明确标识。

六、装饰装修

墙面装饰应采用色泽明快、防潮防霉、光滑易打理的材料,可辅以改善治疗环境的图案。吊顶材料的选择要兼顾吸音、保温和防潮。各房间地面材质的选择首先应注意防滑,要求有水时地面静摩擦系数不应小于 0.5(推荐按照 GB/T 4100—2015 中的方法进行测试)。其次是要充分考虑材料的防污性能及清洁的便利性。各种配套设施的材料材质应与水治疗室整体风格相呼应。

七、单体设施

(一)无障碍通道

应有符合建筑规范、无障碍标准(推荐 GB 50763—2012)以及消防规范要求的人员出入口和疏散通道,疏散通道应有明显标志。患者移动主通道应满足标准轮椅双向通过需求。更衣、入浴通道应方便轮椅及搬运床出入。

(二)卫浴设施

水治疗应设男女无障碍更衣室、淋浴室、卫生间及供特需患者使用的更衣室和淋浴室。

1. 无障碍更衣室　更衣室通道应宽敞,保持空气流通。墙壁及天花板采用防水、防霉、无毒材料覆涂。地面应使用防滑、防渗水、易于清洗消毒的材料,地面应有一定坡度且有排水系统。应按规模设置防霉、防透水材料制造的鞋架、带锁更衣柜、挂衣钩、座椅及满足患者平卧更衣需求的床,应有除湿和供暖设施。

2. 无障碍淋浴室　应分设男、女淋浴室,有条件的还应分开医患淋浴室。每 20 人应设一个无障碍淋浴间(位),单个洗浴间大小应满足坐轮椅的患者及其陪护的周转需求。每个淋浴位均应配备手持、固定两用冷热双温淋浴器并安装节水控制器、淋浴座台、置物架和挂钩等。各淋浴位之间应用隔墙或浴帘相隔离。墙壁及天花板应使用耐腐、耐热、防潮、防水材料,天花板应有防止水蒸气结露措施,地面应耐腐、防渗、防滑,便于清洁消毒,地面应有一定坡度且有排水系统。应有除湿和供暖设施。

3. 无障碍卫生间　可设于淋浴室相邻区域,但地坪应低于淋浴室。其空间大小应满足轮椅患者使用需求,应配感应式无障碍抽水马桶及壁挂式无障碍小便池、无障碍流动水洗手台(盆)、镜子等设备设施,有条件的应分男、女及医、患。女厕所每 40 人设一个便池,男厕所每 60 人设一个大便池和二个小便池,其污水排入下水道。采用座式便池的宜提供一次性卫生坐垫。卫生间的水龙头和冲水阀均宜采用感应式。卫生间应有独立的排风设施,机械通风设施不得与集中空调管道相通。

4. 特需患者无障碍更衣室和淋浴室　为满足有特殊需求的患者(如陪同患者水治疗的为异性家属或陪护)而设,应方便轮椅出入并能满足平卧更衣需求。具体设施参照前述无障碍更衣室、淋浴室设置。

（三）休息区

设置座椅、饮水机或电开水器,并于必要处张贴防烫伤警示标识。提供的饮水设施及饮用水水质应符合国家相关标准[推荐《生活饮用水卫生标准》(GB 5749—2022)]。

（四）消毒剂专用库房

应独立设置,并应靠近水处理机房的加药间。墙面、地面、门窗应采用耐腐、易清洗的材料,应设给水、排水设施,并应设冲淋洗眼设施。

八、标识与宣传设施

所有标志、标牌应美观、醒目,各种公共标识应符合国家相关标准(推荐 GB/T 10001)的要求。入口处宜张贴科普宣教、注意事项等宣传板,并明示服务项目及收费标准。

九、废弃物存放与预防病原微生物设施

应在适宜位置设置废弃物盛放容器,容器应加盖密闭,便于清理,并能有效预防控制病媒生物滋生。对于医疗废物应严格按照各地的相关标准处理(如 DB12/ 597-2015)。

十、洗手设施

适宜位置应设置流动水洗手设施,宜采用非接触式开关(如脚踏式、感应式),应提供干手设施(如一次性纸巾,干手器),配备洗手液和快干手消毒剂。

十一、无障碍设施

水治疗室应按相关标准(推荐 GB 50763—2012)配备无障碍设施,包括无障碍出入口、无

障碍通道、轮椅回转空间、安全抓杆、无障碍厕所及厕位、无障碍洗手盆、无障碍小便器、无障碍淋浴间及浴间坐台、安全阻挡措施等。治疗设备和运动水池也应配备无障碍出入设施。

十二、节水设施

应按相关标准（推荐 GB 50555—2010）设计节水系统，配备节水设施，并根据具体条件设计、装配水回收再利用设施。

十三、安全防护设施

（一）运动水池

应设有醒目的水深度标识、深浅水区警示标识或深浅水区隔离带。水池池壁及池底应光洁不渗水，呈浅色，池角及底角呈圆角，出入扶梯应经过光滑倒角处理，不应有粗糙或锐角部分。台阶应防滑，并安装不锈钢扶手。运动池内排水设施应设置安全防护罩。水池区域的水面水平照度应不低于200lx，做到照明充足无盲点，且应有足够的应急照明灯。池外四周应采用防滑（水池池岸、卫生间、淋浴间、更衣室地面在湿润状态下静摩擦系数应不小于0.5）且易于冲刷的材料铺设走道，走道应有一定向外倾斜度，并设防溢排水沟槽，排水设施应当设置水封等防空气污染隔离装置。水池周边不宜栽种落叶乔木及灌木。应配备救生杆、救生圈、救生绳等救生设施，并摆放在明显位置，方便取用。应设置醒目的"患者须知"和"严禁跳水""严禁追跑打闹""小心防滑""佩戴泳帽"等必要的安全要求及警示标志。采用液氯消毒的应符合有关部门的要求，有防止泄漏措施，加药间门口应设置有效的防毒面具。还应配备水质检测工具。

（二）人员防护

防护口罩应当符合相关标准（推荐 GB 19083—2010）的要求，口罩应配有鼻夹，具有良好的表面抗湿性，对皮肤无刺激，也可选用符合 N95 或者 FFP2 标准的防护口罩。防护眼镜或面罩应使用弹性佩戴法，视野宽阔、透明度好、有较好的防溅性能。手套应为医用一次性乳胶手套。鞋套应为防水、防污染鞋套。

（三）救生救护设施

应配备经中国救生协会认可的水上救生器材，水治疗必备的救生器材有：救生圈、救生杆、救生绳。以上救生器材必须放置在明显位置，并张贴警示牌，告示急救时使用。还应配备紧急转运床、氧气瓶（或氧气袋）、血压计、人工呼吸面罩、颈部护圈、急救箱（内装各种急救药品）等，以上器具要指定专人负责，定期检查、保养，确保紧急时可用。

（四）消防设施

应按相关标准［推荐《医疗机构消防安全管理》（WS 308—2019）］配置消防设施。

（金　龙）

第三节　水治疗室布局与设备配置

一、水治疗室建设背景

人体是一个有机的统一整体。水治疗具有多种刺激因素，所以人体对水治疗可以表现出复杂的综合效应,其中包括皮肤、心血管、神经肌肉、内分泌、热交换以及疲劳后的恢复过程等方面的效应。这些效应可以是局部性的,也可以是全身性的。水治疗对感觉末梢具有良性刺激,能改善血管功能,促进局部和全身循环。水治疗具有松弛肌肉和缓解痉挛的作用,利用化学因素对机体产生调节,激活皮肤内脏偶联关系,有利于体内生化反应和免疫过程。

水治疗康复价值逐渐呈现,水的浮力能减低关节所承受的压力,水的阻力随肢体移动的速度而改变,因此,水中运动降低了二次损伤发生率,比地面运动安全得多。在体育界,水中康复正在被广泛应用到运动损伤康复过程中,越来越多的运动康复治疗师、高级别运动员以及教练员发现,与传统陆地康复相比,水中康复可以产生比传统陆地康复更加显著的康复效果。正是由于水治疗的这些独特优点,在欧美发达国家许多医院的康复中心都设有水治疗室。

目前水治疗越来越受到重视,国内很多医院已经陆续开展,甚至在体育界已经有多家单位专门建设水治疗项目,比如上海体育科学研究所和广东省足球运动中心专门建设水治疗室,用于运动员体能训练和运动损伤的康复,越来越多的体育院校和游泳场馆利用游泳池开展水中运动(或者公益活动)。

2012 年,卫生部关于印发《康复医院基本标准(2012 年版)》的通知,通知中规定三级康复医院必须设置水治疗室,专科设备配备中水治疗至少配备蝶形浴槽、涡流 / 气泡浴槽、步态跑台浴槽等设备。

可见,建设水治疗室是社会发展的需要,是顺应时代的需求、是提高康复效果、提升患者就医感受必不可少的一个要素。要建设康复中心,最好要规划设置水治疗室。

二、如何建设水治疗室

目前,国内水治疗室运营困难的原因主要有以下几个方面。第一,对水治疗中心的设计缺乏深入的了解,有的单位照搬游泳池的标准建康复水治疗池,有的地方甚至按照桑拿洗浴中心的模式来建设水治疗中心;第二,有的水治疗中心设计缺乏统一安排,设计时只注意留出相应的场地,没有注意安排专用的给排水设施和供电系统,甚至做好了水池而没有设计水循环处理系统;第三,水治疗设备选型缺少经验,设备不配套,不能形成整体功能。有的地方资金不足,只关注设备价格低,结果买来的设备故障不断,投入使用无法正常运转,反而造成浪费。目前国内已有成熟的水治疗室,运营情况比较好的单位共同特点是,领导重视、有一支热爱水治疗事业的业务骨干队伍、有一套运行管理方法、患者认可度高。

针对水治疗室建设方面存在的问题,我们结合国内众多专家的意见,归纳了以下几个方面的建议。

(一)水治疗室建设要有整体规划,把问题解决在设计阶段

设计时要明确功能划分,注意水治疗设备的特殊要求。水治疗室一般应建在一层,如建在二层以上,楼板的承重必须做加固设计;水治疗室在室内要有排水沟,没有排水槽,设备排水完全靠管道直排,既不符合预防感染的要求,又极易造成排水反溢;水治疗设备要配备出入浴提升转移装置,为保证安全和长期使用的稳定性,转移装置必须要有加厚的钢筋混凝土基础,如建在二层以上,仍然存在施工上的难度;水治疗设备,一般单体体积较大,重量较重,二层以上运输也有难度。所以,建在一层,就成为常规考虑。无论新建还是改

建，如果不能建在一层，就要充分考虑以上问题。再如与水治疗室相关的原水水质、热水的供给、温湿度的控制、通风、照明等问题都与其他医疗单元有所不同，必须考虑周详，不留"后遗症"。

（二）水治疗室建设要整体进行

水治疗室的特点是施工与设备安装必须一体化。设备的配置要科学合理，设备在水治疗室的安排定位、设备基础的制作、供水管线的设计、电源容量的综合计算、排水槽的走向等都需要合理优化后统一安排。使用单位在设备选型、配备、安装前期必须与设计方和施工方来共同参与协作完成。需要与设计单位一起完成施工图的设计，提出具体的施工方案和施工工艺，在施工过程中，要全程参与监理，及时纠正出现的问题，以避免返工和留下隐患。

（三）设备的选择要科学合理，不但要功能合理，也要节能环保

例如，蝶形浴槽的核心功能是针对严重功能障碍患者进行安全的水中治疗，必须是担架入浴，能控制担架在水中的位置，患者固定在担架上，才能保证安全治疗，否则就无法安全使用。水中训练池面积应当根据医院具体情况，前期做好调研，一定要根据具体预期结合实际场地来规划，大小适中为好。

（四）水治疗室建成投入使用后，最好要有经验丰富的团队帮扶运作进入良性发展轨道

水治疗设备从安装到正常运转要有一个过程，使用人员要全面掌握设备使用也需要有一个过程，供应商的工程师及培训老师要能与使用人员一起摸索运转的规律，帮助使用人员掌握维护保养常识，帮助使用人员制定使用规范，不断交流情况，不断总结经验，尤其要注意解决水质不符合要求、操作不规范等影响长期合理使用的问题，直至使用人员熟悉设备运行状况，基本问题自己能解决并进入正常轨道为止。

（五）水治疗室只要合理设计，使用合理，就能做到良性发展

水治疗室设备一次性投入较大，按目前我国医疗管理部门规定，设备折旧期较短，要回收成本并盈利是有一定困难的。但是，如果医院前期给予一定的政策支持，使用人员合理经营，是完全可以实现良性发展的。

三、标准水治疗室基本系统构架

在进行水治疗室内部设计的时候，从安全性、功能性、舒适度、美观性几个角度思考与设计。将安全性植入到设计思考的每一个细节中，确保患者在安全无忧的条件下，以轻松、愉悦的状态接受治疗。每个单位一定要根据自身情况，多方面听取收集意见和建议，在设计和规划时选配好适合自己单位实际情况的设施设备。在设计和施工的时候，一定要充分考虑员工的工作条件，让水治疗室的员工在工作的时候也能做到身心愉悦。

（一）基础配套设施（符合残障标准）

包括更衣间、淋浴间、卫生间、污物间、设备间、特制轮椅、治疗床、办公室、办公桌椅、应急急救设备等。

（二）基本配套设备

治疗用水加热、循环、过滤、消毒设备，水质监测设备，入浴提升装置，水中训练配套康复器具，供电、给排水系统，室内通风、温湿度控制系统等。

（三）水治疗室场地布置的基本要求

1. 采光　光线在患者的治疗过程中（包括水下和地面上）及医护人员对患者进行细致

观察都具有极为重要的意义。因此，水治疗康复室应该有足够的自然光线，当然也必须有人工光源与之相配合，以自然光线为主，人工光源为辅，合理调配做到室内光线强弱度、照明度的均匀，照明光线不直接刺激人眼，室内不能留有弱光线的角落。

2. 通风　水治疗康复室要求具有良好的通风设备。在水治疗康复中心，由于人流量相对较大，室内没有足够的通风设备将会使得室内空气变得浑浊，在这种状况下可能滋生大量的细菌，对于医护人员和患者的身体健康都会造成威胁。注意通风将会有助于改善室内的空气质量，尤其是含氧状况。患者与医护工作人员在空气清新、氧分充足的环境中无论是工作还是接受治疗都将感到身心的舒畅。对于患者来讲以舒畅的心态接受治疗将会提高治疗效果，对于医护工作者来讲在这种良好的工作环境下进行工作，注意力将更加集中，从另一个角度来讲也能提高患者的治疗效果。另外，良好的通风对于控制室内的温度、湿度及室内压强发挥着极为重要的作用。

3. 室内温度、湿度、压强　适度恒定的温度对于患者的康复治疗具有极其重要的作用，这样的温度是避免患者患上其他疾病的有效方法。另外，水治疗室保持一定温度，能够增加空气的导热性。通常情况下室内的温度一般保持在 26～28℃ 之间，水治疗康复室的湿度一般不高于 75%（室内温度的控制还要根据当地的气候以及当时季节室外的温度等情况而定）。因而，在水治疗室内最好安装一个温度计和一个湿度计，更好地掌握室内温度与湿度的情况。压强的控制也是需要放在我们考虑的范围之中的，我们知道压强无论偏高还是偏低都会使人出现不适的状况。例如，当空气稀薄，室内含氧量降低会使室内出现低压强的情况，在这种环境正常成年人都可能出现心跳加快、头晕、恶心等症状，对于患者这些症状更容易发生，这将会影响患者的治疗效果。因此我们对温度、湿度、压强的变化情况都应特别关注。

4. 排水通道　管道的大小，直接关系放水、排水的速度和时间。过小则易被沉淀物堵塞，不利于排水，增长排水时间。一般要求自来水管直径 7.62～10.16cm，排水管直径 10.16～15.24cm（具体尺寸还要根据实际情况而定）。另外，如采用易锈的金属管道还应在其内壁上涂抹防锈漆，以增强其耐久性。热水管道应以保温材料处理。

5. 接电导线及电源　应配有独立的、带有漏电保护功能的控制箱，可靠的地线。

6. 墙壁　水治疗室的墙壁最好镶嵌白瓷砖。墙壁拐弯应为弧形无锐角，可以采用浅蓝色、米黄为主色调，治疗室的室内环境不宜过于复杂，简单为好，以免分散患者的注意力，影响治疗。

7. 地面　水治疗室的地面应有防滑措施，表面应该使用防滑材料，建议选用聚氨酯地板胶铺设或者有一定坡度的光滑水磨石面等材质，确保患者及医护人员行走的安全性，同时也更有利于开展排水和清洁工作。

8. 天花板　建议选用乳白或天蓝色的防水仿瓷漆粉刷，材质包括聚合物水泥复合防水涂料、聚氨酯防水涂料等。

9. 门　为方便使用轮椅的患者，出入口不应有门槛和台阶，应为平地或防滑斜坡，斜坡的倾斜角为 5°左右，门宽不少于 80cm（具体坡度大小、尺寸由实际情况而定）。

10. 无障碍扶手　无障碍扶手设计为双高扶手，离地面 65～85cm 高，离墙壁 6～8cm 宽，管直径 3.5cm，不锈钢材料，有条件者可焗漆。

11. 更衣室　由于患者在水治疗池中应该穿着专业适合水中运动的衣物，因此专业、完善的水治疗康复室应该具备此部分。

12. 淋浴室 水治疗开始之前对患者进行淋浴可以减轻患者在下水前对水治疗训练活动的排斥，也是对接下来的水治疗训练活动一个预热过程。另外，治疗前的清洁工作也是为了更好地保持水治疗设备中水质的清洁，同时也是更好保证水治疗设备滤芯的长时间使用。人体身上常常会存在天然的油脂，当患者在身体带有大量油脂的情况下进入水治疗设备中，油脂将会溶解在水里，造成水质的污染，在水治疗设备长时间处于此种状态时，过滤器将会吸收这些油脂，而造成滤芯阻塞。

13. 卫生间 为了避免因患者大、小便特别是大便等情况污染水体而影响了患者自己及其他患者的康复治疗，水治疗前，患者应排空大、小便。

（四）水治疗室的设备配置要求

水治疗室的基本设备：蝶形浴槽、全身浴槽、步行浴槽、无障碍浴槽、儿童浴槽、上下肢浴槽、中药浴设备、水中运动池。

水治疗室的设备配置是每一家计划开展水治疗项目的单位必须考虑和重视的问题。关于这个问题应该辩证地去分析，结合医院的性质、服务的群体、实际运营发展情况和远期规划目标，这样才能建设出符合医院自身发展需要的水治疗项目，才能让水治疗项目合理运营、良性发展。根据医院性质具体而言，可以分为综合性医院、康复专科医院、儿童医院、中医医院、护理康养机构、体育机构6个方面。对应水治疗室基本设备配置要求如下（相关配置具体资料见"第十章水治疗专项设备应用"）：

1. 综合性医院 应国家卫生健康委员会要求国家二级以上综合性医院应设置康复科，以促进骨科术后、卒中后等慢性疾病的康复；近年来我国老龄化进程日益加速，据统计我国老龄化人口已经突破2亿大关。不仅如此，我国还有8 300万残疾人和3亿多慢性病患者巨大康复需求，这对转变康复医疗服务方式、提高康复服务能力提出了更高的要求，以上这些国情意味着现代水治疗康复的建设发展是势在必行。

使用以下设备配置：①蝶形浴槽及旋转摇臂移送担架；②水中步行训练浴槽；③四肢电水浴理疗浴槽；④婴儿洗浴式水治疗机；⑤全自动洗澡机。

2. 康复专科医院 康复专科医院作为专门做康复专科发展的医院，在发展传统康复的同时，为求患者、市场及康复行业的快速发展，更应该大力发展现代康复水治疗行业，做好行业标榜。

使用以下设备配置：①干式水治疗床；②无障碍轮椅式浴槽；③全自动洗澡机。

3. 儿童医院 在儿童康复方面，中药浴式水治疗是综合康复中的一种手段。它既是运动疗法也是物理疗法。利用水温、静水压及中草药等，以不同的方式作用于患儿体表。通过温度、机械和化学刺激来缓解肌痉挛，改善循环，调节呼吸频率，增加关节活动度，增强肌力，以提高平衡能力，促进大运动坐、站、爬、行的恢复。通过药浴可达到：①缓和肌紧张，使患儿得到活动身体的快乐；②学习控制全身肌肉和身体的平衡及头的控制能力；③能够强化呼吸器官功能：在水中，为了抗水压，要增强呼吸功能，需要增大胸廓运动力度，并可使胸廓肌肉放松，有助于呼吸节律的调整，加强发声，使患儿呼吸顺畅，说话声音变大，语言流利，并可改善咀嚼、咽下动作；④中药浴液能刺激皮肤，改善循环，增强易感冒患儿的抵抗力；⑤中药浴式水治疗不仅可以改善肢体运动障碍，肌肉血液循环，也有助于智力、语言能力的开发。

使用以下设备配置：①儿童水治疗气泡浴槽；②可升降儿童泡泡浴槽；③儿童步行浴槽；④中药浴槽。

4. 中医医院　根据中医医院的专科特点,水治疗设备配置如下。

（1）水中步行浴槽:水中加入中药成分,治疗方法及目的除步行训练要素外同中药浴。

（2）太空水治疗舱:加入高科技元素,有着多感官的水治疗体验治疗方式。

（3）上/下肢浴槽:可在水中添加中药,采用超声波或直流电导入进行肢体浸浴治疗,发挥中药、理疗、水疗协同作用。

（4）五行音乐池:根据人体的五行属性,针对性给予相应的中药配方及音乐进行水治疗干预手段。

5. 护理康养机构　护理康养机构不同于医院,也不同于疗养院,它是定位基于医院和疗养院之上兼顾身心双重健康调养的产业综合体。护理康养机构必须有良好的环境,将"健康""养生""养老"等多元化功能融为一体,在这样定位的机构,对于水治疗消费人群也有很大的需求量。

使用以下设备配置:①干式水治疗床;②无障碍轮椅式浴槽;③全自动洗澡机;④多功能淋浴间。

6. 体育机构　体育机构作为专业培训指导运动的机构,在专业运动员高强度运动训练后,发展体育水治疗可从功能上促进运动员术后或者伤后康复,通过水中行走训练、力量训练、抗阻训练等恢复和改善运动员的关节、肌肉力量平衡能力。对于训练后的运动员或者普通人群,运动后快速消除疲劳,以防乳酸堆积,主要通过冷热水池水温的交替浸泡,加快乳酸消除,增加延展性预防运动伤害。在运动训练中,通过流水作用运动员在水中逆行和顺行,结合水中训练设备,提高运动员竞技体育成绩。

使用以下设备配置:①冷热水按摩理疗池;②多功能水中运动泳池(不同水位可调)、流水发生装置、水中跑台等配置;③移动水中按摩器;④水中椭圆机(水中摇摆机)等水中器械;⑤水中健身车;⑥水中平衡训练杠。

（张　保）

第四节　水治疗室设备与设施养护

水治疗设备与设施的维护包含维修及养护,是水治疗室正常运转的基本保障。设备设施的维修和养护不能相互替代,维修主要是修复和更换已磨损或损坏的零件,使水治疗设备的功能得以恢复,一般情况,主要由各医院医学工程科负责;而养护的目的是使水治疗设备的功能保持良好的运行及提前预防设备可能出现的故障,设备清洁及消毒等,常由水治疗室专人或者后勤部门(如清洁人员等)负责。做好设备的维护,能有效保证设备的完好性、安全性,能保证治疗工作的顺利进行,同时也能提高设备与设施的使用率、降低设备运营成本、延长使用寿命。对于科室经济效益与社会效益的增加具有重要意义。

一、建立完善的设备与设施维护制度

（一）实行设备与设施养护专人负责制(兼职),对每台设备进行责任划分,并根据实际情况列出详细的设备维护保养责任人员分工表及保养计划。要求责任人做到日查、日护、随修。

（二）操作人员要精心养护,正确使用设备,严格遵守操作规程,各项操作参数应符合设备要求,启动前认真准备,启动中反复检查,停止后妥善处理,运行中酌情调整,认真执行操作指标,严禁超温、超负荷运行。

（三）掌握设备内部构造情况,及时断电、断水,消除隐患。

（四）维护保养人员要熟悉设备的基本安全操作。不同机器的水温及介质要分清调理,对不同设备的水温等治疗参数要做到"心中有数"。

（五）维护保养人员对所分管的设备每天正式治疗前应进行巡检,包括是否漏电、漏水及异常声响检查,及时处理设备隐患和故障,填写《设备安全记录本》。

（六）如果发现重大的设备隐患立即向水治疗负责人汇报,并且通知医学工程科进行设备维修,紧急情况果断处理。维护保养人员应及时将发现问题及维修过程、维修结果填写至《医疗仪器维修登记本》,同时上报《医疗设备不良事件报告》。

（七）设备维护保养坚持以"清洁、安全、无味"为主要内容,严格按照设备操作指南中规定的周期及检查保养项目进行,杜绝只使用不保养或只维修不保养的情况。

（八）特殊情况不能定期进行维护保养的,待正常工作日之后进行维护保养。

（九）设备的保养要保证质量,不得漏保或不保,对于长期不运行或停用设备,也要按规定进行清洁等保养。

二、设备与设施养护措施

医疗设备与设施一般实行三级养护制度。

（一）日常养护

由设备设施养护人负责,主要养护内容为表面清洁、外观检查、各配件完整度,紧固易松动的螺丝和零件,检查运转是否正常。

（二）一级养护

由设备设施养护人按设备设施保养计划进行,主要内容为内部清洁,检查有无异常情况(指示灯、电机运转声响、水路、电路等),局部检查和调整。

（三）二级养护

是一种预防性的修理,由设备设施养护人会同医院维修人员共同进行,检查设备设施的主体部分、主要组件,调整精确度(水温检测器、水位检测器、余氯检测器、pH 值检测器等),必要时更换易损部件。

三、设施的维护

（一）水治疗室的照明

水治疗室最好能有足够的自然光线,除此之外,照明灯也必不可少。为了能更好地观察患者的皮肤并且灯光不刺眼,照明灯应尽量避开治疗设备及治疗池的正上方,颜色宜采用日光色。水治疗室高温高湿,照明装置应具有防湿防潮功能,或采取防潮保护措施,以防止潮气侵入造成锈蚀损坏或漏电短路。水治疗室应装有符合消防要求的应急灯,并具有防潮功能。

养护:在日常工作中,一般以干抹布擦拭即可,切忌在开灯之后用湿抹布擦拭。随时留意照明灯的工作状态,查看照明灯管有无发黑、水雾,开关是否灵敏,有无忽明忽暗现象等。出现故障时及时与有关部门联系进行修理或更换。

（二）水治疗室的通风及除湿系统

由于在水治疗过程中需使用大量的温水导致室内的湿度较高（湿度一般不高于75%）。同时如空气流通性也差，治疗区域易滋生细菌，产生异味。因此，水治疗室内的通风换气尤为重要。常见通风系统分为：新风系统、排风系统。常见故障有滤网积灰、管道内壁脏堵、噪声变大、元器件积灰受潮导致控制阀失灵、热交换率下降等。

养护：室内安装湿度计，实时监测室内湿度。在日常养护中，需要定期清洗或更换滤网，一般每2~3个月清洁一次。定期清洁室外风罩和室内风口上的积灰，尤其是排风口部分。其他包括风管内壁的清洁、室外风口的清洁、新风机内部热交换机芯的清洁、风机的保养、风管的漏风量检测、电器部分的保养均应交由专业人员处理。

（三）水治疗室的制冷制热系统

水治疗手段决定了水治疗室的室温应常年保持在25~28℃。尤其是水治疗室在地下室或者寒冷地区的要加强室内的控温措施。常见的有制冷制热空调系统、水暖或汽暖系统。水治疗室内一般要求空调的出风口应避开治疗设备，防止冷凝水产生滴到患者身上或者冷风直接吹到患者身上产生不适。

养护：室内安装温度计，实时监测室温。每日工作前，检查通风系统显示面板、出风量、出风温度、运转声音等是否正常。定期清洁回风滤网、检查有无漏水，避免系统各部出现水垢、锈蚀、积尘等问题影响正常使用。其他主机、控制柜、元器件等部分的保养均应交由专业人员处理。出现问题时，查找原因，并及时与有关部门联系进行检修。

（四）水治疗室的环境噪声

部分水治疗设备有气泡、涡流工作模式，正常使用时气泡涡流发生电机会产生高于80dB的声音（民用建筑室内允许噪声及医院门诊治疗室最低标准≤60dB，建议与GB 3096—2008《声环境质量标准》进行核对），同时，水治疗室内来自通风系统、除湿系统、制冷制热系统、水循环处理系统等的背景噪声也远高于国家背景噪声限度（以上不同设计方式略有差别）。

养护：水治疗室内、水处理设备间均应安装分贝检测仪，便于工作人员检测室内噪声情况，也便于及时发现各系统运转过程中的异常声响。同时，水治疗室在建设初期应对有背景噪声的系统进行预防性降噪处理。对于运行过程中的水治疗设备噪声问题应及时找到噪声源进行吸音、隔振等合适的噪声治理。

（五）给排水系统

一般管道要求自来水管管径7.62~10.16cm，排水管以相关标准为准。优先选择耐热防腐防锈材质制品。热水管道应以保温耐热材料处理。下水道的设计应根据水治疗室的大小及每日排水量计算，必要时安装排污泵。

养护：规范给排水设备维修保养工作，确保设备设施各项性能完好。每年至少进行2次水泵清洁、保养。定期检查所有管道阀门、压力表、控制柜等系统各分部情况。每次注水或排水时观察管道是否漏水。开放性下水道每月至少进行1次清理，防止水垢或异物堵塞下水道、防止产生异味。每日检查排污泵是否能正常工作（排污泵控制箱有无异常、污水槽浮球阀是否灵敏、各阀门有无漏水、脱漆或锈蚀现象、运行有无异常声响等）。发现问题后查找原因，并及时与有关部门联系进行维修。

（六）公共区域（患者更衣淋浴室和卫生间）

设计更衣淋浴室和卫生间时要考虑到功能障碍人群，建筑要求有无障碍的设计。淋浴间和卫生间的地面也要进行防滑处理。并在浴室内放置防水床。

养护：每日上班开始前和下班结束后对更衣淋浴室和卫生间进行清洁、消毒和除异味处理。每周对淋浴区下水道进行一次清理，每周对更衣淋浴室的所有物品进行清洁消毒处理。定期检查淋浴装置，发现问题及时处理，必要时联系有关部门进行维修或更换。

四、设备维护

（一）水中运动池

水中运动池多用水泥镶嵌瓷砖建成，其大小、形式多种多样。水中运动常用设备包括水中步行训练用双杠、水中自行车、漂浮物、无障碍转移装置等。

养护：定期换水（根据水过滤系统的效率、治疗量的多少来确定换水频率），彻底排空水池一次，以对水池的瓷砖、水泥构建、水中装置进行彻底检查，清除水泥墙及瓷砖上的污垢（污垢可以影响水的 pH 值和离子平衡）。对整个水池及装置进行清洁消毒处理。对于帽子、拖鞋、浮漂、泳衣等这些装备必须每天清洁消毒。

（二）常见水治疗设备

严格按照设备使用说明正确使用、操作设备，开始操作一台初次接触的设备（包括升级改造的老设备）前一定要详细阅读设备的使用说明书，并按照使用说明操作。避免由于人为的误操作发生设备的故障，影响医疗工作的开展，更不能由于误操作引发人身伤害事故。

养护：设备保养是指每个工作日结束时的每日保养和每隔一段时期的定期保养。

1. 每日保养　每天开始治疗前，检查设备的水、电工作状态是否正常，设备运行时有无异常的响动。在日常工作中，要随时观察设备的运行状态。每天工作结束后做好设备的内部（管道、过滤）和外部清洁卫生工作，必要时要断电、断水。并要每天记录在册，确保设备养护员清楚每台设备的运行情况，当设备产生故障时进行维修和登记。

2. 定期保养　根据设备的使用环境和频率，制定具有针对性的检查和维护项目及周期。保养周期可视使用频率、水质、湿度等因素、拟定周、月、季、半年、年保养。保养项目包括电路、水路以及设备内部结构的清理和保养。

（1）电路：①测试漏电保护装置的可靠性；②检查接线端子有无松动；③观察电线有无变色；④设备操作面板是否正常；⑤设备的显示面板是否正常；⑥安全监控功能是否正常；⑦电机电控阀门是否正常。

（2）水路：①清理过滤泵毛发收集器杂物；②定期更换过滤器内过滤介质，一般以厂家建议年限为主；③水质硬度较高的地区要定期给管路除垢；④定期检查管路有无漏水；⑤水泵、阀门是否工作正常。

3. 定期检修　定期对设备进行检修是提高开机率、延长设备使用寿命的有效手段。除了日常维护、应急修理，还要安排利用好设备的停机周期进行保养、检修，把故障排除在萌芽期，保证设备安全可靠的运行。设备检修工作一定要全面、细致，下面就设备的几个不同功能部件列出检修项目。

（1）框架结构检修：①检查设备构架有无锈蚀、变形、开焊、断裂，发现问题及时处理。②校正地脚水平。由于框架结构受力、地面承重变形等原因，使得设备的每个地脚不能均匀承重，发生这种情况就要重新进行设备的水平校正，保证每个地脚可靠触地，承重均匀。

（2）电器检修：水治疗设备工作环境湿度较高，所以它的电器部件是检修的重点。密封较好的电器控制盒容易发生高温故障，密封发生损坏的电器盒容易发生锈蚀、接触不良故障,要多加注意。

电器检修可参照下面7个方面进行:①工作状态指示、显示功能是否正常;②安全报警控制、保护功能是否正常;③电路连接无锈蚀、可靠、防护有效;④动力电机气泵工作电流检查;⑤电磁阀门检查;⑥接地保护是否正常;⑦防水措施是否失效。

(3)机械部件检修:水治疗设备的机械部件有些采用的是不锈钢材质,对于这类部件要注意它们的结构变化,因为不锈钢虽然不易生锈,但它的机械强度较差。有些采用的是碳钢加表面防腐处理,对于这类部件锈蚀和结构变化都要重视,尤其是防腐层与基材之间发生的变化需要仔细观察及时处理,防患于未然。由于传动机构多采用碳钢材料,表面粗糙又不易进行防腐处理,因此,这些运动部件就要经常保养,一旦锈蚀就会影响设备的运行安全,这就需要联系厂家及时修理或更换。具体如下:①检查运动机构有无异常噪声,判断噪声来源(电机、减速器、传动机构),及时更换易损件,必要时更换;②检查运动部件磨损程度,必要时更换;③运动机构加油润滑;④紧固件是否松动;⑤构件除锈。

(4)水路检查:①水泵噪声,判断故障部位,及时保养,必要时更换部件或水泵;②过滤效率,观察压力表是否在正常数值范围内,停止过滤,检查压力表是否能归零,无压力表的一般情况下可用手感觉喷口水压,目测喷射强度判断;③水路是否有泄漏,及时修理,必要时更换零件;④阀门开、闭是否正常;⑤涡流喷口,角度调整自如,水流均匀;⑥溢流回路,清除淤堵,保持清洁;⑦过滤装置检修,清洗过滤器、更换滤材。

(5)消毒装置检修:①仪表校正;②仪表装置检修;③耗材检查、及时补充消毒剂。

4. 水质安全

(1)按照相关的国家标准定期检查水质、严格控制水中的细菌数量和消毒药剂的浓度。

(2)随时注意避免发生人为的水污染事件,如患者的二便失禁现象在温热水中时有发生,必须严加防范。

(3)采取必要的防护措施,尽量避免发生水污染事件。初次加入水治疗的患者必须进行相应的医学检查。

5. 节约用水 我国大部分是缺水地区,西北地区尤为严重。节约用水是水治疗室的一项重要的工作,也是造福子孙后代的长远责任。

(1)建立节水制度,树立节水意识,广为宣传,奖罚分明。

(2)采用有效的节水装置:统一计量管理仪表,加智能开关,加装计量用水装置,加装限流用水装置,施加有效的保护措施,必要时建立相当容量的具有保温、自循环、消毒功能的回收储水箱。

(3)及时处理跑、冒、滴、漏故障。

(4)治疗用水的洁净度很高,回收再利用的方式可根据当地的条件实施。

6. 用电安全 水治疗室常年高温、高湿,是电安全的重点防护区域。因此,要从以下3个方面加强水治疗室用电常态化管理。

(1)定期由专业人员检查开关箱内电器元件的可靠性,避免接触不良、高温、接地不良带来的安全隐患。

(2)每年2次由专业人员检测接地电阻,保证设备的良好运行。

(3)定期进行全员用电安全教育,提高医疗人员的用电安全意识,让其了解用电安全知识,具备一定的电器故障紧急处理能力。

(吉佳佳)

第五节　水治疗从业者岗位胜任力

为响应国务院"医养康结合"的指导思想,满足持续增长的慢性疾病、老龄化、残疾及功能障碍患者的康复需求,适应我国康复医学人才的快速发展,充分开发与利用水治疗康复所独有的治疗益处,建设一支符合我国社会需要与专业要求的水治疗从业者人才队伍是必经途径。基于胜任力理论,立足我国康复医学发展现状,构建水治疗从业者岗位胜任力指标具有重要意义,为水治疗从业者的岗前培训、准入、岗位聘用、专业发展和绩效管理等方面提供借鉴。

一、岗位胜任力概念

胜任力(competency)的研究兴起于20世纪70年代,是个体具备的能够导致其在工作岗位上取得业绩,且能够将岗位上的高绩效个体与一般绩效个体区分开来的智力因素和非智力因素的综合体,具体包括认知、能力、动机、情感、态度、价值观、自我认识等特征,也是直接影响员工绩效的个人条件和行为特征。从国内外关于胜任力的阐释可以看出,胜任力具备岗位性、甄别性和可量化这3种属性,胜任力能够使同一工作领域内的职员创造出不同的业绩,从而区分出此领域内的优秀表现者和一般表现者;同时,胜任力必须能够被准确地计数和测量。这里根据逻辑学有关概念的知识,利用下定义和划分的方法给出我国水治疗师胜任力的概念。水治疗师具备的能力使其在医疗岗位上根据科室所处地域的实际情况及患者具体症状创造出科室业绩和治疗效果且能甄别出优秀表现者和一般表现者的特征,这些特征通过水治疗师的知识、技能、个性、自我认知、态度、动机和职业价值观等具体地体现出来。

在胜任力的多种属性中,我们主要聚焦岗位胜任力。实践中,岗位胜任力的大小不仅仅取决于知识技能,更需注重其潜在的非智力因素。岗位胜任力模型(post competency model)是指承担某一特定的职位角色所具备的能力素质特征要素的总和。构建岗位胜任力模型是研究特定岗位胜任力的基础。立足对水治疗行业实际情况的分析,本文对水治疗从业者岗位胜任力模型进行特征分析。

二、水治疗师岗位胜任力的确立背景

伴随着中央多项重大指导性文件的颁布,如《"健康中国2030"规划纲要》《"十三五"深化医药卫生体制改革规划》《"十三五"卫生与健康规划》与《决胜全面建成小康社会 夺取新时代中国特色社会主义伟大胜利》等,中国康复医学迎来了空前的发展机遇期,打开了跨越式发展的大门。据预计,2023年中国康复医疗产业规模有望达到1 038亿元,年复合增长率不低于18%。在此健康中国的大背景下,一方面,康复医疗机构建设迅速发展,北京、上海、天津、江苏等积极推动二级医院向康复医院转型,要求所有三级医院全部建立康复医学科。在国家政策的大力支持下,社会资本对医疗的投入大幅度增长,特别是对康复医疗相关的领域。关注的焦点包括康养融合方向(养老、康复、护理一体化)、专科康复医院、护理院等;另一方面,康复医疗人才培养走向多层次、多渠道、多元化的轨道。康复医学学历教育迅速发展,包括大专、本科、硕士和博士层次。国家及各地的康复治疗师培训如雨后春笋般展开。例如江苏省的康复治疗师规培(2个月/期)已经连续3年,儿童康复治疗师的规培已经开始；山东省等也进行了治疗师规培工作。由于大量临床医学专科和医院转型，临床人员的康复医学能力培训也开始进行，例如北京市和江苏省等地。

然而，相比于康复医学的强劲生命力，水治疗学科的发展处于严重滞后的位置。水治疗从业者人才匮乏问题日趋严峻。目前，越来越多的医院、康复中心都在筹建或已开设水治疗，以满足广大患者的需求，并积极向国际医疗系统靠拢，但全国范围内仍缺少统一认可的岗位评定体系和标准。综合上述因素考虑，水治疗处于康复医学下属的分科方向而又具有自身独特的优势。水治疗从业者岗位胜任力必须与我国当前国情及康复医学的发展现状密切相关，分析我国康复医学面临的现实境况是确立水治疗从业者岗位胜任力特征的基础。构建水治疗从业者岗位胜任力模型，除了参考前人相关研究成果外，还应该以促进水治疗人才发展的理念，结合国家相关政策，并以软硬件实力相结合为现实依据。

三、水治疗从业者岗位胜任力模型的特征建构

胜任特征是胜任力的外显，通过一系列的胜任特征来清晰具体地描述胜任力，从而形成胜任力模型。通过参考相关研究成果，立足前述建构依据，初步确定了水治疗从业者岗位胜任力特征模型。

水治疗从业者岗位胜任力特征模型整体上由 6 项指标所构成，分别为：运动科学及康复医学基础、水的基本原则与知识、水治疗技术的原则与方法、职业资质与素养、健康和安全意识、法律法规和相关条例。

合格的水治疗从业者首先应掌握运动科学及康复医学基础，如解剖学、生理学、生物力学、动作技能学，康复治疗学、康复临床学、康复评定学、康复残疾学等；其次，应掌握水的基本原则与相关知识，具体包括水的物理特性及应用方式、水中器材的分类、选择与应用、水中运动的肌动学原理及水陆差异等；并且，合格的水治疗从业者应熟练掌握各种水治疗技术的原则与方法，包括水中太极、Halliwick 疗法、水中指压按摩疗法、拉格斯泳圈训练法、水中步行训练、水中跑步、水中瑜伽、治疗性游泳和其他类型的水中有氧运动等，明确各项水治疗技术的适应证、禁忌证及不良反应，评定、预防与治疗的方法与措施等；此外，担任水治疗从业者的人员需要具备行业认定的职业资质与相关素养，包括正规学历教育、行业资格认证、技术培训资格证书或相关资质，并注重职业素养的修炼与提升；再次，水治疗从业者应具备安全意识与风险管理知识，能够应对可能出现的紧急事件，具备系统的风险预警及处理程序，充分保障人、财、物的安全；最后，水治疗从业者需了解并熟悉国家有关政策、法律法规等相关条例，包括水治疗的医保政策及报销流程、了解水治疗的局限性并对患者进行如实描述，知晓可能会产生的医患纠纷并能够掌握应对处理措施，保障院方与患者的权益。

四、水治疗从业者岗位胜任力模型的应用

（一）水治疗从业者岗位胜任力模型在人才选拔中的应用

人才是机构发展最为宝贵的资源，水治疗事业的发展必须高度重视人力资源。因此，采用什么标准来选拔和培养人才，受到广泛关注与重视。传统的人才选拔方式一般是通过工作分析方法来确定员工所需要具备的任职资格要求，并在此基础之上运用笔试、面试、情景模拟测试等方法进行人才的选拔与评定。但由于笔试的效度难以把握，面试的考核标准与依据不尽相同，评定人员在评判过程中不可避免地带有主观随意性等，以至于选拔的效

度大打折扣。而且选拔人员容易造成过于关注候选者的某一方面特征而忽视其他方面,从而影响着选拔结果的公正、公平程度。另一方面,传统的选拔方式也有能力测量,但是由于被测量能力与胜任岗位所需要的能力拟合度不太清楚,从而缺少选拔效度;而且被测量的能力大部分是外显特征,候选人深层次胜任特征难以衡量。基于岗位胜任力模型的选拔相对于传统的选拔方式具有 3 个重要特征。一是标准:借助胜任力模型,可以建立一套比较客观的人才选拔标准。并对水治疗师的职业生涯发展规划等提供了准确的依据。二是行为:胜任力模型建立的标准,来自客观的水治疗师工作行为,又通过水治疗师客观的行为来体现,具有一致性。三是量化。通过后期具体指标体系量化评分标准的设计,可准确量化具体指标。

(二)水治疗从业者岗位胜任力模型在绩效考核中的应用

绩效考核是目前医院常用的评定制度,将绩效考核模式与胜任力模型相结合,可多方面综合评定水治疗从业者的能力水平。使考核体系更加系统化和科学性。建议可以水治疗从业者岗位胜任力模型为基础,通过专家小组讨论确立绩效目标和行为标准,把抽象的胜任力概念转换为具体的岗位绩效行为。建立水治疗从业者绩效考核系统,不仅关注过去绩效的结果,还包括对水治疗师的能力、性格的考核及预测未来的绩效潜力,是将过去取得的成果与将来的表现并重的全面体现。也可将水治疗从业者胜任力模型与岗位说明书相结合,建立水治疗从业者绩效考核体系,并根据考核结果对水治疗从业者进行有针对性的培训,提升水治疗从业者的全面素质与能力。

(三)水治疗从业者岗位胜任力模型在能级管理中的应用

水治疗从业者人力资源的科学配置势必与治疗质量、患者满意度、水治疗从业者工作积极性等密切相关。目前,我国水治疗从业者人力资源配置主要存在体系内资源利用不合理的现象。有的医院由于水治疗从业者人员的缺乏,安排或调配职级较高的医师、康复治疗师或职级较低的实习康复治疗师从事不对等的执业能力和职级的工作,难以保证高水平的水治疗质量。因此,优化水治疗从业者人力资源配置、对水治疗从业者按岗位进行分层级的科学管理,有助于激发水治疗从业者的积极性和主观能动性,对提高治疗质量、患者满意度及医院的管理效率也有重要的意义。以水治疗从业者岗位胜任力模型为依据,在此基础上制订出传统职称结构上的水治疗从业者临床岗位管理模式以及各层级人员的配置比例,以优化水治疗从业者人力资源配置,具有很强的现实价值。

(廖 婷)

第六节 水治疗相关人员管理

一、水治疗工作人员从业要求

水治疗从业者一般选择男性,所有治疗师均通过系统的大学本科专业教育,在综合医院工作多年,并具有国家颁发的康复医学技术资格认证,在神经康复、骨科康复、慢性病康复具有一定的临床经验,能够吃苦耐劳,热爱水治疗事业,上进心强,服从管理,基础扎实,具有团队协作精神。此外,需在其他水治疗技术发展成熟的医院或者机构系统性学习水治疗技术,并获得国际认证水中治疗师资格,从事水中训练,及设备维护相关工作。

二、水治疗机构运营所需相关工作人员职责划分

水治疗机构运营相关工作人员包括：水治疗部门或水治疗组负责人，水治疗师/物理治疗师，水治疗师助理和水治疗部门或水治疗组助理。

三、水治疗员工管理

1. 水治疗机构应根据自身业务发展，硬件设施，聘请足够数量且训练有素的员工在水池中工作。

2. 水治疗机构为水治疗师提供必要的培训，培训形式多样化。如内部水治疗师之间的交叉培训，外派人员参与其他机构的水治疗培训。培训内容包括但不限于水治疗技术基本原理，设备使用及维护，急救，特殊技能的资格认证，如水中指压按摩疗法，Halliwick 技术等。

3. 水治疗机构应配备足够的后勤保障人员，以确保水治疗设备的正常运转，水治疗区内温度、湿度及空气质量正常。后勤保障人员包括但不限于设备工程师，保洁人员。该部分可外包其他机构提供。

四、主要岗位工作职责

（一）水治疗主管

1. 责任综述　负责对水治疗部门所管辖的水中治疗服务，进行有效的管理，对水治疗团队开展持续性教学、评定和指导，确保提供高标准的水中康复服务。

2. 工作职责

（1）负责组织本部门治疗师在医师的医嘱范围内为患者开展康复治疗工作，并负责下级技师的培养。

（2）制订水治疗部门的相关制度，并保证制度的落实。相关制度包括但不限于水治疗部门基本制度，感控，质控，应急流程等。

（3）参加科室业务工作，并检查科内的业务质量，协助解决业务上的复杂疑难问题。

（4）检查、指导本科医疗设备的正确使用、并安排人员对设备及环境进行保养和管理。

（5）负责岗位轮换、值班、调配工作。

（6）考察个体治疗师的治疗效果，必要时提供指导。

（7）通过与水治疗师逐一谈话，辅导和指导。为治疗师提供培养和支持。

（8）分配工作任务给水治疗部门助理，水治疗师，水治疗师助理。

（9）安排专人负责考勤统计工作，并确保考勤制度的正常实施。

（10）开展科研，指导进修、实习人员的学习，做好部门内工作人员技术培养。

（11）负责组织本部门医疗设备、被服、办公用品等的请领、保管报销及登记、统计。

（12）不断学习国内外先进康复理念和新技术，改进康复评定及训练方法。

（13）做好行政管理工作，做好医疗安全、差错事故的协调、登记、统计工作。

（14）合理利用资源和人员配置，设计推广多样化的水治疗项目，开发水治疗市场。

（15）确保有效的水治疗服务管理，包括监督相关的病例管理，质量提升。

（16）弘扬安全文化，从而保证健康的执业和工作环境。

（17）始终践行保密制度并保护"受保护的健康信息"。

（18）确保合规性：遵守组织机构的各项规章制度。

（19）将患者服务放在首位，确保患者及其家人都能在友好、关爱以及富有爱心的氛围中得到最高质量的服务，确保其个体需求，目标及要求都能得以识别。

（二）水治疗组助理

1. 责任综述　负责执行水治疗机构中的日常行政工作，为患者提供非医疗方面的服务支持，并为部门运营提供支持。

2. 工作职责

（1）提供卓越的客户服务，以礼貌、热情和专业的态度迎接患者、家属和公众。根据工作委派，协助本部门与其他部门或机构的沟通，包括参加必要的会议、了解并记录客户部分信息（如职业，爱好等）。

（2）与患者进行有效沟通，记录患者的职业、爱好及有可能影响治疗效果的信息。

（3）协助水治疗主管，负责部门排班、考勤管理、工作分派等日常行政工作。

（4）负责水治疗机构中非治疗性的文书工作。包括但不限于，患者登记，患者预约，计费，费用查询，满意度调查，维护患者信息，负责会议记录。

（5）协助治疗团队提供高效的患者服务。

（6）协助患者接受康复服务的日程安排。

（7）参加机构内会议。

（8）推动建立尊重他人，有团队精神，并且对员工、患者和家属的关切作出及时回应的工作氛围。

（9）弘扬安全文化，从而保证健康的执业和生活环境。

（10）始终履行保密制度并保护"受保护的健康信息"。

（11）遵守水治疗部门中的各项政策，制度及流程。

（三）水治疗师

1. 责任综述　用高效的治疗干预满足患者全方位需求，制订并执行水中康复计划，为患者开展水中治疗，促进患者独立性、功能和生活质量的提升。

2. 工作职责

（1）确保有完备和全面的评定和治疗方案，能够利用适当的测试和措施，解读检查结果来确定损伤并制订目标，确定预估进步水平及达到该水平所需时间，同时确定预防措施、禁忌事项。

（2）提供个性化治疗，包括但不限于必要的专业评定，设计多样性且有针对性的治疗计划。

（3）严格执行医嘱，在医嘱指导下开展工作。

（4）根据部门安排，监管水治疗师助理的工作，从而确保水治疗正常有序规范进行。

（5）按照部门工作流程工作，在规定时间内完成患者的各项评定、治疗，并在治疗结束后，于当天完成治疗记录。

（6）熟悉各个训练设备，能够根据患者情况选择适合的训练设备。

（7）每天清点，保养各个设备，并做好登记，如发现问题第一时间上报上级。

（8）观察、记录治疗效果，定期反馈给医师及家属。

（9）参与病例讨论，修改完善治疗计划。

（10）遵守操作规程，严防差错事故，如遇问题，应在保障患者安全的前提下，第一时间通知患者主管医生，或上级领导。

（11）指导患者进行水中运动，以增强体质、调整内脏功能，促进身体恢复。

（12）对患者及家属进行有关运动功能的宣教，负责水中治疗常识的宣教，介绍相关注意事项。

（13）参与科研、教学和培训工作。

（14）参与部门组织的业务培训与考核。

（15）发扬安全文化，确保患者在安全环境下治疗。

（16）推广水治疗项目。

（17）在当天下班前准确记录实际产生的费用。

（18）遵守机构内的考勤制度，并在休息前完成交接工作，并通知患者相关变更信息。

（19）按照要求履行其他相关职责。

（四）水治疗师助理

1. 责任综述　负责在水治疗主管指定的治疗师的指导和监督下，用高效的治疗干预满足患者的治疗需求，执行水治疗师设计的康复治疗计划，为患者开展水中治疗，协助上级主管处理部分行政工作。

2. 工作职责

（1）执行上级水治疗师制订的符合每一位患者需求和能力的水中治疗计划。

（2）开展个性化的水中治疗。

（3）在上级水治疗师指导下，执行评定，对评定的分析，以及每日治疗记录。

（4）识别患者变化，包括健康状态、肢体功能和日常活动的变化，并及时向上级治疗师汇报。

（5）指导和培训患者，家属或其他看护者治疗计划中的技能、方法和技巧。

（6）在上级治疗师的指导下，参加病例讨论。

（7）参加必要的内部会议。并根据安排，负责会议记录。

（8）清点、维护设备。

（9）参加内部培训。

（10）遵守机构各项规章制度，流程。

（11）弘扬安全文化，保证患者在安全环境内治疗。

（12）按要求履行其他相关职责。

（13）在当天下班前准确记录实际产生的费用。

（14）按照相关体系要求的工作流程工作。

（15）遵守机构的考勤制度，并在休息前完成交接工作，及时通知患者相关变更信息。

（姜　韬）

第七节　水治疗质量管理

《医疗质量管理办法》是为加强医疗质量管理，规范医疗服务行为，保障医疗安全，根据有关法律法规制定。由国家卫生和计划生育委员会于 2016 年 9 月 25 日发布，自 2016 年 11 月 1 日起施行。医疗机构医疗质量管理实行院、科两级责任制。医疗机构主要负责人是本机构医疗质量管理的第一责任人；临床科室以及药学、护理、医技等部门（以下称业务科室）主要负责人是本科室医疗质量管理的第一责任人。二级以上的医院、妇幼保健院以及专科疾病防治机构（以下称二级以上医院）应当设立医疗质量管理委员会。医疗质量管理委员会主任由医疗机构主要负责人担任，委员由医疗管理、质量控制、护理、医院感染管理、医学工程、信息、后勤等相关职能部门负责人以及相关临床、药学、医技等科室负责人组成，指定或者成立专门部门具体负责日常管理工作。其他医疗机构应当设立医疗质量管理工作小组或者指定专（兼）职人员，负责医疗质量具体管理工作。医疗机构医疗质量管理委员会的主要职责是：①按照国家医疗质量管理的有关要求，制订本机构医疗质量管理制度并组织实施。②组织开展本机构医疗质量监测、预警、分析、考核、评定以及反馈工作，定期发布本机构质量管理信息。③制订本机构医疗质量持续改进计划、实施方案并组织实施。④制订本机构临床新技术引进和医疗技术临床应用管理相关工作制度并组织实施。⑤建立本机构医务人员医疗质量管理相关法律、法规、规章制度、技术规范的培训制度，制订培训计划并监督实施。⑥落实省级以上卫生行政部门规定的其他内容。

　　二级以上医院各业务科室应当成立本科室医疗质量管理工作小组，组长由科室主要负责人担任，指定专人负责日常具体工作。医疗质量管理工作小组主要职责是：①贯彻执行医疗质量管理相关的法律、法规、规章、规范性文件和本科室医疗质量管理制度。②制订本科室年度质量控制实施方案，组织开展科室医疗质量管理与控制工作。③制订本科室医疗质量持续改进计划和具体落实措施。④定期对科室医疗质量进行分析和评定，对医疗质量薄弱环节提出整改措施并组织实施。⑤对本科室医务人员进行医疗质量管理相关法律、法规、规章制度、技术规范、标准、诊疗常规及指南的培训和宣传教育。⑥按照有关要求报送本科室医疗质量管理相关信息。

一、目的

　　建立水治疗康复医疗质量管理体系，采用PDCA[计划（plan）、实施（do）、检查（check）、处理（act）]质量环管理原理，制订科室医疗质量管理计划并组织实施，持续改进医疗质量和安全，保障患者得到优质、合理、高效的水中康复服务。

二、医疗质量管理组的设立及职责

　　设立医疗质量管理小组，科主任为组长和第一责任人，是水治疗康复医疗质量管理的决策者和领导人，决定科室医疗质量管理的计划和实施方案，持续改进科室的医疗质量。水治疗康复医疗质量管理组设以下管理小组：临床诊疗组、医院感染管理组、病案质量管理组、合理用药组、医疗安全不良事件管理组、护理质量管理组，各小组的设立及职责如下：

　　1. 临床诊疗组

　　（1）完成本诊疗小组的医疗工作，确定患者是否符合水治疗康复的适应证。认真负责地评定本组每一例患者的病情及疗效；查看各种辅助检查的结果并分析；查看诊断是否正确、水治疗治疗方案是否妥当。

　　（2）完成每日查房。

　　（3）完成急、危、重、疑难病例的抢救处理，诊疗组长亲自参加并指导高难度的诊疗技术操作。

（4）对本组疑难或危重病例、特殊病例及死亡病例及时报告科主任，提出会诊申请或组织科内讨论，安排人员做好记录。

（5）做好医患沟通，发现医疗缺陷、医疗安全不良事件及医疗纠纷立即报告科主任，并积极处理，避免事态扩大。

（6）完成病历的质量控制。按病历书写基本规范及时、准确地完成病历书写，及时审签，按时归档，确保甲级病历达100%，杜绝乙、丙级病历。认真学习处方管理办法及书写规范，确保处方合格率达100%。

（7）积极参加院内组织的各种业务学习，按时参加"三基"及实践技能考核，确保合格率达90%以上；诊疗组内的上级医师做好对下级医师的"帮、带、教"工作，不断提高本诊疗小组的医疗技术水平；制订小组的业务学习计划、科研工作，承担相应的专题讲座。

2. 医院感染管理组

（1）小组职责：负责开展科室的医院感染管理工作，根据实际情况制订科室医院感染的预防与控制措施，培训、考核本科各类工作人员的医院感染相关知识和技能，针对科室自查及医院主管部门反馈的数据资料进行分析、总结、提出整改措施，持续改进科室医院感染管理工作。

（2）小组人员设立及职责

1）组长：组长为科主任，负责主持召开科室医院感染管理活动，组织落实科室的医院感染管理工作及相关任务。

2）副组长：选取一名医生担任副组长，在科主任指导下，组织小组成员共同制订科室医院感染的预防与控制措施，负责培训、考核全科各类工作人员的医院感染相关知识和技能，记录相关资料。

3）小组成员：选取医师组、护理组、治疗师组部分人员作为小组成员，与组长、副组长共同制订科室医院感染的预防与控制措施；协助副组长培训、考核全科各类工作人员的医院感染相关知识和技能；参与科室质量管理活动。小组成员中还包括院感监控医生和院感监控护士，负责履行主管部门对其监管的职责。

3. 病案质量管理组

（1）小组职责：负责开展科室的病案质量管理工作，负责制订科室病案质量监控管理流程和方案，并严格按照流程进行病历检查，针对从科室自查及医院主管部门反馈数据资料进行分析、总结、提出整改措施，持续改进科室的病案质量。

（2）小组人员设立及职责

1）组长：组长为科主任，负责每月主持召开科室病案质量管理活动，组织落实科室病案质量管理工作及相关任务。

2）副组长：选取一名高年资医生、护士长或治疗师担任副组长，高年资医生负责科室医生书写的电子病历、纸质病历的病案质量管理，护士长负责护理病案质量的管理，治疗师负责水治疗康复记录病历的质量管理。

3）小组成员：设立医生组其他人员和一名护理组高年资人员或高年资治疗师作为小组成员，参与病案质量管理活动。各医疗组上级医生负责检查、修改下级医生病历，对本组出院病历进行质控。在医生组中再选取一名医生担任科室病历质控员，负责自查病历，针对自查存在的问题及医院主管部门反馈的问题通知责任医生及时整改，记录相关资料，每月对病案质量存在的问题进行总结、分析，为小组的病案质量管理活动提供依据。

4. 合理用药组

（1）小组职责：负责保障患者安全用药，提高用药质量，减少药物不良反应，持续优化科室用药处方。

（2）小组人员设立及职责

1）组长：组长为高年资临床药师，负责组织开展合理用药管理活动，组织落实合理用药相关工作任务

2）成员：选取医师组部分人员担任成员。负责协助组长进行合理用药工作管理，记录相关资料。

5. 医疗安全不良事件管理组

（1）小组职责：负责监督、自查科室医疗安全不良事件的上报，并对科室发生的医疗安全不良事件进行及时总结、分析，提出科室质量与安全的改进措施，促进科室医疗质量与安全得到持续改进。

（2）小组人员设立及职责

1）组长：组长为科主任，负责主持召开科室医疗安全不良事件管理活动，组织落实医疗安全不良事件管理工作及相关任务。

2）副组长：选取医师组、治疗师组、护理组各一名人员担任副组长。担任副组长的医师组人员负责监督医师组医疗安全不良事件的上报和登记；担任副组长的治疗师组人员负责治疗师组医疗安全不良事件的上报和登记；担任副组长的护理组人员负责护理组医疗安全不良事件的上报和登记。

3）小组成员：选取医师组、治疗师组、护理组部分人员作为小组成员，协助副组长监督各组医疗安全不良事件的上报和登记并参与科室医疗安全不良事件管理活动。

6. 护理质量管理组

（1）小组职责：负责科室各项护理工作质量的检查、分析、评定、反馈，持续改进护理质量与安全。

（2）小组人员设立和职责

1）组长：组长为护士长，在护理部及科主任领导下，负责组织落实科室护理质量管理工作及相关任务。

2）成员：选取护理组部分人员担任成员。负责协助组长进行护理质量与安全的管理，记录相关资料。

三、医疗质量的临床管理

（一）水中康复的评定

除基本筛查外，所有患者在入水前必须进行陆上物理治疗评定。有些转介机构/人员可能不熟悉水治疗活动的益处和预防措施。因此，物理治疗师有责任确定适合水治疗的患者。对于一些患者来说，有必要评定在水中的安全性和获得安全呼吸体位的能力。这些评定只能在水中进行。患者自认为安全是不够的，需要对这一点进行实际观察以便将可能的风险降到最低。陆上和水中评定都是必要的，包括以下方面：①诊断；②治疗；③结果评定；④重新评定/项目审核；⑤运动处方/游泳；⑥适合独立的水中运动。

有些重新评定将在每一次治疗时进行，但评定的类型和频率取决于患者的状况和治疗进展，并包括陆上和水中评定技术。必须记录所有的评定、再评定和筛查数据。

（二）水中物理治疗记录

病历内容需包含以下几方面：①联系方式；②紧急联系人；③推荐来源；④筛查数据和初步评定；⑤具体干预、治疗和结果；⑥会游泳者、不会游泳者、对水的信心；⑦特殊预防措施（例如松弛、关节疼痛、负重状态）；⑧陆上所需的帮助，包括转移、穿衣和一般活动；⑨选择进出游泳池的方式。

（三）水治疗患者的隐私

患者信息保密至关重要，包括具体的医疗情况和治疗干预措施。完成游泳池管理的患者记录只包含与患者安全相关的信息。质量管理活动应按照公认的临床实践进行。

（四）水治疗患者的筛查

随着水治疗知识的不断更新，一些以前被认为是禁忌证的现在也可以安全地进行水中治疗，针对相关患者群体，应筛查以下方面。

1. 心血管系统　①心脏病；②血压；③周围血管疾病。

2. 呼吸系统　①慢性和急性疾病；②休息或劳累时呼吸急促；③肺活量；④气管切开术；⑤呼吸道感染；⑥铜绿假单胞菌感染。

3. 中枢神经系统　①癫痫/癫痫病史；②吞咽障碍，异常运动；③构音障碍。

4. 胃肠道　①大便失禁；②腹泻，肠胃炎；③隐孢子虫；④结肠造口术；⑤诺如病毒。

5. 泌尿生殖系统　①尿失禁；②感染；③排泄；④月经；⑤妊娠。

6. 传染病　①空气传播感染；②单纯疱疹病毒；③艾滋病、肝炎；④耐甲氧西林金黄色葡萄球菌；⑤耐万古霉素肠球菌；⑥甲型肝炎。

7. 皮肤　①手术伤口，伤口开放；②骨窦道引流；③外部固定器；④感觉改变；⑤红疹；⑥化学敏感性。

8. 脚癣类疾病。

9. 眼睛和耳朵　①视力障碍；②隐形眼镜；③听力障碍；④感染；⑤耳道植入物/助听器。

10. 其他条件　①急性炎症；②热敏感疾病（多发性硬化，淋巴水肿）；③放射治疗；④病态肥胖；⑤害怕水；⑥醉酒者；⑦有精神问题者；⑧行为/认知问题；⑨脊髓损伤（特别是 T_6 及以上）。

11. 评定中未涵盖的其他信息　①是否会游泳，对入水的信心；②特殊预防措施（例如，关节疼痛，负重状态）；③陆地上的一般活动，穿衣或转移所需的帮助；④进入游泳池的方式；⑤糖尿病；⑥淋巴水肿。

每个患者必须单独评定。然后，根据患者的情况考虑水治疗的生理影响，作出正确的决定，确定是否禁止水治疗，或者是否可以采取适当的预防措施以使患者在水环境中得到安全和有效的管理。

如果患者存在高风险，则可能需要咨询其他知情专业人员。特别是，关于感染控制部分，可以咨询工作人员和医疗从业人员/专家。在不确定性存在的情况下，向同类患者合作过的同行进行咨询也很有价值。如果不确定，永远不要让自己或患者面临风险。

（五）水治疗池感染控制管理

1. 目的　为了确保水治疗池水质符合感染控制的相关标准，预防交叉感染。

2. 治疗前准备

（1）所有患者进入水疗区域更换拖鞋，如厕、淋浴之后方可入池。

（2）取下所有管路/静脉穿刺针。

（3）使用防水敷料严密包扎所有管路、静脉穿刺针和开放性伤口。

（4）间断导尿患者需要导尿后再入水做治疗。

（5）留置导尿患者需排空尿管/尿袋，妥善固定。

（6）心脏疾病的患者需要由专科医生评定。

（7）治疗结束后及时清理公共区域、卫生间，使用500mg/L消毒液（主要成分为三氯异氰尿酸钠速溶泡腾制剂）擦洗台面及地面和坐便器。

（8）浴衣、巾，保证单人一次性使用。

3. 水治疗池定期清洁

（1）每日清水冲洗池岸及溢水格栅一次，每日检查清洗毛发聚集器并记录。

（2）如果使用可升降地板的水治疗池，水池池底则应在每天治疗结束后升起至水平面，用水刮刮净；每周用专业试剂保养。

（3）每周对池壁，池底和回水沟，净化设施等使用500mg/L消毒液（主要成分为三氯异氰尿酸钠速溶泡腾制剂）进行消毒。

（4）每天对更衣室，卫生间，淋浴间使用500mg/L消毒液（主要成分为三氯异氰尿酸钠速溶泡腾制剂）进行消毒。

（5）每周以专用除污工具（水龟/手动池底吸污设备）清洁水治疗池地面一次，仪器使用后应使用消毒湿巾擦拭表面。

（6）治疗池内使用的所有设备，包括浮具、转移设施、疏散板、可拆卸的支柱和台阶，每周使用500mg/L含氯消毒液清洗。并进行空气干燥，储存在可排水的指定存储区域中。不能将泡沫漂浮物，护目镜或氯丁橡胶手套放置在潮湿或密闭容器中。

（7）溢水槽的清洁：如果治疗池采用溢水型逆流净化处理流程，每周需对溢水槽和墙边外溢污水槽进行消毒，使用500mg/L含氯消毒剂刷洗。

4. 婴幼儿亲子小组

（1）所有婴儿必须穿专为水中运动设计的泳裤。

（2）水中亲子活动不应与成年患者治疗同时进行。

（3）近两周内，发生腹泻的儿童和家长不得进入水中康复区域。

（4）每月根据地方流行性疫情判断筛选易感人群（如：手足口等）。

（5）中空的玩具（如喷水玩具）和海绵玩具不允许带入治疗池。

（6）每次使用辅具（如色彩辨识附件、沉水附件等）后必须进行擦拭消毒处理；每日治疗结束后，所有辅具使用500mg/L含氯消毒剂进行浸泡，浸泡不少于30min。

5. 水治疗设备维护

（1）确保治疗池在最佳化学参数下运行，使用臭氧混合氯试剂进行有效过滤，循环周期在120min以内完成整池净化循环。

（2）房间应有良好的通风条件，地面墙面应采取良好的防腐措施。

（3）水池净化设备间尽量靠近水池，地面有排水设备。池水应24h连续循环净化处理。

（4）设备间应通风，照明，排水良好，换气次数应采用8~12次/h，需做好防潮措施。

（5）详细记录每天进入水池水治疗人数。

（6）工程人员每天巡视记录水质监测设备运转工作状态并记录。

（7）过滤沙缸应每日进行反冲洗一次。过滤材料根据使用情况定期更换。

（8）每月对池水进行细菌指标检测及工作人员手部细菌培养并记录。

（9）对于有潜在性危险的职业暴露操作,工作人员应穿戴防护用具(如疑有感染、伤口等)。

（10）每日监测水质情况并补加新水,及时记录水质净化数值。

（11）蝶形浴缸及各型治疗浴缸单人单次使用,治疗结束后依据产品说明书进行消毒清洗。

（12）根据水质检测情况、患者人数定期对池水进行更换。

6. 如水池水被排泄物污染或者发现致病菌应按下列规定处理。

（1）立即关闭,停止使用,通知院感部门。

（2）针对病原菌类型,采取有效杀菌措施后全部泄空池水。

（3）水治疗池内使用负压吸除过滤网排泄物,处理污水管。

（4）对池壁、池底、回水沟、净化设施以及更衣室、卫生间、淋浴间等使用2 000mg/L含氯消毒剂进行刷洗消毒。启循环水泵反复冲洗过滤网,使池水反复流动4次(进行这一步应先注水)。

（5）如使用的是可升降地板水治疗池,则需把升降板完全升起后,循环水泵开启污染净化模式2h,同时启动反复冲洗过滤模式30min并在平衡水箱注入新水。

（6）清洗消毒结束后经相关部门检测正常后方可再次使用。

（7）填写事件报告。

（8）每半年感染控制委员回顾分析排泄物污染事件报告。

7. 水质监测管理微生物取样　在患者使用前,取样检测(每日快检);最少每月进行治疗池微生物取样和水质综合校对检测;每年由有资质的第三方检测机构出具检测报告,包含内容见表9-7-1。

表9-7-1　空气及水质标准

指标	单位	参考数值/范围
水温	℃	31~32
室温	℃	32~35
二氧化碳	%	≤0.15
风速	m/s	≤0.5
空气细菌总数	个/皿	≤40
室内相对湿度	%	40±5
水	pH	6.5~8.8
浑浊度	NTU	≤5
游离性余氯	mg/L	0.3~0.5
尿素	mg/L	≤3.5
大肠菌群	MPN/100ml	0
铜绿假单胞菌	个/ml	0
细菌总数	个/ml	≤1 000
臭氧残留	ml	0

（邓家丰）

第八节　水治疗应急预案

水治疗作为康复医疗一个重要技术手段,已在我国越来越多的医疗、康复机构广泛开展,也是深受广大患者和亚健康人群接受的一种康复手段。在水治疗过程中必须确保安全,为此应制订相关应急预案。

一、水治疗应急预案处置原则

在水治疗过程突发事件发生后必须启动有关预案,严格按照预案操作,确保患者安全。

(一)及时报告原则

一旦发生紧急事件,治疗师必须第一时间直接或通过其他工作人员报告管床(当班)医生、专科医生,必要时报告医院医务、质管部门。

(二)快速处置原则

紧急事件发生后治疗师应立即停止治疗,并迅速转移患者到水治疗池边,采取保持呼吸通畅、维持循环系统功能等相关处理。

(三)统一指挥原则

紧急事件的处置应在处置领导小组的统一领导下有序进行。

(四)处置后分析改进原则

每一次紧急事件处置完毕,必须收集整理相关处置资料和信息,并做好讨论总结,确保水治疗的安全持续改进。

二、成立水治疗应急处置小组

为了有效处置水治疗过程中发生的紧急事件,各医疗、康复机构必须成立水治疗紧急事件处置领导小组。

组长:分管业务院长。

成员:医务部、护理部、院感办、质控办、医学工程办、后勤办、急诊科、康复医学科(康复治疗科)、保卫科等科室负责人。

三、水治疗过程中几种常见紧急事件应急预案

(一)水治疗时发生溺水事件应急预案

溺水是由于水灌入肺内,或水刺激引起喉痉挛,造成窒息或缺氧,若不及时抢救,短时间内会对生命构成威胁,必须争分夺秒地进行现场急救。

1. 一旦发现患者溺水,治疗师必须尽快将溺水者脱离溺水环境。若溺水者仍有意识,要设法使其头部外露在水面上;若溺水者已失去意识,施救者要使其仰卧,并将头部举出水面,以保持呼吸畅通。同时,应呼叫其他人员协助抢救。

2. 立即清除口鼻内异物、杂物、义齿,保持呼吸道畅通。

3. 迅速实施控水,救护者一腿跪地,另一腿屈膝,将患者腹部横置于屈膝的大腿上,头部下垂,按压其背部,将口、鼻、肺部及胃内积水倒出,千万不可因控水延误了抢救时间。

4. 对呼吸已停止的溺水者,应立即进行人工呼吸。将溺水者仰卧位放置,开放溺水者

呼吸道,抢救者一手捏住溺水者的鼻孔,一手掰开溺水者的嘴,深吸一口气,迅速口对口吹气,反复进行,直到恢复呼吸。人工呼吸的频率每分钟 16～20 次。

5. 如呼吸心跳均已停止,应立即进行心肺复苏。以吹气式人工呼吸配合胸外按压,对溺水者实施有规律的急救。治疗师将手掌根部置于胸骨中段进行心脏按压,按压不许间断,按压和放松时间要相同,各占 50%。按压频率:每分钟不能少于 100 次;按压深度:成人 4～6cm。按压和吹气频率比为 30∶2。有条件者可配合除颤仪或自动体外除颤仪(automated external defibrillator, AED)进行抢救。在进行救治的同时应紧急呼请专科医生会诊并协助救治。

6. 配合急诊或专科医生将患者转送至病房或 ICU 做进一步诊治。

7. 做好相关应急处置的资料收集整理工作并讨论。

(二)水治疗时发生急性心力衰竭应急预案

急性心力衰竭是发生在原发性心脏病或非心脏病基础上的急性血流动力学异常,导致以急性肺水肿、心源性休克为主要表现的临床综合征。急性心衰通常危及患者的生命,必须紧急实施抢救和治疗。冷水刺激、情绪紧张等均可诱发,故在治疗前要详细了解患者病情,有无高血压、心脏病等病史,入水前嘱患者放松情绪,做好热身运动。

1. 当患者突然出现严重呼吸困难、端坐呼吸、烦躁不安,频繁咳嗽,咳白色泡沫状痰或粉红色泡沫痰等症状时,要立即停止治疗,迅速将其转移到水治疗池岸边救治。同时呼叫其他人员协助抢救。

2. 安抚患者情绪,取坐位,双腿下垂,保持空气流通,温度适当,密切监测其生命体征变化,请专科医生协助诊治,根据病情采取相应的处理措施。

3. 在专科医生指导下给予吸氧,心电监护,进行心电图等相关检查。

4. 配合急诊医生或专科医生将患者转送至病房或监护病房做进一步救治。

5. 收集有关紧急处置资料并讨论。

(三)水治疗时发生突发心慌胸闷、心律失常应急预案

水治疗时患者受冷水刺激或者环境因素导致情绪紧张等均可诱发心脏症状,若不及时处理,严重者可危及生命。

1. 当患者出现心慌、胸闷、胸痛等症状时,应立即停止一切治疗,原地休息,同时呼叫其他人员协助抢救。

2. 对神志清楚者应安抚其情绪,保持镇定,保持空气流通,温度适当,密切监测其生命体征变化并行心电图等相关检查,请专科医生会诊协助诊治,根据病情做出相应处理措施。

3. 对神志不清者应立即判断呼吸心跳,密切监测生命体征变化。若发现患者呼吸心跳停止则应立即进行心肺复苏。心肺复苏法的操作程序主要是以吹气式人工呼吸配合胸外按压,对患者实施有规律的急救。急救者将手掌根部置于胸骨中段进行心脏按压,按压不许间断,按压和放松时间要相同,各占 50%。按压频率每分钟不能少于 100 次;按压深度,成人 4～6cm。按压和吹气频率比为 30∶2。

4. 配合急诊医生或专科医生迅速将患者转送至病房或 CCU 做进一步诊治。

5. 做好相关应急处置工作资料收集整理并讨论。

(四)水治疗时发生急性呼吸衰竭事件应急预案

呼吸衰竭是指各种原因引起的肺通气和换气功能严重障碍,导致在静息状态亦不足以维持足够的气体交换,导致低氧血症伴或不伴高碳酸血症,进而引起一系列病理生理和相

应的临床表现的综合征。在治疗前要详细了解患者病情,有无肺部感染、哮喘、心脑血管疾病、重症肌无力等病史,入水前嘱患者放松情绪,做好热身运动。

1. 当患者突然出现严重呼吸困难、端坐呼吸、烦躁不安、面色发绀、神志障碍等表现时,要立即停止水治疗,将其迅速转移到水治疗池岸边救治。同时呼叫其他工作人员和当班医生或者专科医生协助抢救。

2. 安抚患者情绪,取坐位,保持空气流通,温度适当,密切监测其生命体征变化,请专科医生参与救治,根据病情做出相对应处理措施。

3. 给予吸氧,心电监护,若呼吸异常,发现气道堵塞,应立即清除气道异物,保持气道通畅,必要时配合专科医生紧急气管切开或插管、机械通气。若呼之无反应,无脉搏,立即行心肺复苏。急救者将手掌根部置于胸骨中段进行心脏按压,按压不许间断,按压和放松时间要相同,各占50%。按压频率每分钟不能少于100次;按压深度,成人4~6cm。按压和吹气频率比为30∶2。

4. 配合急诊医生或专科医生将患者转送至病房或ICU做进一步救治。

5. 做好相关应急处置工作资料收集整理并讨论。

(五)水治疗时发生癫痫发作事件应急预案

患者在水治疗过程因水温变化、环境变化、精神紧张等因素而诱发癫痫发作,一旦发作必须尽快处置。

1. 立即停止水治疗,并将患者转移出水治疗池。

2. 迅速将患者平卧、头偏向一侧,清除口、鼻中的水及污物;迅速松开衣领和裤带,保持呼吸道通畅。

3. 迅速通过其他工作人员通知当班医师、请专科医生会诊协助处理。

4. 癫痫患者病情发作时容易咬伤舌头,为防止舌咬伤,可在患者张口状态下将缠有纱布的压舌板或卷成细条状的衣角、手帕等塞于上下牙齿之间(切忌把毛巾、衣物直接塞入口中阻塞呼吸道);若患者已牙关紧闭,不要强行撬开,否则会造成患者牙齿松动脱落。

5. 患者抽搐时,不可强行控制抽搐的身体,以免骨折及脱臼。

6. 抽搐停止后,立即将患者头转向一侧,用担架或推车等把患者转入病房,予以吸痰、吸氧、监护、建立静脉通道等治疗措施;如为癫痫持续状态,按专科会诊意见处理。

7. 症状严重者,在停止抽搐时立即在专科医生的协助下,将患者迅速转至病房或者ICU救治。

8. 癫痫大发作后短暂的时间内患者意识模糊,需防止误伤、伤人、毁物等意外,抽搐停止后患者意识未恢复前应加强监护。

9. 做好相关应急处置工作资料收集整理并讨论。

(六)水治疗池发生水质污染事件应急预案

水治疗池因有传染性疾病的患者进入、患者呕吐、因患者人为携带污染物等因素而产生污染,一旦发生水治疗池污染,应采取紧急措施处置。

1. 立即停用水治疗池。

2. 打开排水口将水排掉,如水中是被有毒物质污染,必须做相应处理方可排放。

3. 用洁净水将水治疗池彻底冲洗干净。

4. 往水治疗池注入清水(可添加消毒剂)至可循环水位,实施水循环运转不低于4h,然后将水排放,此项工作需要重复两次,经检测水质仍不达标者,需再次重复这项工作至水质达标。

5. 在每次清洗水循环前均应将配套过滤设备单独拆开清洗。

6. 水质达标后,将排水口关闭,注入洁净水,恢复使用。

7. 整理事件处置资料并讨论。

(许 清)

第九节 水治疗运营管理

根据近些年国内水治疗发展情况分析,康复水治疗项目是一个高投入低产出的医疗投资项目,稍有偏差便会出现亏损或者停运的结果。结合国内几家成功的康复水治疗项目来分析,如果前期规划合理,设备配置得当,加上后期的科学、合理化运营和规范化管理是可以实现盈利的。随着老龄人口的比重加大,适合康复养老相关产业的需求越来越多,各大医院只要形成自己的特色,采取差异化发展的方式就会产生明显的竞争优势,水治疗在现代康复治疗手段中恰恰特色鲜明,发展水治疗就可以铸就医院独特的核心竞争力。在计划开展水治疗前要先了解国内外水治疗运营发展情况,取长补短、因地制宜,规划探索出一整套适合自己要求的水治疗室管理运营模式,从而更好地为患者服务。

一、前期调研

分析医院目前整体运营情况,科室功能、人员设置和现状,政府职能部门对医院的政策和经费支持等情况,充分论证开展水治疗的必要性和可行性。结合医院自身环境和结构特点,深入到开展水治疗康复的单位调研,确定好适合自己的设备设施,做好项目规划。

二、科室管理

(一)人力资源管理

根据医院整体规划及实际需求配备一定数量的员工来满足运营的需要,提前做好员工的岗前培训,并有进一步培训计划。在水治疗室开业前将水治疗管理人员及水治疗师送到水治疗开展成熟的单位进修。与医院水治疗管理人员交流,学习水治疗室经营管理模式;与水治疗师交流学习,熟悉水治疗工作流程,掌握水中治疗技术。加强全国各医院水治疗管理及从业人员之间的交流,积极参加国际、国内水治疗学术会议,进行学术交流,逐步提高治疗师技术水平和理念。

(二)制度建设

根据水治疗室人员配置情况确定好各岗位人员的职责,制订好科室的各项管理和规章制度。

(三)流程管理

从康复评定、疑难病例讨论、患者接诊分诊、医患沟通、医疗质量、服务质量、医疗风险、院感、应急管理、设备管理、延伸服务等方面都需有相应的流程。

(四)文化建设

根据医院文化结合水治疗室的自身特点,形成水治疗室的文化理念,并不断践行推广,逐步形成自己的科室文化,加强科室凝聚力,提高患者的依从性。

三、科室运营

（一）政策支持

医院在水治疗项目运营的初期要提供各种优越的政策，为水治疗提供充足的病源，前期在成本核算方面一定要给予照顾，扶持水治疗的发展，为水治疗的运营提供合理的帮助。

（二）技术支持

不定期邀请国际国内康复专家通过多种途径为科室提供前沿的技术指导。邀请国内成功运营多年的水治疗团队，根据医院自身的实际情况，为医院制订详细的技术帮扶计划并逐步实施，直到医院水治疗室进入良性运营轨道。

（三）制订运营策略

根据医院及科室自身的环境，员工的结构，充分听取多方面意见和建议，制订出科室的运营策略。

（四）财务规划合理

合理规划科室的运营成本，开源节流。统计好日常数据，便于以后分析。建立完善的员工薪酬制度，充分调动员工的积极性。

（五）社会影响力

利用好各种媒体对水治疗技术进行宣传；通过多种途径对水治疗师进行推介，提高水治疗师的知名度；寻找水治疗效果特别好的患者进行总结推广，树立水治疗独特的康复影响力。

（六）提供最优质的服务

一切以患者为中心，从患者的需求出发，提供各种便利让患者选择水治疗。每一位水治疗患者都制订合理有效的康复水治疗计划，保证患者的疗效。多途径、多维度收集信息，做好患者的满意度调查和随访。

总之，只要能够得到领导的重视，有一支热爱水治疗事业的团队，复制成功的案例，选择好实用并引领技术前沿的设备，通过不断的总结和探索形成医院自己的特色，医院水治疗的成功运营必将成为医院一道独特而又靓丽的风景。

（石罗毅）

参 考 文 献

1. 中华人民共和国国家卫生和计划生育委员会. 医疗质量管理办法[J]. 中华人民共和国国家卫生和计划生育委员会公报, 2016(9): 1-6.

2. Australian Physiotherapy Association Aquatic Physiotherapy Group. Australian guidelines for aquatic physiotherapists working in and/or managing hydrotherapy pools[M]. 2nd ed.Camberwell:Australian Physiotherapy Association, 2015.

3. BRUCE B E, ANDREW J C. 综合水疗学[M]. 黄东锋, 李建新, 王宁华, 译. 3 版. 北京: 金盾出版社, 2015.

4. LAI B, JENG B, VRONGISTINOS K, et al. Post-exercise hypotensive responses following an acute bout of aquatic and overground treadmill walking in people post-stroke: a pilot study[J]. Topics in Stroke Rehabilitation, 2015, 22(3):231-238.

5. SALEH M, REHAB N I, ALY S. Effect of aquatic versus land motor dual task training on balance and gait of patients with chronic stroke: A randomized controlled trial[J]. NeuroRehabilitation, 2019, 44(4):485-492.

6. SCOTT W H, OGONOWSKA-SLODOWNIK A GORMAN P H, et al. Reliability & validity of aquatic deep water peak VO_2 testing for individuals with spinal cord injury: 3028 Board #8 June 2 3:15 PM - 5:15 PM[J]. Medicine & Science in Sports & Exercise, 2017, 49(5S):858.

7. SKUCAS K, POKVYTYTE V. Combined strength exercises on dry land and in the water to improve swimming parameters of athletes with paraplegia[J]. The Journal of sports medicine and physical fitness, 2018, 58 (3):197-203.

8. WALL T, FALVO L, KESTEN A. Activity-specific aquatic therapy targeting gait for a patient with incomplete spinal cord injury[J]. Physiotherapy Theory and Practice, 2017, 33(4):331-344.

9. LI C, KHOO S, ADNAN A. Effects of aquatic exercise on physical function and fitness among people with spinal cord injury: A systematic review[J]. Medicine, 2017, 96(11):e6328.

10. STEVENS S L, CAPUTO J L, FULLER D K, et al. Effects of underwater treadmill training on leg strength, balance, and walking performance in adults with incomplete spinal cord injury[J]. Journal of the American Paraplegia Society, 2015, 38(1):91-101.

11. AZDS A, VLI B. Effects of dual-task aquatic exercises on functional mobility, balance and gait of individuals with Parkinson's disease: A randomized clinical trial with a 3-month follow-up[J]. Complementary Therapies in Medicine, 2019, 42:119-124.

12. PÉREZ-DE LA CRUZ S. A bicentric controlled study on the effects of aquatic Ai Chi in Parkinson disease[J]. Complementary Therapies in Medicine, 2018, 36:147-153.

13. ZIVI I, MAFFIA S, FERRARI V, et al. Effectiveness of aquatic versus land physiotherapy in the treatment of peripheral neuropathies: a randomized controlled trial[J]. Clinical Rehabilitation, 2018, 32(5):663-670.

第十章 水治疗专项设备应用

第一节 概 述

一、水治疗设备的起源及发展

随着技术革命、医疗需求的发展，医疗设备应运而生。医疗设备的广泛应用在一定程度上对患者恢复的进程起到了促进作用。据资料记载，早在美索不达米亚、埃及、印度和中国的江河流域文明时期，人们就有在江河中浸浴以达到治疗疾病的目的；到 19 世纪前后，德国水治疗之父 Sebastian Kneipp 等人将水治疗作为正式医疗用途，随后水治疗在国外发达国家开始广泛应用在康复治疗、保健等领域。1911 年，Charles LeRoy Lowman 开始使用水盆治疗痉挛患者、脑瘫患者；1924 年，LeRoy Hubbard 设计出了 Hubbard 治疗槽，并以此接诊了其后成为美国总统的富兰克林·罗斯福，之后在罗斯福的倡导下，水治疗康复也因此得到了发展，各种水治疗设备也随之发展起来。21 世纪提倡运动强身，各项竞技体育的发展，全民渐渐接触各类体育活动，如跑步、篮球、足球、羽毛球等，而由此伴随的运动损伤也接踵而来。欧美国家的许多竞技体育运动员，在运动损伤后进行康复训练时，往往会选择水中运动治疗，以更安全的形式来提升专业运动员的竞技能力。

二、水治疗设备的分类

目前医疗器械市场种类繁多，与水治疗相关的设备更是数不胜数，如恒温水池、新一代的 Hubbard 治疗槽、涡流治疗槽、水中跑台、水中按摩枪等。水治疗康复中将这些设备按照作用部位大致划分为局部水治疗设备、全身水治疗设备、其他水治疗设备。局部水治疗设备，顾名思义，将部分躯体或肢体浸入水中进行治疗及运动；而其他水治疗设备，则是患者在进行水治疗训练中起到辅助训练作用的小道具。

水治疗设备基本上可用于包括正常人在内的所有人群，常见的病种如骨科疾病、脑损伤、脊髓损伤、烧伤，除此之外，水治疗还应用于其他病种患者的康复训练计划中，如中枢神经系统损伤（如脑性瘫痪、脊髓损伤、多发性硬化症等）、外周神经损伤（小儿麻痹症、吉兰 - 巴雷综合征）、孕产后盆底肌损伤等，其与之对应的水治疗设备也是层出不穷。

三、水治疗设备的作用原理

水治疗设备的作用原理在康复训练进程中主要包括以下几个方面。

（一）水的浮力和黏滞力

患者在水治疗设备中通过利用这两种特性，在减重的环境中进行全关节活动训练或者进行抗阻训练。水治疗设备可通过调整水的深度及水流喷射的速度来调整浮力和黏滞力，以便提供更加适合训练的水中环境。

（二）水温

水治疗中按照水温的不同，将其划分为冰水浴（0~4℃）；冷水浴（5~25℃）；低温水浴（26~32℃）；不感温水浴（33~35℃）；温水浴（36~38℃）；热水浴（39~42℃）；高热水浴（高于43℃）。设备可智能化提供可控水温，治疗师会根据患者损伤部位的情况来决定患者是否适合进行某种水温的水治疗训练。

（三）水的机械作用

常用设备有气泡浴、涡流浴等。气泡的按摩作用、涡流浴中的水流冲击作用，对于患者损伤部位可起到缓解肌痉挛、降低疼痛、软化关节周围软组织的作用。

水治疗康复治疗师依照患者的功能需求，利用这些设备对运动损伤的患者进行疼痛处理、肢体功能训练，既保护了损伤部位，也强化了损伤部位相应的功能。

（张　强）

第二节　局部水治疗设备

局部水治疗是指仅仅让身体的某些局部与水接触，并配合相应的水中运动训练达到局部康复效应。常用设备包括面部水治疗设备、肩背部水治疗设备、前臂及腕手部水治疗设备和小腿及踝足部水治疗设备等。

一、上肢水治疗槽

适应证：脑血管意外后的偏瘫、风湿和类风湿性关节炎、烧伤、骨折、骨关节炎等疾病引起的上肢功能障碍的患者。

冷水浴适于急性炎症、血肿、肌肉扭伤；热水浴适用于扭挫伤所致肌紧张；冷热交替浴适用于血管运动神经功能紊乱者、多汗症、肢端青紫症、急性肺炎、支气管哮喘、急性支气管炎。

禁忌证：严重的心脏病，恶性肿瘤，出血倾向、高热及局部皮肤损伤、渗出及化脓性病变。

二、下肢水治疗槽

适应证：脑血管意外后的偏瘫、风湿和类风湿性关节炎、烧伤、骨折、骨关节炎等疾病引起的下肢功能障碍的患者。

禁忌证：同上肢水治疗槽。

三、下肢和脊柱漩涡水治疗机

适应证：脑血管意外后的偏瘫、风湿和类风湿性关节炎、烧伤、骨折、骨关节炎等疾病引起的下肢功能障碍以及脊柱疾病的患者。坐浴、渐加温浴：适用于原发性高血压、支气管哮喘、心肌疾病、肺硬变、痛风体质、失眠。

禁忌证：同上肢水治疗槽。

四、四肢电水浴治疗槽

适应证：运动系统疾病如多发性关节炎、大骨节病及痛风性关节炎；周围血液循环障碍疾病如雷诺病（又称肢体动脉痉挛症）、肢体慢性淋巴循环障碍、静脉曲张及早期血栓闭塞性脉管炎；周围神经系统疾病如多发性神经炎、坐骨神经痛、臂丛神经及胫腓神经损伤后状态；其他如自主神经功能障碍、肢端感觉异常、早期高血压及全身动脉粥样硬化。

禁忌证：同上肢水治疗槽。

（张　强）

第三节　全身水治疗设备

全身水治疗，以患者颈部和上胸部位于水面以上进行水中治疗及运动。全身水治疗设备通常用于损伤早期、肢体活动功能较差的患者。全身水治疗设备可分为成人型和儿童型。成人型水治疗设备根据患者转移功能情况来决定是否需要治疗师进行辅助转移，常见的转移设备有移动式转移架、固定式转移架和天轨转移架等。

常见的全身水治疗设备如 Hubbard 治疗槽、全身气泡涡流治疗槽等，多用于脑损伤和脊髓损伤等中枢神经损伤的患者。对于脑损伤的患者，针对其所处的阶段，给予相对应的治疗方案。如迟缓期的患者，可借助水的热效应、浮力作用，对患者进行患侧肢体的被动运动，避免产生关节僵硬和挛缩，同时也可促进感觉的恢复以及减缓患肢疼痛。又如痉挛期的患者，肢体肌张力的上升，阻碍了关节的运动，温水及设备产生的气泡对痉挛肌群的按摩放松作用，降低了肌张力，使肢体得到活动的空间，然后再指导进行相应的康复训练计划。

一、蝶形治疗槽

蝶形治疗槽又称 Hubbard 治疗槽或 8 字治疗槽，可适应大部分患者在患病状态下的身体状态，其特殊的形状为患者的躯干、手臂和腿部提供了足够的运动空间，单人浸浴的形式也可避免产生交叉感染。常见的蝶形治疗槽都具有涡流、气泡、灯光、恒温等装置，而更为先进的蝶形治疗槽则会配以电疗、化学浴、音乐，以增强训练效果。2008 年，广东省工伤康复医院对传统蝶形治疗槽进行了改进，更名为特殊 Hubbard 水治疗槽，其体积更小，水槽边距缩小更便于治疗师对患者进行被动活动以及辅助 - 主动训练，既提升了患者的训练效率，同时也保护了治疗师，避免因躯干前伸而导致的慢性腰肌劳损。

适应证：迟缓期的偏瘫患者、脊髓损伤患者以及其他无法独立进出治疗槽的患者。

禁忌证：严重的心脏病，恶性肿瘤，出血倾向，高热，局部皮肤损伤、渗出及化脓性病变。

二、儿童水治疗槽

儿童水治疗槽同样具备涡流、气泡、灯光、音乐等特点，对儿童感觉刺激、缓解肌肉痉挛也起到一定的效果。在水治疗槽内治疗师对患儿进行肢体、躯干被动活动，通过水中游戏的方式与患儿互动达到训练的目的，既增强了训练的积极性，也提升了训练效果。

适应证：孤独症、脑性瘫痪和发育迟缓的患儿。

禁忌证:同蝶形治疗槽。

三、烧伤水治疗池

烧伤水治疗池适用于不同阶段的烧伤患者。患者可在自身或治疗师、护理人员及其亲属的辅助下转移至池中。治疗师利用温水(水温 35～36℃)对患者体表进行浇淋,以湿润干燥或粘连的部位,便于治疗师对纱布和敷料的去除,以及清除创面周围的死皮、焦痂、脓疮等。

适应证:急性感染期和创面修复期的烧伤患者。

禁忌证:烧伤骨外露和植皮术后早期(2 周内)患者。

四、轮椅治疗槽

轮椅治疗槽体积小,浴缸独特的座椅式设计可允许患者乘坐轮椅进入浴缸内进行浸浴,可用于胸腰段以下功能障碍的以轮椅为代步工具的患者。水治疗过程中配以合适的音乐,可从心理和生理方面提高康复治疗的效率,临床反应效果很好。轮椅直接进出治疗槽,防止患者跌倒,同时减少护理者体力消耗,提升效率。

适应证:迟缓期的偏瘫患者或胸腰段以下功能障碍的患者。

禁忌证:同蝶形治疗槽。

五、四肢电水浴治疗槽

电水浴指以盛于容器中水作为导体,把各种电流引入溶液中,而作用于人体部位来治疗疾病,电水浴方式多种多样,最大特点就是通过水浴把电流引入人体。躯干和四肢均浸于水时称之为全身电水浴,仅浸入部分肢体时称为局部电水浴。局部电水浴又按照治疗部位分为手槽浴及足槽浴。还可以根据治疗部位大小,分为多槽或单槽电水浴。

适应证:四肢局部伤病患者。

禁忌证:同蝶形治疗槽。

六、冷热水交替浸浴池

两个小水池分别为冷热水池,一般冷水池 15℃左右,热水池 45℃左右。通过冷热交替浴刺激自主神经系统,引起内分泌调节来增强人体免疫力。运动员于训练后通过冷热水交替浸浴,可达到加快乳酸消除和体能恢复等效果。

适应证:肢体循环不畅的患者及运动员。

禁忌证:同蝶形治疗槽。

七、步行槽

以水中步行训练为主要训练目的的水治疗槽,一般设计为长条形,4～5m 长,0.8～1.2m 宽,方便患者进行往复行走。部分步行槽在槽底安装水中平板,可调节步行速度及倾斜度,对于丰富水中步行训练形式具有较大价值。

适应证:步行功能障碍的患者。

禁忌证:同蝶形治疗槽。

八、喷射治疗槽

利用水中固定或移动的喷射发生装置进行治疗的水治疗槽。

适应证:四肢骨折后、椎体骨折后、关节置换术后、骨关节炎、强直性脊柱炎、类风湿关节炎、脊髓损伤、肌营养不良、脑卒中、颅脑外伤、小儿脑瘫、共济失调、帕金森病、其他适合水治疗的疾病。

禁忌证:同蝶形治疗槽。

九、气泡按摩水治疗系统

1. 适应证

(1)心血管系统疾病:慢性心脏病、冠心病、脑血栓后遗症、血栓性静脉炎、脉管炎、静脉曲张、雷诺病等。

(2)神经系统疾病:大脑供血不足、偏头痛、脑膜炎后遗症、面神经麻痹、颈椎病、骨髓损伤后遗症、自主神经紊乱等。

(3)外科疾病:骨折延期愈合或不愈合,无菌性骨坏死、冻伤、烧伤、创伤、化脓性不愈合等。

(4)内科其他系统疾病:糖尿病、风湿病、系统性红斑狼疮、麻痹性肠梗阻、便秘、恶性肿瘤化疗或放疗后的辅助治疗等。

(5)皮肤科病症:荨麻疹、痤疮、皮肤色素沉着、脓疱疹、硬皮病、湿疹皲裂、各种顽固性皮肤溃疡、过敏性皮炎、斑秃和银屑病等。

2. 禁忌证　精神意识紊乱或失定向力、恐水症、皮肤传染性疾病、频发癫痫、严重心功能不全、严重动脉硬化、心肾功能代偿不全、活动性肺结核、罹患肿瘤及恶病质、身体极度衰弱及各种出血倾向者。此外妊娠、月经期、大小便失禁、过度疲劳者等禁忌全身浸浴。

(张　强)

第四节　其他训练辅助设备及用具

一、分类

水中运动治疗期间,可通过使用水治疗训练辅助设备及用具辅助训练。根据利用水的物理性质及作用特点进行分类。

(一)利用浮力

根据阿基米德原理,物体在水中受到的浮力与物体的排水量、密度、体积相关,因此,水治疗训练用具多选择比水密度更为轻巧的泡沫材质或者充气材料。一般常见的如浮力腰围、闭合链训练盘、泡沫轴、浮筒、水中训练哑铃、水下步行架、转移式游泳训练平台等。

(二)利用黏滞力

物体在黏滞性流体中运动时,由于紧靠物体表面的流体附于物体的表面而被带走,于是在物体表面附近形成速度梯度,因而流层之间有内摩擦力,物体受到内擦阻力,这种力即为黏滞阻力。根据斯托克斯定律,物体在流体中受到的阻力与物体的线度、速度相关联。

该类型训练用具常见的有上下肢阻力板、脚蹼、水下自行车等。

（三）利用摩擦力

在进行水中步行功能训练,为增大足底与水中的摩擦,降低滑倒风险,根据需求穿戴水治疗袜及水中训练鞋。

（四）利用重力

水中步行训练时,由于受到水流动的影响,患者可能受到各个方向的力学因素,往往会在小腿固定防水沙袋,以稳定患者的步态。

二、训练辅助设备及用具介绍

（一）利用浮力类

1. 浮力棍及水中杠铃　双手抓握类浮力用具,用于为躯干及双上肢提供阻力进行对应肌群抗阻训练。此外,其还可用于对肩部各方向肌群的器械牵拉。

2. 水中训练哑铃　该用具可用于增强上肢力量训练、耐受力和增加关节活动度,适用于上肢肌力减退、耐力差和关节活动受限的患者,前提是具备一定的抓握力。

3. 浮筒　其是四肢肌力减退(尤其是肌力在 3 级以下)的患者在进行水中训练时用具,由患者主动运动和其利用水中的浮力,可用于锻炼四肢的各肌群力量,通过患者的体位转换可达到训练不同肌群和进阶难度的目的。

4. 浮力棒(又称浮条)　为一长形泡沫圆筒状物,弹性及柔韧性强,利用其在浮力可作为一个支撑点或者阻力来源。该用具用途广泛,适用于各类患者。

5. 水中步行架　该用具适用于上肢肌力较好,下肢肌力差,步行步态障碍的患者,利用浮力,患者可用其进行步行训练,可完成在陆地上不方便进行的步行训练,增强患者的自信心和满足感。

6. 水中肋木　利用水的浮力和温度刺激,针对全身各个关节进行肌力和关节活动度的训练,用于脑血管意外后的偏瘫患者、烧伤、骨折、骨关节炎、肌肉萎缩和肌力低下、脊柱功能障碍、脊髓损伤、脑性瘫痪、神经系统疾病。

7. 水中站立位四肢联动　借助水的浮力,减轻患者自身体重,既达到了心肺功能训练的目的,又能减轻训练过程中对关节的损伤,充分利用体能进行耐力训练,适用于各类患者的耐力训练、步态训练、下肢关节活动范围训练,阻力可调。

8. 水中平衡板　用于偏瘫、脑瘫等运动失调患者进行平衡协调训练,在运动中要注意平衡的保持,以防受伤。

9. 水中平行杠　在水中进行步行训练,对于在陆地上进行练习有一定难度的患者尤为适宜,患者利用水中平行杆,行走等练习患者的平衡和锻炼肌肉,让患者通过自身的努力保持新的平衡。

（二）利用黏滞力类

1. 水下跑台　该装置主要由手扶杆、支撑架、把手、滚动轴等配件组成,自带吸附装置,可防滑,用于水中下肢训练,适用于脑血管意外后、烧伤、骨折、骨关节炎、肌肉萎缩和肌力低下、脊柱功能障碍、脊髓损伤、脑性瘫痪、神经系统疾病的患者。

2. 水下功率车　该装置由手扶杆、支撑架、传动装置等配件组成;用于水下踩车训练,脑血管意外后的偏瘫、烧伤、骨折、骨关节炎、肌肉萎缩和肌力低下、脊柱功能障碍、脊髓损伤和脑性瘫痪患者。

（三）其他辅助设备

1. 移动水下治疗机

（1）适应证

1）成人：脑血管意外后的偏瘫、风湿和类风湿性关节炎、烧伤、骨折、骨关节炎、肌肉萎缩和肌力低下、脊柱功能障碍、脊髓损伤、脑性瘫痪、神经系统疾病患者。

2）儿童：儿童脑瘫、脑炎脑膜炎后遗症、脑外伤、骨科术后、神经损伤、高危儿、智力低下等，对新生儿的水治疗能够帮助其适应环境的变化，刺激脑神经发育，加强肌肉骨骼系统，促进胸廓发育等。

（2）禁忌证：严重的心脏病、恶性肿瘤、出血性疾病、高热及局部皮肤损伤、渗出及化脓性病变。

2. 水中平衡木

（1）适应证：站立平衡功能下降的患者，包括脑损伤、脊髓损伤及其他下肢肌骨骼损伤患者等。

（2）禁忌证：严重的心脏病、恶性肿瘤、出血性疾病、高热及局部皮肤损伤、渗出及化脓性病变。

（张　强）

参 考 文 献

1. BRUCE B E, ANDREW J C. 综合水疗学[M]. 黄东锋, 李建新, 王宁华, 译. 3版. 北京：金盾出版社, 2015.

2. 侯晓晖, 王珅. 水中运动疗法手册[M]. 北京：华夏出版社, 2017.

3. KURT E E, BÜYÜKTURAN B, BÜYÜKTURAN Ö, et al. Effects of Ai Chi on balance, quality of life, functional mobility, and motor impairment in patients with Parkinson's disease[J]. Disability and Rehabilitation, 2018, 40(7): 791-797.

4. TERRENS A F, SOH S E, MORGAN P E. The efficacy and feasibility of aquatic physiotherapy for people with Parkinson's disease: a systematic review[J]. Disability and Rehabilitation, 2018, 40(24): 2847-2856.

5. CARROLL L M, VOLPE D, MORRIS M E, et al. Aquatic exercise therapy for people with Parkinson disease: a randomized controlled trial[J]. Archives of Physical Medicine & Rehabilitation, 2017, 98(4): 631-638.

6. CLERICI I, MAESTRI R, BONETTI F, et al. Land Plus Aquatic therapy versus land-based rehabilitation alone for the treatment of freezing of gait in Parkinson disease: a randomized controlled trial[J]. Physical Therapy, 2019, 99(5):591-600.

7. VOLPE D, PAVAN D, MORRIS M, et al. Under water gait analysis in Parkinson's disease[C]. Gait & Posture, 2015. 42(2): S8.

8. PÉREZ DE LA CRUZ S. Effectiveness of aquatic therapy for the control of pain and increased functionality in people with Parkinson's disease: a randomized clinical trial[J]. European Journal of Physical and Rehabilitation Medicine, 2017, 53(6):825-832.9.

9. AYAN C, VARELA S, VILA M H, et al. Treadmill training combined with water and land-based exercise programs: Effects on Parkinson's disease patients[J]. Neurorehabilitation, 2016, 39(2): 295-299.

10. KARGARFARD M, SHARIAT A, INGLE L, et al. Randomized controlled trial to examine the impact of

aquatic exercise training on functional capacity, balance, and perceptions of fatigue in female patients with multiple sclerosis[J]. Archives of physical medicine and rehabilitation, 2018, 99(2): 234-241.

11. AIDAR F J, GAMA DE MATOS D, SOUZA R F, et al. Influence of aquatic exercises in physical condition in patients with multiple sclerosis[J]. The Journal of Sports Medicine and Physical Fitness, 2017, 58 (5):684-689.

12. CORVILLO I, VARELA E, ARMIJO F, et al. Efficacy of aquatic therapy for multiple sclerosis: A systematic review[J]. European Journal of Physical & Rehabilitation Medicine, 2017, 53(6): 944-952.

13. CHARD, S. Qualitative perspectives on aquatic exercise initiation and satisfaction among persons with multiple sclerosis[J]. Disability and rehabilitation, 2017, 39(13): 1307-1312.

14. HENWOOD T, NEVILLE C, BAGULEY C, et al. Aquatic exercise for residential aged care adults with dementia: benefits and barriers to participation[J]. International Psychogeriatrics, 2017, 29(9): 1439-1449.

水治疗循证依据

　　本指南为治疗师和临床医生提供水中物理治疗实践的证据清单以及研究人员在证据中测量的结果,便于治疗师和临床医生更详细地描述证据和证据体中所代表的水治疗干预措施。

　　根据中国康复医学会的要求,由中国康复医学会康复治疗专业委员会水治疗学组牵头制订水治疗循证依据。对包括 CINAHL、MEDLINE、EMBASE、PEDro、AMED、Ageline、Sports Discuss 和 Cochrane 图书馆在内的电子数据库使用"水中物理疗法""水疗法""水中治疗"和"水中练习"等词进行系统回顾,建立了个人书目数据库,存储和管理检索到符合纳入标准的研究论文总共 338 篇,这些论文符合近期发表、英文发表、全文可用性(而非浴疗法、按摩池、被动浸泡或温泉)的收录标准。证据被编入临床应用的实践领域,包括肌肉骨骼、神经学、儿科、妇女健康、心肺和运动损伤实践等六大领域。

　　所提取的数据特别适用于回答 3 个问题:

　　(1)有关的证据——研究设计和证据水平。

　　(2)干预——特别强调详细报告水中治疗和运动项目以指导治疗师或临床医生可复制的实践。

　　(3)有什么影响,报告结果域包括疼痛、肌力、耐力、关节活动度、灵活性、疼痛、平衡、健康、抑郁、生活质量、健康状况、活动和参与、运动表现、身体组成、心脏和呼吸功能、身体素质、痉挛、药物使用和成本效益。

　　证据记录以后可支持临床上水中物理治疗处理相关的疾病,包括:骨关节炎、类风湿性关节炎、纤维肌痛、关节成形术、强直性脊柱炎、腰痛、脑卒中、脊髓损伤、帕金森病、多发性硬化、痴呆、周围神经病变、神经退行性病变、遗传性痉挛性截瘫、脑瘫、孤独症、青少年特发性关节炎、多动症、发展性协调障碍、脊髓性肌肉萎缩症、乳腺癌、产妇围产期健康、骨质疏松症、肥胖、淋巴水肿、慢性阻塞性肺疾病、心脏病、高血压、血友病、肾衰竭、运动康复和烧伤康复。

附表　证据和结果

诊断组或主题标题	论文数量	证据水平	受试者(包括实验组和对照组)	结果域
骨骼肌肉疾病水治疗				
骨关节炎	44	Ⅰ、Ⅱ、Ⅲ-2、Ⅲ-3、Ⅳ、Ⅴ	1 641	疼痛、肌力、耐力、关节活动度、平衡、身体功能、功能活动、焦虑、抑郁和生活质量
类风湿性关节炎	4	Ⅰ、Ⅱ	741	肌力、疼痛、身体成分、身体活动、疲劳、功能活动和生活质量
纤维肌痛	19	Ⅰ、Ⅱ、Ⅲ-2、Ⅲ-3、Ⅳ、Ⅴ	1 420	疼痛、肌力、僵硬度、平衡、疲劳、身体成分、心肺功能、身体功能、功能活动、睡眠质量、焦虑、抑郁和生活质量

诊断组或 主题标题	论文数量	证据水平	受试者(包括实 验组和对照组)	结果域
关节成形术	5	Ⅰ、Ⅱ、Ⅲ-2、Ⅳ	495	疼痛、肌力、爆发力、关节活动度、步行功能和生活质量
下背痛	16	Ⅰ、Ⅱ、Ⅲ-1、Ⅲ-2、Ⅳ	682	疼痛、肌力、耐力、肌肉激活、关节活动度、身体成分、身体功能、功能活动、抑郁和健康相关生活质量
强直性脊柱炎	2	Ⅰ、Ⅱ	69	疼痛、关节活动度、身体成分、身体功能、功能活动和生活质量
四肢相关障碍[*]	13	Ⅰ、Ⅱ、Ⅲ-1、Ⅲ-3、Ⅳ	321	疼痛、肌力、耐力、关节活动度、灵活性、稳定性、平衡、关节负荷、肢体围度、肢体体积、身体功能、功能活动和生活质量
神经系统疾病水治疗				
脑卒中	20	Ⅰ、Ⅱ、Ⅲ-1、Ⅲ-3、Ⅳ、Ⅴ	624	肌力、耐力、姿势稳定性、平衡、步态、痉挛、心肺功能、步行能力、代谢当量、耗氧量、能量消耗、心率、血压、峰值运动感知评级、心肺功能、功能活动、焦虑、抑郁、日常生活活动和生活质量
脊髓损伤	7	Ⅰ、Ⅱ、Ⅲ-2、Ⅳ	106	肌力、耐力、平衡、步态、步行能力、关节活动度、灵活性、耗氧量和身体成分
帕金森病	16	Ⅰ、Ⅱ、Ⅲ-2	375	疼痛、平衡、步态、运动功能、功能活动和生活质量
多发性硬化	8	Ⅰ、Ⅱ、Ⅲ-2、Ⅳ	222	疼痛、耐力、平衡、疲劳、痉挛、功能活动、抑郁和生活质量
痴呆	3	Ⅲ-1、Ⅲ-2、Ⅳ	81	力量、平衡、身体成分、认知、心理、功能活动
神经系统障碍	2	Ⅰ、Ⅲ-3	74	疼痛、平衡、运动功能、步行能力（步行速度）
周围神经病变	1	Ⅱ	40	平衡、肌力、步态和功能活动
遗传性痉挛性截瘫	1	Ⅳ	9	步态
儿童水治疗				
脑瘫	4	Ⅰ、Ⅲ-1、Ⅳ	44	肌力、步行耐力、痉挛、运动功能、步行技巧和社交能力
孤独症	3	Ⅱ、Ⅲ-2	46	肌力、运动功能、心肺耐力、行为活动、情感和社交能力

续表

诊断组或主题标题	论文数量	证据水平	受试者（包括实验组和对照组）	结果域
青少年特发性关节炎	2	Ⅰ、Ⅲ-2	42	肌力、关节活动度、疼痛、心肺功能、功能活动和生活质量
多动症	1	Ⅱ	27	运动技巧、运动准确性
发展性协调障碍	1	Ⅱ	6	感知能力、运动功能和身体功能
脊髓性肌肉萎缩症	1	Ⅳ	1	肌力、运动功能和步态
妇女健康水治疗				
乳腺癌	8	Ⅱ、Ⅲ-1、Ⅲ-3、Ⅳ	425	疼痛、力量、肢体体积、关节活动度、疲劳、生物阻抗、身体成分和生活质量
产妇围产期健康	13	Ⅱ、Ⅲ-1、Ⅲ-2、Ⅲ-3、Ⅳ、Ⅴ	1 338	睡眠质量、疼痛、体温、血压、心率、心输出量、中央血容量、胎心率、羊水指数、催产素、皮质醇水平、抗利尿激素和生活质量
骨质疏松症	6	Ⅱ、Ⅲ-3、Ⅴ	255	骨密度、平衡、肌力、本体感觉、姿势控制、身体功能和功能健康
肥胖	7	Ⅱ、Ⅲ-2、Ⅲ-3	349	疼痛、功能活动、血压（舒张压和收缩压）、身体成分、体重、身体健康和生活质量
健康人群妇女	17	Ⅱ、Ⅲ-1、Ⅲ-2、Ⅲ-3、Ⅳ	678	灵活性、平衡、身体成分、血压、心率、耗氧量、心肺功能、日常生活活动、认知、胰岛素水平、瘦素水平和生活质量
心肺相关水治疗				
慢性阻塞性肺疾病	9	Ⅰ、Ⅱ、Ⅲ-1、Ⅳ	206	肌力、耐力、肺功能、身体成分、运动能力、功能状态、焦虑、抑郁和生活质量
心脏病	15	Ⅰ、Ⅱ、Ⅲ-2、Ⅲ-3、Ⅳ	745	血压、心率、耗氧量、代谢当量、肌力、耐力、运动能力、步行耐力、步行速度、步行能力、平衡、心肺功能、血管弹性、抑郁和生活质量
高血压	6	Ⅱ、Ⅲ-2	233	血压（舒张压、收缩压）、心率、氧化功能、动脉硬化和精神健康
肾衰竭	1	Ⅳ	20	下肢肌力和心肺功能
健康人群	18	Ⅰ、Ⅱ、Ⅲ-1、Ⅲ-2、Ⅲ-3、Ⅳ	421	心率、血压（舒张压、收缩压）、心肺功能、呼吸功能、呼吸肌力、耗氧量、动脉血流、体重指数、身体成分

诊断组或主题标题	论文数量	证据水平	受试者(包括实验组和对照组)	结果域
运动相关水治疗				
水中跑步	20	Ⅰ、Ⅱ、Ⅲ-1、Ⅲ-2、Ⅲ-3、Ⅳ、Ⅴ	311	肌力、步行耐力、灵活性、步态、心率、血压、耗氧量、身体成分、骨密度、疼痛、身体功能、呼吸功能、肌电信号、运动分析
水中一般运动	35	Ⅰ、Ⅱ、Ⅲ-1、Ⅲ-2、Ⅲ-3、Ⅳ、Ⅴ	986	肌力、耐力、协调性、平衡、肌肉激活、关节活动度、身体功能、姿势控制、血压、心率、耗氧量、心肺功能、动力学和运动学测量、生活质量
水中游泳	6	Ⅱ、Ⅲ-2、Ⅳ	231	肌力、爆发力、耐力、血压、心率、耗氧量和呼吸功能
增强式训练	3	Ⅱ、Ⅳ	97	肌力、爆发力和神经肌肉控制
烧伤水中物理治疗				
烧伤	1	Ⅱ	40	灵活性、肌力、耐力和耗氧量

注:*上肢或下肢淋巴水肿、慢性肩痛、肩袖损伤、踝关节损伤、上下肢损伤等。

临床研究的患者数据不包括系统综述和一般综述中引用的数据,临床试验的受试者人数包括实验组和对照组。

证据水平的划分:

Ⅰ级:所有相关的随机对照试验结果的系统描述。

Ⅱ级:至少一个设计完好的随机对照试验结果。

Ⅲ-1级:由设计完好的拟随机对照(如交替分组或其他方法)试验结果。

Ⅲ-2级:非随机分组平行对照研究(队列研究)、病例对照研究或有对照组的不连续时间系列研究结果。

Ⅲ-3级:有历史对照平行研究、两个或两个以上单臂试验,或没有平行对照组的不连续时间系列研究结果。

Ⅳ级:回顾性或前瞻性的病例总结(evidence obtained from a case series, either post-test or pre-test and post-test)。

Ⅴ级:从临床同行获得的证据,作为参考文献或临床意见。

(王 俊 杨振辉 张 强 熊 愿 刘开锋 王楚珊 黄凯荣 曾文娣 胡骏骎
涂君实 邱晨光 吕艳萍)

参 考 文 献

1. HENWOOD T, NEVILLE C, BAGULEY C, et al. Physical and functional implications of aquatic exercise for nursing home residents with dementia[J]. Geriatric Nursing, 2015, 36(1):35-39.

2. WU W, LIU X, LIU J, et al. Effectiveness of water-based Liuzijue exercise on respiratory muscle strength and peripheral skeletal muscle function in patients with COPD[J]. International Journal of COPD, 2018, 13:1713-1726.

3. PINTO S S, ALBERTON C L, CADORE E L, et al. Water-based concurrent training improves peak oxygen uptake, rate of force development, jump height, and neuromuscular economy in young women[J]. Journal of Strength & Conditioning Research, 2015, 29(7):1846-1854.

4. ROOSTAEI M, BAHARLOUEI H, AZADI H, et al., Effects of aquatic intervention on gross motor skills in children with cerebral palsy: a systematic review[J]. Physical & Occupational Therapy In Pediatrics, 2017, 37(5):496-515.

5. LAI C J, LIU W Y, YANG T F, et al. Pediatric aquatic therapy on motor function and enjoyment in children diagnosed with cerebral palsy of various motor severities[J]. Journal of Child Neurology, 2015, 30(2):200-208.

6. CAPUTO G, IPPOLITO G, MAZZOTTA M, et al. Effectiveness of a Multisystem Aquatic Therapy for Children with Autism Spectrum Disorders[J]. Journal of Autism and Developmental Disorders, 2018, 48(6):1945-1956.

7. BAYRAKTAR D, SAVCI S, ALTUG-GUCENMEZ O, et al. The effects of 8-week water-running program on exercise capacity in children with juvenile idiopathic arthritis: a controlled trial[J]. Rheumatology International, 2019, 39(1):59-65.

8. KUNTZE G, NESBITT C, WHITTAKER J L, et al. Exercise therapy in juvenile idiopathic arthritis: a systematic review and meta-analysis[J]. Archives of Physical Medicine and Rehabilitation, 2017, 99(1):178-193.

9. DEACON R, DE NORONHA M, SHANLEY L, et al. Does the speed of aquatic therapy exercise alter arm volume in women with breast cancer related lymphoedema? A cross-over randomized controlled trial[J]. Brazilian Journal of Physical Therapy, 2019, 23(2):140-147.

10. DALENC F, RIBET V, ROSSI A B, et al. Efficacy of a global supportive skin care programme with hydrotherapy after non-metastatic breast cancer treatment: A randomised, controlled study[J]. European Journal of Cancer Care, 2018, 27(1):e12735.

11. RODRIGUEZ-BLANQUE R, SÁNCHEZ-GARCÍA J C, SÁNCHEZ-LÓPEZ A M, et al. The influence of physical activity in water on sleep quality in pregnant women: A randomised trial[J]. Women and birth: journal of the Australian College of Midwives, 2018, 31(1):e51-e58.

12. NAVAS A, ARTIGUES C, LEIVA A, et al. Effectiveness and safety of moderate-intensity aerobic water exercise during pregnancy for reducing use of epidural analgesia during labor: protocol for a randomized clinical trial[J]. BMC Pregnancy and Childbirth, 2018, 18(1):94.

13. BACKHAUSEN M G, TABOR A, ALBERT H, et al. The effects of an unsupervised water exercise program on low back pain and sick leave among healthy pregnant women-A randomised controlled trial[J]. PloS One, 2017, 12(9):e0182114.

14. SOULTANAKIS H N. Aquatic exercise and thermoregulation in pregnancy[J]. Clinical Obstetrics and Gynecology, 2016, 59(3):576-590.

15. SECHRIST D M, TIONGCO C G, WHISNER S M, et al. Physiological effects of aquatic exercise in pregnant women on bed rest[J]. Occupational Therapy In Health Care, 2015, 29(3):330-339.

16. BREARLEY A L, SHERBURN M, GALEA M P, et al. Pregnant women maintain body temperatures within safe limits during moderate-intensity aqua-aerobic classes conducted in pools heated up to 33 degrees Celsius: an observational study[J]. Journal of Physiotherapy, 2015, 61(4):199-203.

17. ABOARRAGE JUNIOR A M, TEIXEIRA C V S, DOS SANTOS R N, et al. A high-intensity jump-based aquatic exercise program improves bone mineral density and functional fitness in postmenopausal women[J]. Rejuvenation Research, 2018, 21(6):535-540.

18. AVEIRO M C, AVILA M A, PEREIRA-BALDON V S, et al. Water- versus land-based treatment for postural control in postmenopausal osteoporotic women: a randomized, controlled trial[J]. Climacteric, 2017, 20(5):427-435.

19. CUNHA R M, ARSA G, NEVES E B, et al. Water aerobics is followed by short-time and immediate systolic blood pressure reduction in overweight and obese hypertensive women[J]. Journal of the American Society of Hypertension: JASH, 2016,10(7):570-577.

20. LOPERA C A, DA SILVA D F, BIANCHINI J A, et al. Effect of water- versus land-based exercise training as a component of a multidisciplinary intervention program for overweight and obese adolescents[J]. Physiology & Behavior, 2016, 165:365-373.

21. BENTO P C, RODACKI A L. Muscle function in aged women in response to a water-based exercises program and progressive resistance training[J]. Geriatrics & Gerontology International, 2015, 15(11):1193-200.

22. SILVA M R, ALBERTON C L, PORTELLA E G, et al. Water-based aerobic and combined training in elderly women: Effects on functional capacity and quality of life[J]. Experimental Gerontology, 2018, 106:54-60.

23. BENTO P C, LOPES MDE F, CEBOLLA E C, et al. Effects of Water-based training on static and dynamic balance of older women[J]. Rejuvenation Research, 2015, 18(4):326-331.

24. AYÁN C, CARVALHO P, VARELA S, et al. Effects of water-based exercise training on the cognitive function and quality of life of healthy adult women[J]. Journal of Physical Activity & Health, 2017, 14(11):899-904.

25. COSTA R R, REICHERT T, COCONCELLI L, et al. Short-term water-based aerobic training promotes improvements in aerobic conditioning parameters of mature women[J]. Complementary Therapies in Clinical Practice, 2017, 28:131-135.

26. PINTO S S, UMPIERRE D, FERREIRA H K, et al. Postexercise hypotension during different water-based concurrent training intrasession sequences in young women[J]. Journal of the American Society of Hypertension, 2017, 11(10):653-659.

27. MOREIRA O C, LOPES G S, DE MATOS D G, et al. Impact of two hydrogymnastics class methodologies on the functional capacity and flexibility of elderly women[J]. Journal of Sports Medicine & Physical Fitness, 2017, 59(1):126-131.

28. GIBAS-DORNA M, CHECINSKA Z, KOREK E, et al. Variations in leptin and insulin levels within one swimming season in non-obese female cold water swimmers[J]. Scandinavian Journal of Clinical and Laboratory Investigation, 2016, 76(6):486-491.

29. SCARNEO S E, ROOT H J, MARTINEZ J C, et al. Landing technique improvements after an aquatic-based neuromuscular training program in physically active women[J]. Journal of Sport Rehabilitation, 2017, 26

（1）:8-14.

30. OCHOA-MARTÍNEZ P Y, HALL-LOPEZ J A, ÁVILA F A, et al. Effect of three months of periodized hydrogymnastics exercise program on urinary concentration of deoxypyridinoline in older women[J]. Archives of Endocrinology & Metabolism, 2015, 59(6):523-527.